運動生理学概論 第2版

編著 浅野　勝己

著 平木場　浩二
　　菊地　和夫
　　高橋　裕美
　　松坂　　晃
　　熊谷　秋三
　　遠藤　洋志
　　岡崎　和伸
　　田中喜代次
　　竹田　正樹
　　水野　　康

株式会社 杏林書院

[編著]	浅野　勝己	筑波大学名誉教授(序章, 2章, 11章)
[著]	平木場浩二	九州工業大学大学院情報工学研究院教授(1章)
		九州工業大学大学院生命工学研究科教授(併任)
	菊地　和夫	元九州芸術工科大学芸術工学部教授(2章)
	髙橋　裕美	埼玉大学全学教育機構非常勤講師(3章, 4章)
	松坂　　晃	茨城大学教育学部教授(5章)
	熊谷　秋三	九州大学基幹教育院教授(6章)
	遠藤　洋志	琉球大学教育学部教授(7章)
	岡崎　和伸	大阪市立大学都市健康・スポーツ研究センター准教授(8章)
	田中喜代次	筑波大学体育系，大学院人間総合科学研究科教授(9章, 10章)
	竹田　正樹	同志社大学スポーツ健康科学部教授(10章)
	水野　　康	東北福祉大学子ども科学部准教授(11章)

改訂の序

　2002年5月に本書の初版が発刊されて以来，早や10年余が経過した．運動生理学の研究分野は，この間に日進月歩で飛躍的な発展を遂げてきているのである．

　そこで，本書の改訂に当たり，初版時の8人の著者に加え，さらに3人の新人を迎えて計11人で新分野の解説を含め企画した次第である．すなわち「運動と内分泌」について遠藤洋志教授（琉球大学），「運動と栄養・水分」について岡崎和伸准教授（大阪市立大学），さらに「運動と生活習慣病」について竹田正樹教授（同志社大学）の以上3人の新進気鋭の研究者に参入頂くこととなった．また初版以来の担当者は最新の研究成果をもとに改訂を進めることができた．

　本年5月に第60回ACSM（アメリカスポーツ医学会）大会がIndianapolisで開催されるが，この学会においてFlorida大学のScott Powers教授は，"Exercise is Good Medicine"と題するWolfe Memorial Lectureを行う．たとえば，糖尿病治療薬として広く使用されているメトフォルミンなどのAMPキナーゼ活性作用よりも，運動のほうが副作用がなく，しかもその活性がはるかにより強く作用することが近年，確認されている．また中等度以上の強度での運動では，運動後に脳由来神経栄養因子（BDNF）の上昇が明らかにされていることから，BDNFの低減を示す抑うつ症などの予防や改善に役立つことが指摘されている．このように運動トレーニングは，まさに「薬」以上の効用のあることが認められ，"Exercise is Medicine"が最新のキーワードとなってきている．

　"Why Exercise？"を従来より継続して提言されて来ている世界の運動生理学のパイオニアであるスウェーデンのP-O Åstrand教授（1922〜）は，元気に90歳を迎えられている（奥付の編著者略歴欄を参照）．本年創立200周年記念の王立体育大学（GIH）・カロリンスカ医科大第3生理学教室に定期的に来学され，弟子のEkblom教授らとセミナーを開いている．さらに近年，一般市民向けの「運動のすすめ」を刊行されているのである．"Why Exercise？"の原点を探るためにも，本書がその一助になることができれば幸いである．

　おわりに本書の改訂出版の機会を与えて戴き，ご支援を賜った杏林書院社長の太田　博氏に心から感謝とお礼を申し上げます．

　　　2013年3月

　　　　　　　　　　　　　　　　　　　　　　　　　　　　　　　　　　　　浅野勝己

初版の序

「運動生理学」のルーツは，20世紀前半の北欧および英国のノーベル医学・生理学賞受賞のクロー（A. Krogh）（1920）やヒル（A. V. Hill）（1922）を祖とする研究グループの誕生にあるといってよい．

すなわちクローは，運動時の筋毛細血管の解明を行い，ヒルは筋の収縮特性の発見という画期的な成果が1920年代に報告されたのである．

このデンマークのクロー教授一門から，クリステンセン（E. H. Christensen）やアスムッセン（E. Asmussen）らが輩出し，とくにクリステンセンは1941年にスウェーデン王立体育大学の運動生理学の初代教授として赴任し，そこで現在，世界の運動生理学をリードしているオストランド（P-O, Åstrand）やサルティン（B. Saltin）らを養成した．

Åstrand と Rodahl 共著の "Textbook of Work Physiology（McGraw Hill, 1970）"（拙訳：オストランド運動生理学．大修館書店，1976）は運動生理学を学ぶ者のバイブルとされている．

一方，わが国では，1916年（大正5年）に吉田章信（元国立体育研究所技師，九州大学医学部出身）が本邦初の成書となった「運動生理学」（南江堂書店）を刊行している．

彼は，その巻頭言において「現在，教育は智育に偏り過ぎ，体育が軽視放任されている」として，体育運動の必要性を説き，本書の意義を力説している．その後，1949年に日本体育学会および日本体力医学会，さらに1992年に日本運動生理学会が創設され，運動生理学の発展の基盤ができたわけである．

恩師，猪飼道夫先生による「体育生理学序説」（1961）および「運動生理学入門」（1963）が，まさに40年前に杏林書院より刊行され，多くの版を重ね名著となっている．この伝統ある杏林書院より21世紀の初頭に当たり，本書「運動生理学概論」を刊行できることは誠に光栄の限りである．

本書は「運動と呼吸」から「環境と運動トレーニング」にわたる10章について，とくに発育，老化および生活習慣病などの章では，運動の健康増進の可能性を含めて，要約と設問を入れての解説を，7人の若手研究者によりまとめたものである．これらの著者は，かつて私の運動生理学研究室において，学群生，大学院修士課程および博士課程の学生として実験に没頭し，熱心に議論し合った研究の仲間である．現在，それぞれ研究と教育の場で，運動生理学の一端に全力で取り組んでいる新進気鋭の体育人である．

1997年7月に筑波大学で第5回日本運動生理学会大会が開催された際に，オストランド教授を招待し，"Why Exercise?" の特別講演をして戴き，聴衆に深い感銘を与えた．スウェーデン王立体育大学を卒業された後に，クリステンセン教授の指導を得てカロリンスカ医科大へ進学されたオストランド教授は，本来の体育人であり，常に体育運動の必要性を指摘されているのである．

"Why Exercise?" の原点を探るためにも，本書がその一助になることができれば幸いである．

おわりに，本書の出版の機会を与えて戴き，ご支援を賜った杏林書院社長の太田　博氏および前取締役の市村　近氏に深く感謝いたします．また編集と刊行に多大なご尽力を戴きました清水理恵氏に心からお礼申し上げます．

2002年2月

浅野勝己

序章　Why Exercise?　　1

1. マサイ族，ラップ族の体力の優位性 …………………………………………… 1
2. 運動不足病とは ……………………………………………………………………… 2
3. 健康と体力 …………………………………………………………………………… 3
4. 運動トレーニングのすすめ ………………………………………………………… 5
5. 運動トレーニングの生活習慣病予防の可能性 ………………………………… 6
   - 5.1　がん予防 ……………………………………………………………………… 6
   - 5.2　心疾患・動脈硬化の予防 …………………………………………………… 6
   - 5.3　抑うつ症の予防 ……………………………………………………………… 7
   - 5.4　運動の脳前頭前野・海馬刺激による認知症予防 ……………………… 8

1章　運動と呼吸　　11

1. 肺の構造と機能 ……………………………………………………………………… 11
   - 1.1　肺の構造 ……………………………………………………………………… 11
   - 1.2　肺機能 ………………………………………………………………………… 12
     - 1.2.1　静的肺容量 …………………………………………………………… 12
     - 1.2.2　動的肺容量 …………………………………………………………… 13
2. 肺ガス交換と血液によるガス運搬 ………………………………………………… 14
   - 2.1　肺ガス交換 …………………………………………………………………… 14
   - 2.2　血液による酸素および炭酸ガス運搬 …………………………………… 14
3. 運動時の呼吸調節 …………………………………………………………………… 16
   - 3.1　一定負荷運動時の呼吸調節 ……………………………………………… 16
     - 3.1.1　毎分換気量の動態 …………………………………………………… 16
     - 3.1.2　呼吸交換比と呼吸商の一致性と不一致性 ……………………… 16
     - 3.1.3　酸素摂取量の動態 …………………………………………………… 17
   - 3.2　漸増負荷運動時の呼吸調節 ……………………………………………… 20
     - 3.2.1　運動強度漸増に対する呼吸変量応答 …………………………… 20
     - 3.2.2　最大酸素摂取量 ……………………………………………………… 21
4. 呼吸調節と酸－塩基平衡 …………………………………………………………… 21

2章　運動と循環　　25

1. 心臓の構造と機能 …………………………………………………………………… 25
   - 1.1　心臓の位置と構造 …………………………………………………………… 25
   - 1.2　心臓の機能 …………………………………………………………………… 26
2. 心電図 ………………………………………………………………………………… 27
3. 心周期 ………………………………………………………………………………… 27
4. 心臓の神経支配 ……………………………………………………………………… 29

5. 心拍数 …………………………………………………………………………… 31
6. 一回拍出量 ……………………………………………………………………… 31
    6.1 運動と一回拍出量 ………………………………………………………… 33
7. 運動と心拍出量 ………………………………………………………………… 33
8. 血液循環 ………………………………………………………………………… 35
9. 血液配分 ………………………………………………………………………… 35
    9.1 血流の調節 ………………………………………………………………… 38
        9.1.1 神経性因子 …………………………………………………………… 38
        9.1.2 代謝性因子 …………………………………………………………… 38
        9.1.3 内分泌性因子 ………………………………………………………… 38
        9.1.4 血管内皮性因子 ……………………………………………………… 39
10. 血　圧 …………………………………………………………………………… 39
11. 循環調節 ………………………………………………………………………… 40
    11.1 圧受容器調節 ……………………………………………………………… 40
    11.2 化学受容器反射 …………………………………………………………… 40
    11.3 内分泌性調節 ……………………………………………………………… 40

3章　運動と筋肉　　　　　　　　　　　　　　　　　　　　　　43

1. 骨格筋の構造 …………………………………………………………………… 43
2. 骨格筋の収縮 …………………………………………………………………… 45
3. 筋収縮のタイプ ………………………………………………………………… 46
4. 筋力と筋パワー ………………………………………………………………… 46
5. 運動単位 ………………………………………………………………………… 47
6. 筋線維のタイプ ………………………………………………………………… 48
7. 筋線維タイプ組成 ……………………………………………………………… 49
8. トレーニングによる骨格筋の適応 …………………………………………… 50
    8.1 筋力トレーニングの効果 ………………………………………………… 50
    8.2 持久性トレーニングの効果 ……………………………………………… 50
    8.3 スプリントトレーニングの効果 ………………………………………… 51
9. 加齢に伴う筋機能の低下とその予防 ………………………………………… 51

4章　運動と神経　　　　　　　　　　　　　　　　　　　　　　53

1. 神経系の分類 …………………………………………………………………… 53
2. 神経組織の構造と機能 ………………………………………………………… 53
3. 中枢神経系の構造と機能 ……………………………………………………… 55
    3.1 脳 …………………………………………………………………………… 55
    3.2 脊　髄 ……………………………………………………………………… 57
4. 末梢神経系の構造と機能 ……………………………………………………… 57
    4.1 脳神経 ……………………………………………………………………… 58

  4.2 脊髄神経 …………………………………………………………………… 58
  4.3 体性神経系と自律神経系 ………………………………………………… 58
 5. 神経系による運動の調節 ……………………………………………………… 59
  5.1 α運動ニューロンとγ運動ニューロン ………………………………… 59
  5.2 随意運動の伝導路 ………………………………………………………… 60
  5.3 歩行運動の神経制御 ……………………………………………………… 60
  5.4 運動単位の動員 …………………………………………………………… 61
  5.5 最大筋力の発揮と神経系 ………………………………………………… 61
  5.6 情動反応と運動 …………………………………………………………… 62

5章　運動と発育　　65

1. 骨 ……………………………………………………………………………… 65
2. 筋 ……………………………………………………………………………… 67
3. 呼　吸 ………………………………………………………………………… 69
4. 循　環 ………………………………………………………………………… 72
5. 有酸素性パワー ……………………………………………………………… 74
6. 肥　満 ………………………………………………………………………… 76
7. 身体活動 ……………………………………………………………………… 79

6章　運動と代謝　　83

1. 糖・脂質代謝とは …………………………………………………………… 84
2. 糖代謝 ………………………………………………………………………… 84
  2.1 グリコーゲン代謝 ………………………………………………………… 84
  2.2 糖取り込みとその機序 …………………………………………………… 84
  2.3 糖輸送能およびインスリン感受性 ……………………………………… 85
3. 脂質代謝 ……………………………………………………………………… 86
4. 糖・脂質代謝と運動および骨格筋 ………………………………………… 87
  4.1 糖代謝と運動 ……………………………………………………………… 87
    4.1.1 グリコーゲン代謝と運動 ………………………………………… 87
    4.1.2 解糖系と運動 ……………………………………………………… 87
    4.1.3 糖輸送能と骨格筋 ………………………………………………… 87
    4.1.4 耐糖能，インスリン感受性と体力 ……………………………… 88
    4.1.5 耐糖能，インスリン感受性とトレーニング効果 ……………… 89
  4.2 脂質代謝と運動 …………………………………………………………… 90
    4.2.1 運動と脂質の動員 ………………………………………………… 90
    4.2.2 脂質代謝と骨格筋 ………………………………………………… 91
    4.2.3 脂質代謝に及ぼす運動およびトレーニング効果 ……………… 92

7章　運動と内分泌　　97

1. 内分泌の基礎事項 …………………………………………………………… 97
    1.1 内分泌とホルモン …………………………………………………… 97
    1.2 ホルモンの種類と分泌様式 ………………………………………… 97
    1.3 ホルモンの役割 ……………………………………………………… 98
    1.4 ホルモンの作用機序 ………………………………………………… 98
    1.5 ホルモンの分泌調節 ………………………………………………… 99
    1.6 ホルモン感受性の調節 ……………………………………………… 99
2. 内分泌腺と分泌ホルモン …………………………………………………… 100
    2.1 視床下部と下垂体 …………………………………………………… 100
        2.1.1 視床下部ホルモン …………………………………………… 100
        2.1.2 下垂体前葉 …………………………………………………… 100
        2.1.3 下垂体後葉 …………………………………………………… 101
    2.2 甲状腺 ………………………………………………………………… 101
    2.3 副　腎 ………………………………………………………………… 102
        2.3.1 副腎髄質 ……………………………………………………… 102
        2.3.2 副腎皮質 ……………………………………………………… 102
    2.4 膵　臓 ………………………………………………………………… 104
    2.5 性　腺 ………………………………………………………………… 104
3. 運動に対する内分泌応答 …………………………………………………… 105
    3.1 糖代謝に関係するホルモン応答 …………………………………… 105
        3.1.1 血中グルコース ……………………………………………… 105
        3.1.2 筋へのグルコースの取り込み ……………………………… 106
    3.2 脂質代謝に関係するホルモン応答 ………………………………… 107
    3.3 体液の量と浸透圧の調節に関係するホルモン応答 ……………… 107
        3.3.1 バソプレッシン ……………………………………………… 107
        3.3.2 アルドステロン ……………………………………………… 107
    3.4 筋の成長に関係するホルモン応答 ………………………………… 108
        3.4.1 成長ホルモン ………………………………………………… 108
        3.4.2 成長因子 ……………………………………………………… 108

8章　運動と栄養・水分　　111

1. 栄養・栄養素とは …………………………………………………………… 111
    1.1 炭水化物（糖質） …………………………………………………… 111
        1.1.1 分　類 ………………………………………………………… 111
        1.1.2 消化・吸収 …………………………………………………… 112
        1.1.3 代謝・生体内での役割 ……………………………………… 112
    1.2 脂　質 ………………………………………………………………… 113

             1.2.1 分　類 ………………………………………………………… 113
             1.2.2 消化・吸収 …………………………………………………… 113
             1.2.3 役　割 ………………………………………………………… 114
         1.3 タンパク質 ……………………………………………………………… 114
             1.3.1 分　類 ………………………………………………………… 114
             1.3.2 消化・吸収 …………………………………………………… 114
             1.3.3 役　割 ………………………………………………………… 115
         1.4 ビタミン ………………………………………………………………… 116
         1.5 ミネラル ………………………………………………………………… 116
         1.6 水　分 …………………………………………………………………… 116
         1.7 特異動的作用 …………………………………………………………… 117
    2. 運動時のエネルギー代謝と栄養 ………………………………………………… 117
         2.1 運動時のエネルギー代謝 ……………………………………………… 117
         2.2 運動時の糖質の補給 …………………………………………………… 118
         2.3 グリコーゲンローディング …………………………………………… 119
         2.4 運動時の分岐鎖アミノ酸の補給 ……………………………………… 120
         2.5 運動時の水分の補給 …………………………………………………… 120
    3. 運動トレーニングの効果と栄養 ………………………………………………… 122
         3.1 運動後の体内グリコーゲン量の回復と栄養 ………………………… 122
         3.2 運動後の体タンパク質の分解・合成と栄養 ………………………… 123
         3.3 運動トレーニングによる血漿量増加と栄養 ………………………… 125
    4. 日本人の食事摂取基準と運動時の摂取の目安 ………………………………… 125
         4.1 エネルギー量およびタンパク質量 …………………………………… 125
         4.2 運動時のエネルギーおよびタンパク質摂取の目安 ………………… 125
         4.3 運動時のビタミン・ミネラル摂取の目安 …………………………… 128
         4.4 貧　血 …………………………………………………………………… 128

9章　運動と老化　　131

1. 老化とは …………………………………………………………………………… 131
2. 加齢に伴う身体的変化〜老化度と健康度〜 …………………………………… 132
3. 健康な高齢者の最大酸素摂取量 ………………………………………………… 133
4. 高齢運動家の最大酸素摂取量 …………………………………………………… 134
5. 運動の老化遅延効果 ……………………………………………………………… 135
6. 老化度・健康度指標としての活力〜年齢からみた運動の効果〜 …………… 136
     6.1 活力年齢の算出式 ……………………………………………………… 136
     6.2 運動の効果：グループ間の比較 ……………………………………… 137
7. 健康寿命を延ばす施策（運動）の必要性 ……………………………………… 138

10章　運動と生活習慣病　　141

1. 運動の重要性を認める行政 …………………………………………… 141
   - 1.1 生活習慣病の予防策 ………………………………………… 142
   - 1.2 健康づくりのためのよい生活習慣 ………………………… 142
2. 生活習慣病とは ………………………………………………………… 143
3. 運動の必要性〜疫学的研究結果からみて〜 ………………………… 143
4. 生活習慣改善の効果〜肥満者について〜 …………………………… 144
5. 生活習慣改善の効果〜高血圧者について〜 ………………………… 147
6. 生活習慣改善の効果〜虚血性心疾患患者について〜 ……………… 148
7. 生活習慣改善の効果〜糖尿病患者について〜 ……………………… 149

11章　環境と運動トレーニング　　153

1. 低圧環境と運動 ………………………………………………………… 153
   - 1.1 低圧環境と生理的応答 ……………………………………… 153
   - 1.2 低圧環境下における有酸素性作業能力 …………………… 154
   - 1.3 低圧環境下における無酸素性作業能力 …………………… 155
   - 1.4 高地トレーニング …………………………………………… 155
2. 環境温度と運動 ………………………………………………………… 161
   - 2.1 環境温度と体温調節の仕組み ……………………………… 161
   - 2.2 低温環境と運動 ……………………………………………… 161
     - 2.2.1 低温環境下における生理的応答 ……………………… 161
     - 2.2.2 低温環境下での運動 …………………………………… 161
     - 2.2.3 トレーニングと低温順応 ……………………………… 162
   - 2.3 高温環境と運動 ……………………………………………… 162
     - 2.3.1 高温環境下における生理的応答 ……………………… 162
     - 2.3.2 高温環境下での運動 …………………………………… 162
     - 2.3.3 水分摂取の留意点 ……………………………………… 163
     - 2.3.4 トレーニングと高温順応 ……………………………… 163
3. 水中での運動 …………………………………………………………… 163
4. 宇宙環境と運動 ………………………………………………………… 165
   - 4.1 有人宇宙飛行の歴史 ………………………………………… 165
   - 4.2 宇宙飛行の人体に及ぼす影響と対策 ……………………… 165
     - 4.2.1 宇宙酔い ………………………………………………… 165
     - 4.2.2 体液の移動 ……………………………………………… 165
     - 4.2.3 筋萎縮と骨量減少 ……………………………………… 166
     - 4.2.4 宇宙における運動処方 ………………………………… 166

索　引 ………………………………………………………………………… 168

序章 Why Exercise?

　貝原益軒は「養生訓」(1713) の中で，健康のためには体を絶えず動かすことの必要性を説き，またデカルト (R. Descartes) の「我考える．故に我あり．」(Cogito ergo sum) という有名な提言に対して，アメリカの運動生理学者，カルポビッチ (P.V. Karpovich) は，「我動く．故に我あり」(Moto ergo sum) という名言を述べて，人間生活にとって運動の果たす役割の重要性を指摘している．また紀元前4～5世紀に，すでに医学の祖，ヒポクラテスは，「走る」ことが人間の基本的な運動であり，健康の保持増進のために必要なことを提唱している．彼は体育と医学を一体化して考え，運動をとおした健康の保持増進や病気予防の可能性について数千年前に指摘しているのである．

1. マサイ族，ラップ族の体力の優位性

　直立のまま歩行や走行ができるのは，人間だけがもつ特技である．人類学の研究によると新石器時代まではとくに男子は野山をかけめぐり，しかも下肢への労働負荷が大きいために脛骨横断面が菱形で扁平化（扁平脛骨）していることが明らかにされ，これにより脛骨後面への筋肉の付着領域が広くなり，凹凸地面での歩行や走行，労働に適応してきたものと推定している．一方，現代人のそれは脛骨後面の尖りが消失して正三角形に近くなっている（図1）．

　この事実は現代人が文明の発達により人間本来の歩行，走行という基本的運動を失い，いわゆる運動不足状態に陥っていることを意味していよう．南アフリカのタンザニアに居住する遊牧民マサイ族は，10歳頃より牛馬を追って1日中歩き回る生活を営んでいる．しかも時速5～8 kmの速度での歩行を永年継続しており，主食の牛乳を毎日3 L以上飲む食生活ながらコレステロール値は低く，冠動脈性疾患の少ない事実がMann[2]により認められている．さらに体力の指標である最大酸素摂取量は40歳代まで約60 mL/kg/分の高値を示し，アメリカ人の平均値をはるかに上回っ

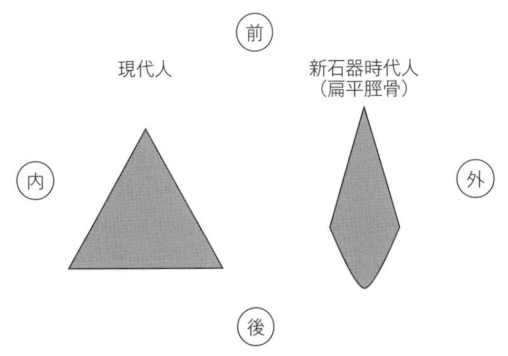

図1　脛骨中央部の横断面 (浅野，1988[1])

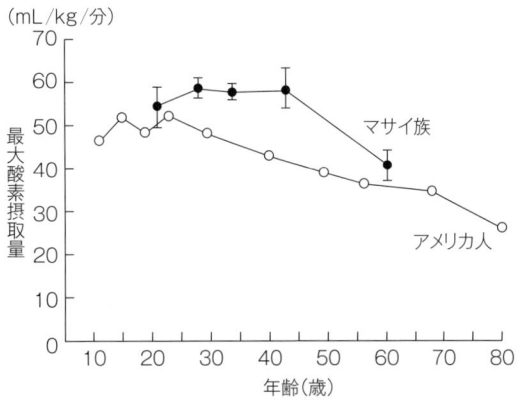

図2　マサイ族（男性53人）とアメリカ人（男性81人）の年齢別最大酸素摂取量の変化の比較 (Mann, 1965[2])

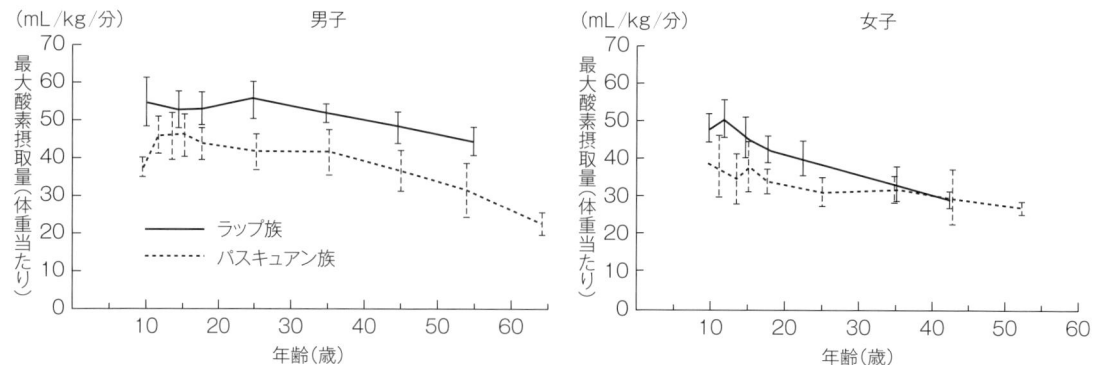

図3 ラップ族とパスキュアン族の性・年齢別最大酸素摂取量の変化の比較（Andersen, 1969[3]）

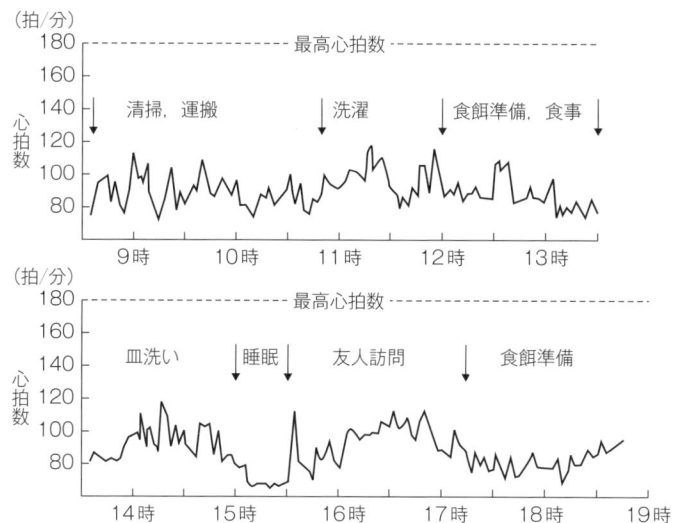

図4 一人のパスキュアン主婦の1日を通した心拍数変化（Andersen, 1969[3]）
年齢：29歳，体重：60kg，身長：167cm，最大酸素摂取量：2.15L/分，35.8mL/kg/分

ている（図2）．このマサイ族の脛骨は，あるいは扁平脛骨の菱形を示しているのかもしれない．

Andersen[3]は，北極圏に住むラップ遊牧民とチリの南西南太平洋に位置するイースター島に住むパスキュアン族の両者について，性・年齢別の最大酸素摂取量を比較している（図3）．男女とも体重当たり最大酸素摂取量はラップ族がパスキュアン族を15〜20％上回っている．この原因のひとつとして，パスキュアン主婦の1日の心拍変動が100拍/分前後の変動という運動量の少ないことが考えられるという（図4）．すなわち，気候が温暖で生活に厳しさのない南太平洋の島民は運動量が少ないため，厳寒の下で激労働を強いられる北方民族に比し体力低下の著しいことが明らかにされたわけである．

2．運動不足病とは

KrausとRaab[4]は1961年に「運動不足症」（Hypokinetic Diseases）という著書を出版し，現代人が文明の恩恵により人間本来の身体運動から疎外され運動不足に陥ることによってさまざまな病気を誘発していると警告している．すなわち，運動不足が引き金となって心身上のストレスをもたらし，内科的疾患（心血管系疾患），筋骨格系疾患（腰痛症・緊張症候群），さらに精神医学的

疾患を誘起しているという（図5）．このようにして現代人の運動不足は，虚血性心疾患（狭心症や心筋梗塞），高血圧症，糖尿病，肥満さらに腰痛，背痛などの筋緊張弱化をもたらし，これが現代人の健康をむしばみつつある事実に注目しなければなるまい．そこで運動を日常生活に取り入れ継続していくことの必要性が指摘され，具体的な性・年齢別の運動強度，頻度および期間についての「運動処方」の研究とその実施が要望されるようになったのである．

3. 健康と体力

さて健康と体力の関係について考えてみたい．両者はきわめて深い連関をもっていることが指摘されている．健康（Health）の語源は"ホロス"で，"まるごと"，"総和"という意味であり，WHOの定義のとおり，「病弱でないうえに社会的によく調和のとれた生活のできる心身の状態で，それらが"総和"された生活状態」ともいえよう．

一方，体力は状態ではなく力の要素を含む身体的能力を意味している．朝比奈[5]によれば，個人（人格）は身体特性と精神特性からなるとし，身体特性を広義の体力と考え，これは行動要素（狭義の体力）と維持防衛要素（耐病性，回復力など）からなるものとしている（図6）．しかもこの両要素が健康を決定するものとし，一般には健康はもっぱら維持防衛要素からなるものとする傾向にあるが，本来は行動要素とともに機能すべきものと考察している．したがって図7のとおり，健康状態とはこの両要素がともに十分に発揮できる心身の状態（両者ともに10）といえるのであって，虚弱疾病状態ではこの両要素がともに低下し，健康体力水準は半減することになる．逆にトレーニングにより両要素を高めることによってその効果として，健康体力水準は以前の健康状態の2倍に達する強壮状態を獲得することになろう．

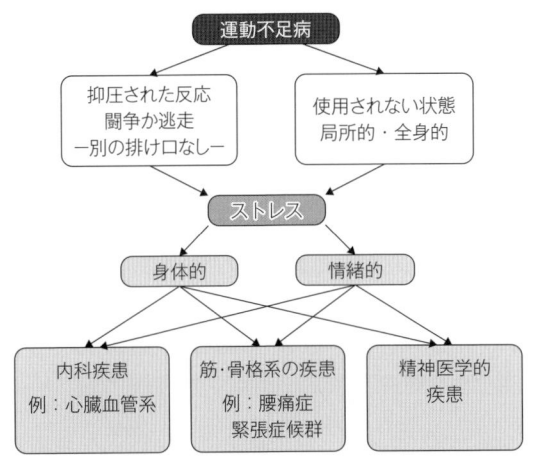

図5　運動不足病の内容（KrausとRaab，1961[4]）

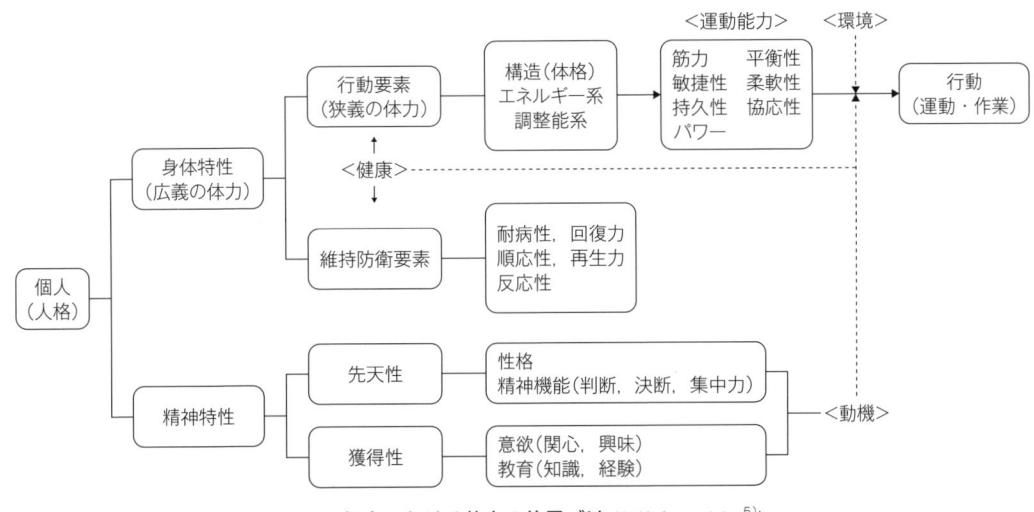

図6　個人における体力の位置づけ（朝比奈，1981[5]）

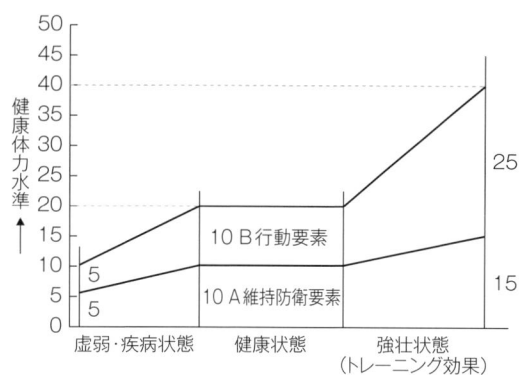

図7 健康体力水準と二要素 (朝比奈, 1981[5])

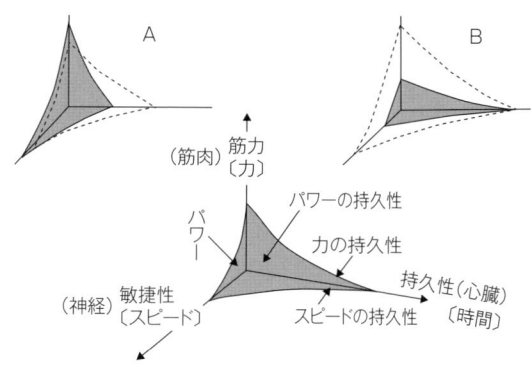

図8 体力の3次元的展開像 (猪飼, 1966[7])

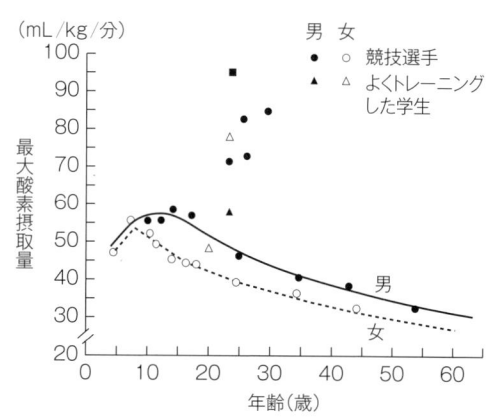

図9 体重1kg当たりの酸素摂取量をmLで示した最大酸素摂取量の平均値 (ÅstrandとRodahl, 1982[8])

　この行動要素（狭義の体力）は，体格（骨格，筋）とエネルギー系（呼吸循環系など）および調整能系（神経系，内分泌系）に分類される．これらの3者が統合して筋力，敏捷性，持久性などの運動・作業能が発揮されることになるが，その際動機などの精神特性の参与により合目的的な志向で，しかもある環境条件のもとにおいて行動がなされることになる．

　猪飼[7]はこの狭義の体力について，主に筋力，敏捷性および持久性の要素が3次元的な展開を示すものと考えている（図8）．すなわち筋力（力），敏捷性（スピード）および持久性（時間）の3方向のベクトルで示され，力とスピードの関係では「パワー」，スピードと時間の関係では「スピードの持久性」，力と時間の関係では「力の持久性」，さらに全体としての「パワーの持久性」の4つの広がりからなるものとしている．Aタイプの人は筋力と敏捷性および両者のパワーは最高水準を示すが，持久性が劣るためパワーの持久性が低くなる．一方，Bタイプの人は筋力や敏捷性は劣るが，持久性が優れているためにパワーの持久性もある程度維持することができる．したがってAタイプはスプリンター型，Bタイプはマラソン型といえよう．

　これら3要素の筋力，敏捷性および持久性は，生理的には筋肉，神経および心血管，呼吸機能を背景としており，これらが調和して発達していくことが望まれるわけである．前述の運動不足状態に陥るならば，これらの要素は低水準と化し，特に持久性の低減は，呼吸循環機能の低下を意味し心血管系の疾患を誘起することになる．

　この持久性のもっとも重要な指標は，オストランドにより1950年代に精力的に究明された「最大酸素摂取量（能）」である．これは人間が5分以上の最大運動を行った際，1分間に体内に摂取し得る酸素摂取量（摂取能）であり，1分間のエネルギー量の意味で「最大有気的パワー」または「最大有気的作業能」とも呼ばれる．

　一般成人男性が2～3 L/分（体重当たり30～40 mL/kg/分），女性で1～2 L/分（体重当たり20～30 mL/kg/分）程度であるが，トレーニング者は4～6 L/分（体重当たり60～80 mL/kg/分）以上にもなり，最高値はスウェーデンのクロスカントリースキー選手の示した，男子94 mL/kg/分，女子77 mL/kg/分である．マラソン2時間8分の瀬古選手は82 mL/kg/分，ショーター

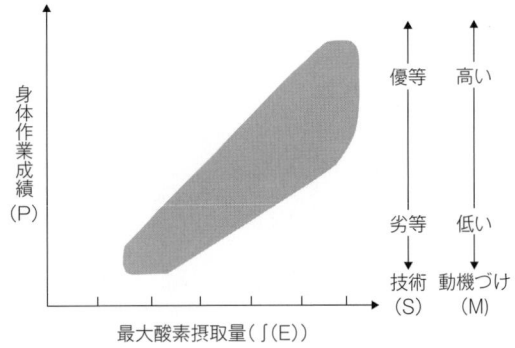

図10 1分以上におよぶ大筋群参与の身体作業成績における最大有気的パワーの重要性を模式的に示したものである．しかも，最高の成績への技術や動機づけの影響も示してある（Åstrand と Rodahl, 1982[8]）

選手が71.4 mL/kg/分，またクレイトン選手は69.7 mL/kg/分である（図9）．

競技記録や成績を身体作業成績（performance：P）というが，これを規定する因子には身体資源（energy resources：E）と技術（skill：S）および動機（motivation：M）が考えられる．しかもこれらの関係は，以下のように表される[7]．

$$P = S \cdot \int(E) \cdot M$$

これはまさに「心技体」に相当し，心はM，技はS，そして体は$\int(E)$であろう．図10は，身体作業成績Pは最大酸素摂取量$\int(E)$の増大に伴って向上するが，技術Sや動機Mの優劣，高低によりかなり影響されることを示している．

さらに$\int(E)$の最大酸素摂取量は，図11のとおり性と年齢，環境，適応やトレーニングさらに運動様式などにより影響されることがわかる．

4．運動トレーニングのすすめ

米国の Surgeon General Report[9] の主要な結論は，男女ともすべての年代において，規則正しい身体運動（30分間の急歩，15分間のランニングあるいは，45分間の球技プレー）をできれば毎日継続することにより，心疾患，高血圧，結腸がん，および糖尿病のリスクを減少させ，メンタルヘル

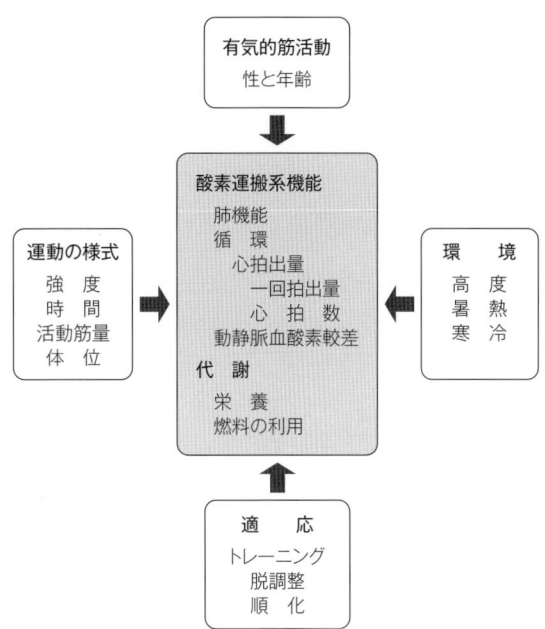

図11 有気的作業能力に影響を及ぼす因子（Åstrand と Rodahl, 1982[8]）

スおよび筋・骨，さらに関節の強化に役立つことが明らかにされている．さらにこの種の運動をより長時間，強度を上げて実施できれば一層の効果が期待できるとしている．

オストランド教授の "Why Exercise?"[10] での運動のすすめを以下に紹介したい．

1）1日当たり300 kcal（ウォーキング：5 kcal/分×60分，ジョギング：10 kcal/分×30分など）の有酸素性運動を週3回か，できれば毎日行う．30分間を2回，15分間を4回に分けて行っても効果は同等である．

2）心拍数は「200－年齢（歳）」を目安として，ややきついくらいで汗ばむ程度の運動強度で行う．

3）鉄棒でのけんすい，腕立て伏せなど上肢，下肢の筋力アップを行う．

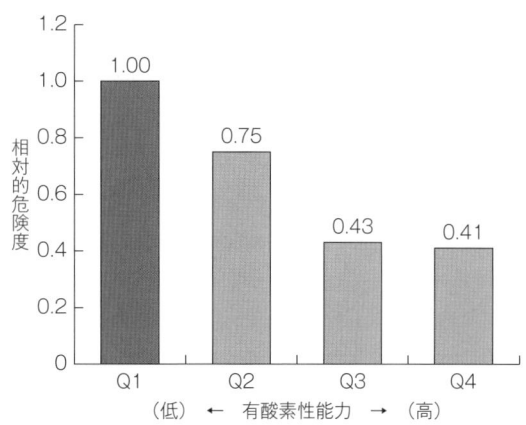

図12 有酸素性能力とがん死亡の関係（東京ガス・スタディ）（Sawadaら，2003[11]）

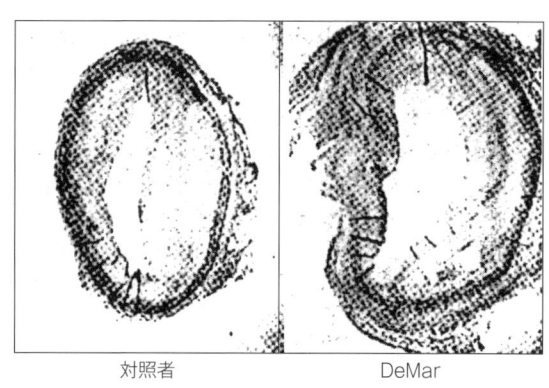

図13 生前心臓疾患の認められなかった70歳で直腸がんにより死亡した2例の左主冠動脈の入り口部から0.5cmのところの横断面の比較（Bock, 1963[12]）

5．運動トレーニングの生活習慣病予防の可能性

5.1 がん予防

がんはわが国の死因の第1位の疾病であり，しかも40歳代および50歳代では死因の30〜40％を占めている．日本がん疫学研究会では，運動不足が大腸がんのほぼ確実なリスク要因であり，肺がんおよび乳がんもリスク要因の可能性を指摘している．男性9,039人を16年間にわたり有酸素性能力とがん死亡の関係を追跡した東京ガス・スタディによると，最大酸素摂取量で全体を4群に分類し有酸素性能力のもっとも低い群を基準に他の群のがん死亡の相対危険度をみたところ有酸素性能力が高くなるほどがん死亡の相対危険度が有意に低くなることが明らかにされた（図12）．

運動トレーニングのがん予防のメカニズムは明らかではないが，次のような機序が関与し，がん細胞の発生増殖を抑制しているものとされている．

①抗酸化能力の機能亢進：運動により生ずる活性酸素に対抗するためSOD（スーパオキシドディスムターゼ）のアイソザイムのMn-SODがミトコンドリアに生成されて抗酸化能が高められるとされている．これにより活性酸素による遺伝子損傷が予防される可能性がある．

②内分泌レベルの正常化：インスリン，エストロゲン，テストステロンおよびインスリン様成長因子（insulin-like-growth factor：IGF）などは，がん化する前の前がん細胞の増殖因子として作用することが知られており，がん増殖因子として指摘されている．運動はこれらの物質の過剰分泌を抑制しがん増殖を抑えている可能性が考えられる．

③免疫機能の亢進：適度な運動がNK活性，サイトカインなどの免疫機能を高めることが知られており，がん細胞はこの免疫によりその増殖が抑制される可能性が指摘されている．

5.2 心疾患・動脈硬化の予防

ボストンマラソンで7回優勝した米国のClarence DeMar（1888-1958）氏は，1909年に21歳でランニングを開始し，約50年間にわたり走り続けたマラソンおじさん（Mr.Demarathon）であった．すなわち，毎日約12マイルを走り続け，ボストンマラソンに計34回出場し通算1,000回以上のレースに参加した．死後にハーバード大学病理学教室で解剖された．

心重量は340g（一般人300g），左心壁厚は18mm（一般人10〜12mmm），右心壁厚は8mmm（一般人3〜4mmm）であり，冠動脈の大きさ（周経）は，一般人の2〜3倍であった．しかも内膜の粥腫は一般人に比較して明らかに軽微で内腔の広いことが認められた（図13）．

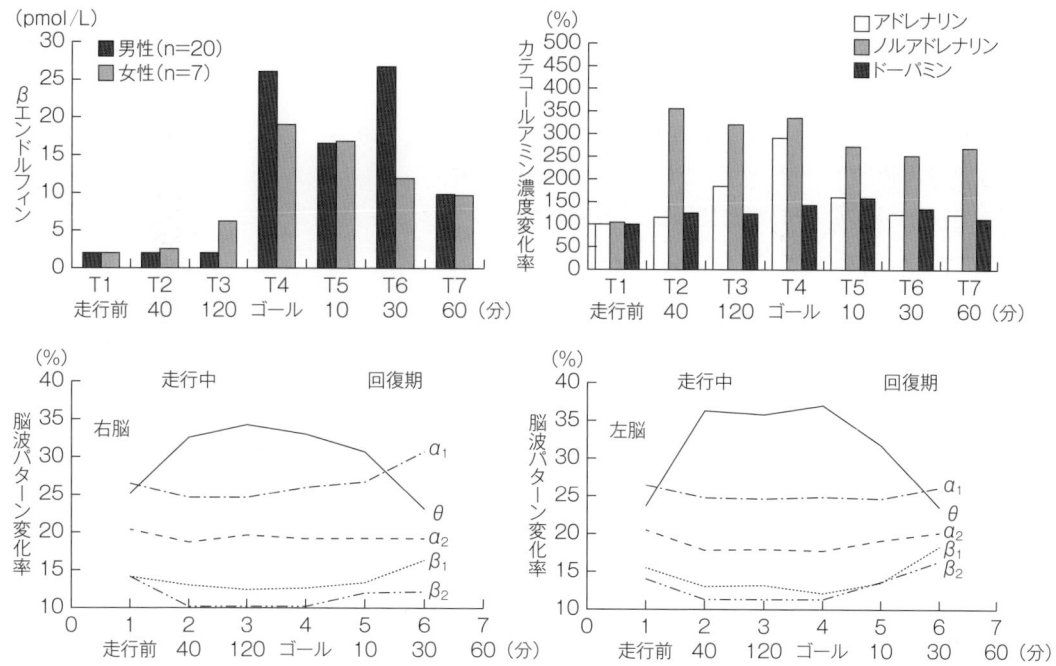

図14 マラソン走行前・中・後におけるβエンドルフィンおよびカテコールアミン濃度変化と左・右脳の脳波パターンの変化(Shrode, 1986[13])

このように冠動脈の内径が広大で粥腫の少ないことは，冠血流量を十分に供給することを可能にし，虚血性心疾患および動脈硬化の予防に貢献することになろう．

5.3 抑うつ症の予防

30分以上の長時間にわたる持久性運動では，セカンド・ウインドやランナーズ・ハイの生じることが知られている．これは脳内に分泌するオピオイド様ホルモンのβエンドルフィンの作用によることが明らかにされている．すなわち，運動ストレスが視床下部−交感神経系を刺激し活動を高めると，カテコールアミン分泌を促進し，下垂体前葉からACTHおよびβエンドルフィンが分泌される．

Schrode[13]は，3時間程度のフルマラソン走行を男女27人について行い，走行前・中および回復後のβエンドルフィン，カテコールアミン濃度および脳波の変化を測定している(図14)．すなわちβエンドルフィンは，男女ともにゴール時に走行前の約10倍に達し，走行後1時間目も約5倍の高値を示している．一方，カテコールアミン濃度では，ノルアドレナリンの上昇が大きく走行40分目で走行前の約4倍に増加し，この水準をほぼ走行中および回復60分目まで維持している．脳波上では，走行中は左右脳ともθ波優位で約35％の高比率であり，逆にβ波が10％に減少している．

これらの事実から，走行中のβエンドルフィン濃度の10倍以上の上昇は，脳波上のθ波優位と対応されよう．さらにノルアドレナリンの走行中の著増と走行後の持続的上昇は，ノルアドレナリン濃度の減少が特異的に現れる抑うつ症の予防および改善に貢献する可能性が示唆される．

近年，脳由来神経栄養因子(brain-derived neurotrophic factor：BDNF)がメンタルヘルスの面で注目されていて，脳内の海馬に多く記憶や学習機能に重要なアミノ酸119個のタンパク質である．抑うつ症では，血清BDNFが低減しその重症度と逆相関であることが報じられている[14]．したがって，中等度以上の運動で運動後にBDNFレベルの上昇が明らかにされていることから，運

動トレーニングによる抑うつ症の予防や改善への可能性が指摘されよう．

5.4 運動の脳前頭前野・海馬刺激による認知症予防

Kubota[15]は，2001年に歩行運動による前頭前野の活動を確認し，さらに時速9 kmのランニングを1回30分で週2～3回，2カ月継続すると両側の前頭前野が活性化することを2004年に明らかにした．2012年に80歳を迎え，低速度でのランニングを継続し記憶能力を高め，認知症予防に貢献し健康長寿を期待している．

征矢[16]は，低強度のランニングは海馬を刺激して認知機能を高め，中強度のランニングは前頭前野（46野）を刺激して集中力や判断力を亢進し，さらに高強度のランニングでは視床下部を刺激してストレスと覚醒をもたらすとしている．すなわち，20人の学生に最大酸素摂取量の50％の運動を10分間行い，その後に前頭前野の活性化を認めている．またさらに軽度の運動では海馬への刺激がもたらされ男性ホルモン濃度を高め，新しい神経細胞を増殖して認知症発症の抑制に貢献する可能性を指摘している．

文 献

1) 浅野勝己：呼吸循環系の生理．Aerobics and Fitness，（財）日本エアロビックフィットネス協会，pp8-36，1988．
2) Mann GV, Shaffer RD, Rich A: Physical fitness and immunity to heart-disease in Masai. Lancet, 2: 1308-1310, 1965.
3) Andersen KL: Racial and inter-racial differences in work capacity. J Biosoc Sci, Suppl 1: 69-80, 1969.
4) Kraus H and Raab W: Hypokinetic Diseases. Charlles C. Thomas, 1961.
5) 朝比奈一男：運動とからだ．pp4-5，8-9，大修館書店，1979．
6) 浅野勝己：スポーツと健康．治療，南山堂，75：7-15，1993．
7) 猪飼道夫：運動生理学入門．杏林書院，1966．
8) Åstrand P-O and Rodahl K 著，朝比奈一男監訳，浅野勝己訳：オストランド運動生理学．pp204-228，大修館書店，1982．
9) A Report of the Surgeon General：US, Report of Health and Human Science. PCPFS, CDC, 1996.
10) Åstrand P-O: "Why exercise?". Med Sci Sports Exerc, 24: 153-162, 1992.
11) Sawada SS, Muto T, Tanaka H, Lee IM, Paffenbarger RS Jr, Shindo M, Blair SN: Cardiorespiratory fitness and cancer mortality in Japanese men: a prospective study. Med Sci Sports Exerc, 35: 1546-1550, 2003.
12) Bock AV: The circulation of a marathoner. J Sports Med Phys Fitness, 168: 80-86, 1963.
13) Shrode M: Veranderung psychophysilogisher parameter beim marathonlauf. Sportswissenschaft, 16: 303-315, 1986.
14) Karege F, Perret G, Bondolfi G, Schwald M, Bertschy G, Aubry JM: Decreased serum brain-derived neurotrophic factor levels in major depressed patients. Psychiatry Res, 109: 143-148, 2002.
15) Kubota K: Exercise enhances our cardiovascular fitness and hence our memory power become stronger and our lifespan longer: a unique interesting relation between the prefrontal cortex and exercise! Advances in Exercise and Sports Physiology, 18: 75, 2013.
16) 征矢英昭：海馬と前頭前野活性化．日本経済新聞特集，2012年7月20日．
17) 浅野勝己：運動により老化を遅らせる．Creabeaux，3：25-31，1995．
18) 浅野勝己：運動と加齢．pp435-480．石河利寛，杉浦正輝編，運動生理学．建帛社，1989．
19) 浅野勝己：Why Exercise and Sports?，pp2-12．浅野勝己，田中喜代次編，健康スポーツ科学．文光堂，2004．

まとめ

- ヒポクラテスは体育と医学を一体化して考え，運動による健康の保持増進や，病気の予防に貢献する可能性をすでに紀元前4～5世紀に指摘していた．
- 現代人の脛骨横断面は運動量の低下により正三角形化し，かつての石器時代人の菱形の扁平化が消失してきている．
- 日常の運動量の多いマサイ族やラップ族は，各年代とも運動量の少ないアメリカ人やバスキュアン族よりも最大酸素摂取量が明らかに高い．
- 運動不足病がすでに1960年代に指摘されてきている．
- 健康体力水準には行動要素と維持防衛要素があり，この両者の水準向上が期待される．
- 狭義の体力には，筋力，敏捷性および持久性の3要素があり，その典型例としてスプリント型およびマラソン型が示される．
- 持久性の重要な指標である最大酸素摂取量は，性，年齢，環境およびトレーニングなどにより影響を受ける．
- 運動トレーニングによる生活習慣病予防の可能性として，がん予防，心疾患・脳血管障害，糖尿病や動脈硬化予防さらに抑うつ症予防などが指摘されている．また近年，運動による脳の前頭前野や海馬への刺激効果が明らかにされてきている．

設問

- 医学の祖であるヒポクラテスの運動に対する考えを述べよ．
- 古代人と現代人の脛骨横断面を比較しその差異について述べよ．
- マサイ族やラップ族の最大酸素摂取量が高値を示すことについて述べよ．
- 運動不足病の内容を説明せよ．
- 健康と体力の関係を行動要素と維持防衛要素の点から述べよ．
- 狭義の体力の3次元要素を説明せよ．
- 最大有気的作業能に影響する因子について述べよ．
- 運動トレーニングによる生活習慣病の予防可能性について説明せよ．

1章 運動と呼吸

　生体は生きてゆくために，絶え間なくエネルギーの生成と消費を繰り返している．そのためにヒトは大気中から必要な酸素（O_2）を体内へ取り込み，代謝の結果生じた炭酸ガス（二酸化炭素：CO_2）を体外に排出している．

　通常われわれは無意識に呼吸をしているが，意識的に呼吸数や呼吸の深さを増減させることにより，呼吸量を調節できることを知っている．すなわち，安静時においては意識すると無呼吸（息こらえ）状態を2～3分程度持続することもできる．

　しかし，生体内のO_2不足（hypoxia）や過剰なCO_2の蓄積（hypercapnia）とそれに伴う呼吸性acidosis（血中pHの低下）は呼吸中枢を刺激し，呼吸を促進するように作用する．これとは逆に，意識的に呼吸量を増やし，必要以上にCO_2の呼出を行えば，呼吸性alkalosis（血中pHの上昇）が生じ，呼吸を抑制するように作用する．

　このように，呼吸調節は生体の代謝水準（O_2摂取量とCO_2排出量）や酸-塩基平衡の維持と密接に関連している．したがって，エネルギー消費量が15～20倍にも達する高強度の運動時においては，O_2摂取（利用）とCO_2排出の必要性が増すと同時に，活動筋内での乳酸生成とそれに伴う血中乳酸蓄積によるpHの低下に対する呼吸性補償作用の必要性が増すので，呼吸の役割は生体の機能や恒常性維持のために一層重要な部分を担うことが容易に想像できる．

1．肺の構造と機能

1.1　肺の構造

　呼吸運動によりO_2は大気中から鼻孔，咽頭，喉頭を経て気道部からガス交換部分と呼ばれる肺胞まで達する（図1-1）．そこから血液へ拡散したO_2は赤血球内のヘモグロビン（Hb）と結合し，そして全身へO_2が供給されるわけである．

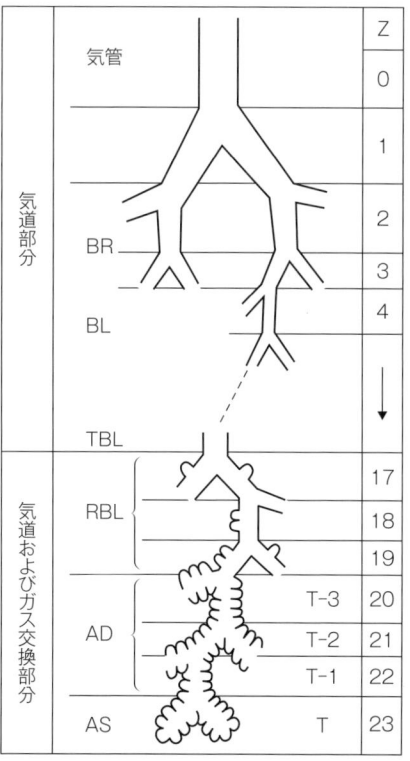

図1-1　気道の模式図（ÅstrandとRodahl, 1982[1]）
Z：分岐数，T：最終分岐数，BR：気管支，BL：細気管支，TBL：終末細気管支，RBL：呼吸細気管支，AD：肺胞管，AS：肺胞嚢

母体内で胎児は臍帯を介してO_2の供給とCO_2の排出を行っているので，肺はこの時点では呼吸の役割を担っていない．このような理由から，胎児の肺胞は無気的な状態にあるため，肺胞数は成人の約1/10程度で未成熟であり，誕生時でもその気道は17の分枝区画に分かれているに過ぎない[1]．誕生以降，肺胞が呼吸の役割を果たすようになるために，有気的なものに変わることにより分枝が増え，それに伴い肺胞数の増加が助長される．

成人男子の肺胞の表面積は60～80 m^2 の値に達し，図1-2に示すように，その表面積はテニスコート約半面部分の面積に相当することが指摘されている．このことは，後述する肺ガス交換にとってきわめて重要な意味をもつ．

1.2 肺機能
1.2.1 静的肺容量

安静時の呼吸をスパイロメーター（spirometer：呼吸計）を用いて記録すると，図1-3に示すような呼吸曲線が得られる．この呼吸曲線から，肺気量分画を測定することができる．これをスパイロメトリー（spirometry）という．日常安静時に無意識的な呼吸で得られる一回当たりの呼吸量は，通常約500 mL程度で，これを一回換気量（tidal volume：TV）という．

一方，意識的に深呼吸をすると，さらに多くの呼吸量を得ることができる．すなわち，平常吸気位から吸い込むことのできる吸気量の最大値を予備吸気量（inspiratory reserve volume：IRV）といい，逆に平常呼気位から呼出できる呼気量の最大値を予備呼気量（expiratory reserve volume：ERV）という．

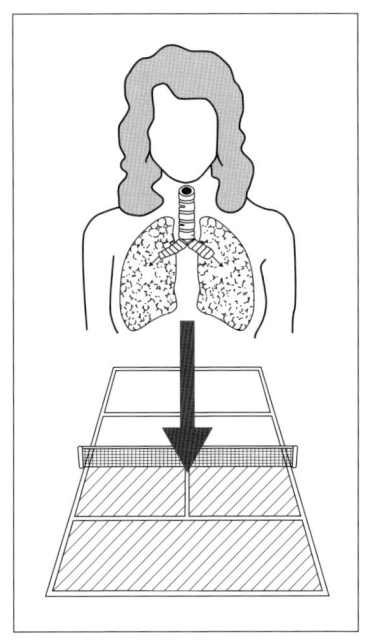

図1-2 ヒトの肺胞表面積の模式図
（McArdleら，1994[2]）

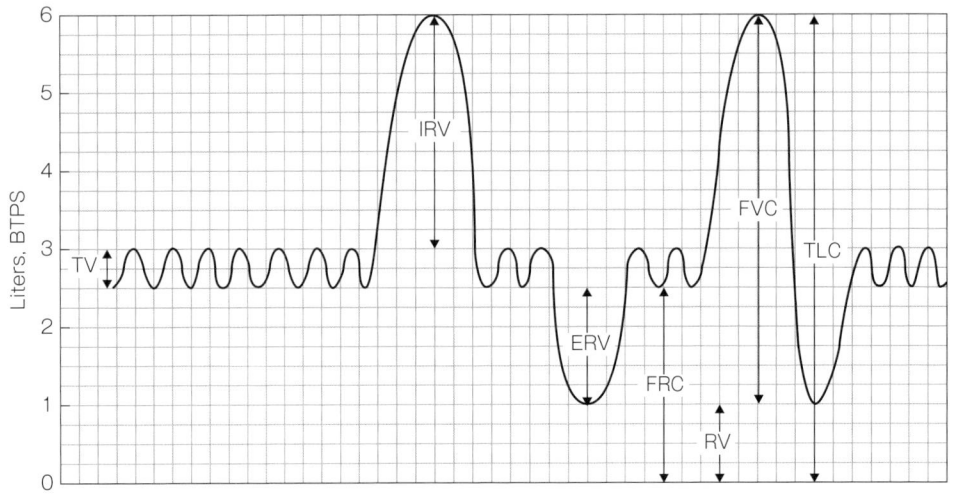

図1-3 呼吸曲線と静的肺容量（McArdleら，1994[2]）

以上3つの変量の合計（最大吸気位から最大呼気位まで）が肺活量（vital capacity：VC）といわれるものであり，健康診断等でよく測定される肺容量を評価する指標の代表的なものである．

また，肺胞内に含まれる気体すべてを呼出することはできず（本人は呼出したつもりでも），最大呼気位の水準まで呼出した後でもなお約1Lほどの気体が残留しており，これは残気量（residual volume：RV）という．

したがって，全肺容量（total lung capacity：TLC）は，TLC＝VC＋RVということになり，日本人の一般成人で約4,000～5,000 mLである．なお，ERVにRVを加算したものを機能的残気量（functional residual capacity：FRC）といい，FRCは通常のスパイロメーターでは測定できず，ヘリウムガス（He）希釈閉鎖回路法[1]といわれる別の方法で求め，得られたFRCからERVを差し引いたものがRVということになる（RV＝FRC－ERV）．

これまで述べてきた肺容量は，静的肺容量といわれ，肺構造の解剖学的大きさを示している．これは，形態（身長，体重）・性・年齢等に影響を受けることが確認されていることから，静的肺容量の測定値だけでは肺機能を評価することには不都合が生じることになる．

このような理由から，肺容量の測定値の標準値（予測値）に対する割合（％）を求めることが一般的である．たとえば，VCでの肺機能の評価は，％VC＝肺活量測定値／肺活量標準値×100で表され，％VCは80％以上で正常とみなされている．なお，VCの標準値の計算は下記に示すBaldwinの式が広く用いられている．

【男性肺活量標準値（mL）】
　　［27.63－（0.112×年齢）］×身長（cm）
【女性肺活量標準値（mL）】
　　［21.78－（0.101×年齢）］×身長（cm）

1.2.2 動的肺容量

前述したように，静的肺容量は肺の器の大小を反映するものであり，肺機能そのものを表してはいない．したがって，肺機能を客観的に評価する場合には，静的肺容量だけからでは不十分である．これに加えて動的肺容量を測定する必要がある．これには，時間肺活量（1秒量，1秒率：percentage forced expiratory volume in 1 second：FEV_1，$FEV_{1\%}$）や最大随意換気量（maximal voluntary ventilation：MVV）等がある．

1秒量（FEV_1）は，1秒間に最大吸気位からできるだけ速く，しかもできるだけ多く呼出できる呼気量のことを指し，この際に得られる肺活量は，努力性肺活量（forced vital capacity：FVC）と呼ばれ，前述の時間的な制約なしにゆっくりとした呼出で得られるVCとは区別されている．一般的に，FVCはVCと同水準かあるいはそれよりも多少低値を示す．この原因は，急激な呼出により気道の閉塞が生じるためであると考えられている．1秒率（$FEV_{1\%}$）は，努力性肺活量に対する1秒量の割合（$FEV_{1\%}=FEV_1/FVC\times100$）である．通常$FEV_{1\%}$は70％が正常限界線と考えられ，呼出性換気障害で著しく低下するといわれている．

MVVは，12秒あるいは15秒間にできるだけ速く，しかも深い呼吸をすることによって得られた呼吸量を1分間値に換算し表したものである．健康成人男性では約80～180 L／分の値となり，個人差が非常に大きい．MVVはVCの約20～30倍程度であるが，年齢・性別，とくに体表面積に影響されることが確認されていることから，VCと同様に標準値との比較から，％MVV（％MVV＝最大換気量測定値／最大換気量標準値×100）を求めて評価する．％MVVの80％以上が正常範囲とみなされる．なお，MVVの標準値はBaldwinの式によって算出する．

【男性最大換気量標準値（L／分）】
　　［86.5－（0.522×年齢）］×体表面積（m^2）
【女性最大換気量標準値（L／分）】
　　［71.3－（0.474×年齢）］×体表面積（m^2）

静的肺容量が肺の器の大小を示すのに対し，動的肺容量は呼吸中枢や呼吸筋等の機能を含めた指標であり，動的な肺換気機能を知る手がかりとなる．

2. 肺ガス交換と血液によるガス運搬

2.1 肺ガス交換

呼吸系のもっとも重要な役割は，肺毛細血管を流れる混合静脈血を動脈血化することにある．動脈血化とは，血液中に適切な O_2 を供給し，過剰な CO_2 を除去（排出）することであり，これは外呼吸あるいは肺呼吸と呼ばれている．肺胞レベルでのガスの移動は，肺胞とその周囲に存在する肺毛細血管との間の O_2 と CO_2 の分圧較差による拡散によって行われる．

肺拡散能は，主に拡散距離（肺胞と毛細血管との距離），拡散表面積（肺胞と肺毛細血管の接触面積）およびヘモグロビン濃度（Hb）によって決定されるといっていいだろう．肺胞気と肺毛細血管との間には，①肺胞上皮細胞，②肺胞内張皮細胞，③肺胞毛細血管内皮細胞，④基底膜，の4つの関門がある．

しかし，正常肺ではこれらの関門の厚さは，わずか数ミクロンとされ，拡散距離自体は非常に短かく，また拡散面積も前述したようにガスの拡散過程においてそれほど問題にはならないだろう．この4つの関門を通過して毛細血管内に達した O_2 の大部分が，赤血球内にある Hb と化学的に結合する．その過程は，図1-4に示すとおりである．

このように，肺の構造はガス交換が有効にかつ円滑に行われるようにできており，安静時で肺胞と血液とのガスの平衡時間は，O_2 で0.2〜0.3秒，CO_2 で0.1秒（CO_2 の拡散速度は O_2 の約20.7倍）である[1]．

一般に，安静時における O_2 の肺拡散容量（lung diffusion capacity：DLO_2）は，成人男性で20〜30 mL/分/mmHg の値が報告されているが，女性はこれよりも低い値を示す．女性の値が男性よりも低値を示す理由は，明確に理解されていないが，拡散面積が身体の大きさと比例することを考え合わせると，部分的にはこのことで説明できるかもしれない．

運動時における DLO_2 は，運動強度（$\dot{V}O_2$）に比例して増加し，さらに一般人と比較して持久性走者が優れていることが理解できる（図1-5）．この運動時の運動強度の増加に伴う DLO_2 の増加は，直接的には肺血流量の増加が主因と考えられるが，さらに開通毛細血管数の増加とその開張および有効換気に関与する肺胞数の増加の相乗効果により，拡散面積が増大した結果であろうと推察される．

2.2 血液による酸素および炭酸ガス運搬

拡散により肺胞から肺毛細血管内に達した O_2 の大部分が赤血球内にある Hb と化学結合（酸化ヘモグロビン：$O_2+Hb \rightarrow HbO_2$）する（図1-4）．血液内の溶存酸素量（O_2 content）は，Hb と O_2 の化学結合の程度と Hb 濃度により決定さ

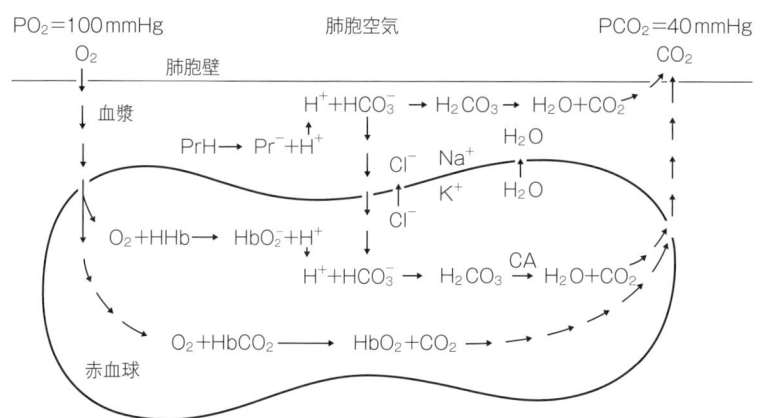

図1-4　肺におけるガス交換にともなう血液内の O_2 と CO_2 の移動とヘモグロビン（Hb）との化学結合（斉藤，1968[3]）

CA：carbonic anhydrase，PrH：血漿蛋白，$HbCO_2$：carbamino Hb

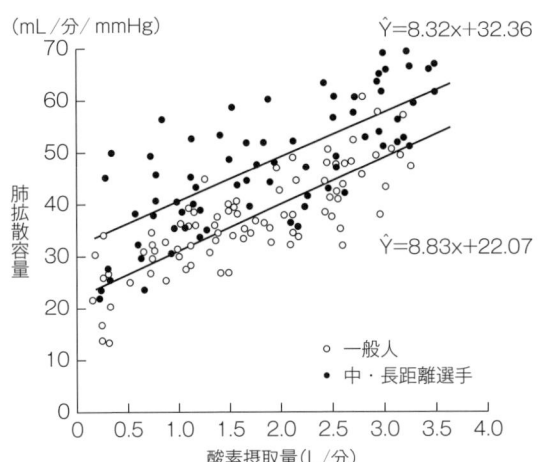

図1-5 一般人と中・長距離選手における酸素摂取量と肺拡散容量の関係 (山地と猪飼, 1972[4])

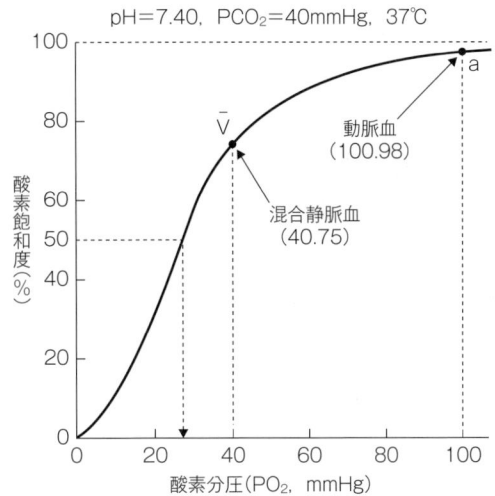

図1-6 ヘモグロビンの標準酸素解離曲線 (諏訪, 1977[5])
動脈血 (PO_2 100 mmHg, 飽和度98%) と混合静脈血 (PO_2 40で飽和度75%) の値は標準値である.

表1-1 動脈血と混合静脈血の炭酸値 (斉藤, 1980[3])

	pH	CO_2分圧 (PCO_2)	遊離CO_2 ($CO_2+H_2CO_3$)		結合CO_2 ($HCO_3^-+HbCO_2$)		総CO_2	
		mmHg	mM/L	vol.%	mM/L	vol.%	mM/L	vol.%
動脈血	7.40	40	1.16	2.57	20.3	45.3	21.5	47.9
動脈血血漿	7.40	40	1.23	2.74	24.6	54.8	25.5	57.5
混合静脈血	7.46	46	1.33	2.95	22.2	49.4	23.5	52.4
混合静脈血血漿	7.46	46	1.42	3.15	26.4	58.7	27.8	61.9

vol.%=mL/100mL

れる.この機序は,酸素分圧(PO_2)と関連したHbの酸素解離曲線(図1-6)から説明される.すなわち,平地では肺胞レベル(動脈血)のPO_2は約100 mmHg(飽和度約100%),Hb 1 gはO_2 1.34 mL(理論的には1.39 mL/Hb1gである:詳細については諏訪[5]を参照されたい)と結合することが確認されているので,Hb濃度が15 g/100 mLとすれば,Hbの化学結合により血液100 mL当たり約20 mLのO_2量を運搬できることになる.

これに対し,血液内に物理的に溶存するO_2は,「ヘンリーの法則(溶媒と特別な化学反応を営まないガスの溶存量は分圧に比例する)」に従い解け込む(溶存酸素量=0.0031 mL/mmHg/100 mL×酸素分圧)ので,非常に微量である.心臓のポンプ作用を中心とした循環機能により末梢組織(主に筋組織)へ運搬されたHbO_2からO_2が解離され,そのO_2は筋毛細血管を介して筋組織内のミトコンドリアへ拡散し,エネルギー生成に利用されることになる.

一方,筋組織内の有酸素性代謝過程で産生された炭酸ガス(CO_2)は,O_2とは逆方向に筋毛細血管内へ拡散するが,O_2運搬とは異なり,炭酸ガス(CO_2),炭酸(H_2CO_3),重炭酸イオン(HCO_3^-)およびHbと結合したカルバミノヘモグロビン(carbamino Hb:$HbCO_2$)の4つの形で血液内に存在し運搬される.CO_2とH_2CO_3を遊離炭酸,HCO_3^-と$HbCO_2$を結合炭酸といい,これらの総和(総炭酸:total CO_2)が血液に収容・運搬される炭酸ガス含量(CO_2 content)ということになる.これらの血液内での量的関係は表1-1に示すとおりである.なお,筋(組織)毛細血管内での

CO_2 の化学結合は以下に示す反応式により右方向に進行し，平衡状態に達する．

$$CO_2 + H_2O \rightarrow H_2CO_3 \rightarrow H^+ + HCO_2^-$$
$$CO_2 + Hb \rightarrow HbCO_2$$

肺胞に達した結合 CO_2 は，図1-4 で示したように，組織毛細血管内での反応とは逆に右から左方向への反応が促進されることにより血液から放出され，肺胞気内へ移動した CO_2 は体外へ排出される．

この組織毛細血管と筋組織間のガス（O_2，CO_2）交換を内呼吸または組織呼吸と呼び，前述の外呼吸（肺呼吸）と区別している．

3. 運動時の呼吸調節

前述したように，呼吸の主要な目的は体内への O_2 の摂取（$\dot{V}O_2$）と体外への CO_2 の排出（$\dot{V}CO_2$）である．これは，エネルギー消費量の大小に比例して増減するので，運動時の呼吸調節を理解するには，運動時の $\dot{V}O_2$ と $\dot{V}CO_2$ の変化と換気応答との関係を把握する必要があるだろう．

大気中から体内への O_2 の摂取は，まず肺における呼吸量に制限される．これは，毎分換気量といい，次式で表される．

$$毎分換気量（\dot{V}_E）＝ 一回換気量（TV）× 1分間当たりの呼吸数（f）$$

安静時における $\dot{V}_E$ は，$0.5 L \times 16（回/分）= 8 L$/分が平均的な値であるが，運動中は，運動強度に比例して $\dot{V}O_2$（$\dot{V}CO_2$）が増加するのでそれに相応して $\dot{V}_E$ も増加し，最大運動時においては安静時の約15〜20倍（120〜170 L/分）に達する．運動時の $\dot{V}_E$ の増加は，運動強度が低い場合には主に TV の増加による．激運動時になると，TV は VC の約50〜70%まで増加するといわれている．しかし，TV の増加にも上限があるために，より一層の $\dot{V}_E$ の増加は f の増加により達成され，最大運動時には50〜60回/分の値を示す．

3.1 一定負荷運動時の呼吸調節
3.1.1 毎分換気量の動態

運動強度が乳酸性閾値（lactate threshold：LT）以下で，しかも数分から10分程度持続する一定負荷強度の運動時においては，呼吸循環系の定常状態が成立するため，このような運動（運動に必要なエネルギーが有酸素性代謝により供給される運動）を定常運動という．定常運動時の $\dot{V}_E$ の動態を注意深く観察してみると，3つの局面に分類される（図1-7）．運動開始直後から1〜2分後までの急速に増加する局面（Phase 1），その後ある一定水準までゆっくりと漸増する局面（Phase 2），そして定常状態の成立する局面（Phase 3）である．

Phase 1 の $\dot{V}_E$ は，運動開始後急速に増加することから，この局面は神経性因子（筋や腱に存在する固有受容器 mechanoreceptor からの反射）に起因するものと理解されてきたが，この他にも考えられる成因として交感神経系の賦活化に伴う心拍出量（1分間当たりの心臓から駆出される血液量：詳細については「2章 運動と循環」を参照）の増大による肺への CO_2 流入量の上昇が提案されている（cardiodynamic theory）．

Phase 2 の $\dot{V}_E$ の調節に関与する機序については議論の多いところであるが，体液性因子（血液中の pH，PO_2，PCO_2）の変化を末梢の化学受容器（頸動脈小体，大動脈小体）が感知し，呼吸中枢を刺激することで呼吸量を制御するフィードバック機構が指摘されている．

Phase 3 は，$\dot{V}_E$ の定常状態が成立する局面であるが，この時点の $\dot{V}_E$ の大部分は生体の有酸素性代謝に必要な O_2 摂取水準とその結果生じた CO_2 の排出水準，すなわち筋代謝水準（$\dot{V}O_2$ と $\dot{V}CO_2$）に依存して調節される．

3.1.2 呼吸交換比と呼吸商の一致性と不一致性

定常状態の成立する運動時に肺呼吸レベルで測定された $\dot{V}O_2$ と $\dot{V}CO_2$ から算出された呼吸交換比（respiratory exchange ratio：$R = \dot{V}CO_2/\dot{V}O_2$）は，骨格筋内の呼吸レベルで得られる呼吸商（代謝により産生された CO_2 量（$\dot{Q}O_2$）と利用された O_2 量（$\dot{Q}CO_2$）の比：respiratory quotient：RQ

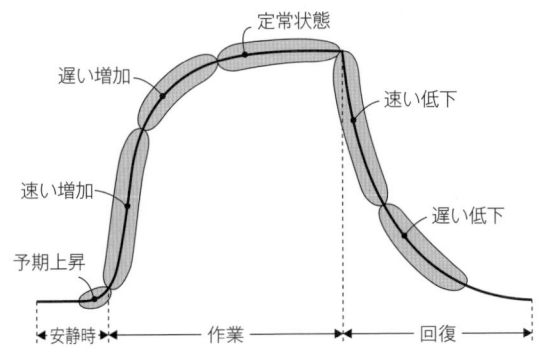

図1-7 定常運動時の換気量の変化(Fox, 1984[6])
運動前に換気量の予期上昇がある：運動中には大きな増加（最初は急速に（Phase 1），その後ゆっくり（Phase 2）と続く）があり，定常状態（Phase 3）に至る．

$= \dot{Q}CO_2/\dot{Q}O_2$）と等しいとされているので（R＝RQ），Rから筋代謝状況（炭水化物と脂肪燃焼比率）を推定できる．なお，炭水化物（グルコース）と脂肪（パルミチン酸）のRQは化学反応式で表せば，以下のとおりである．

【炭水化物】

$C_6H_{12}O_5 + 6O_2 \rightarrow 6CO_2 + 6H_2O + 38ATP$

$RQ = 6CO_2/6O_2 = 1.0$

【脂肪】

$C_{16}H_{32}O_2 + 23O_2 \rightarrow 16CO_2 + 16H_2O + 130ATP$

$RQ = 16CO_2/23O_2 = 0.7$

理論的には，炭水化物と脂肪およびタンパク質の燃焼（代謝）比率によりRQは0.7～1.0の範囲内で変動し，定常運動時のRもこれに連動するわけであるが（RとRQの一致性），次に述べる2つの運動条件においては肺胞レベルで測定されたRと骨格筋内の実際のRQの不一致性が指摘されている．すなわち，運動強度に関係なく，$\dot{V}O_2$の運動初期局面のPhase 2開始（後述する「3.1.3 酸素摂取量の動態」を参照）から定常状態に達するまでの局面において，Rは実際のRQよりも低値を示すことが確認されている．

これは組織でのO_2とCO_2のガス溶解性の差により$\dot{V}O_2$応答が$\dot{V}CO_2$のそれよりも速いことによると考えられ，この局面でのガス交換の変化は，組織呼吸の上昇と心拍出量のより一層の増加の結果として，静脈血内のO_2含量低下とCO_2含量増加を反映している[7]．

一方，乳酸蓄積を伴う激しい運動時には代謝性acidosis（乳酸生成に伴う血中pHの低下）に対する一連の生体緩衝反応（体内のCO_2の過剰排出；「4．呼吸調節と酸−塩基平衡」を参照）により，肺レベルで測定された$\dot{V}CO_2$には代謝水準（骨格筋で生成された）以上のCO_2排出が含まれるため，Rは実際のRQよりも高値となり，R＝RQは成立しなくなる．これが最大運動時にはRが1.0以上の値となる原因となる．

3.1.3 酸素摂取量の動態

近年，測定機器の開発と分析方法の発達に伴い，運動開始から定常水準までの$\dot{V}O_2$をbreath by breathで解析できるようになってきた．定常運動時の$\dot{V}O_2$動態についても$\dot{V}_E$と同様に3つの局面に分類されている．

LT強度以下の一定負荷運動時の$\dot{V}O_2$動態は，運動開始直後から15～20秒まで急激に増加する局面（Phase 1），その後ゆっくりと指数関数的に定常レベル（通常運動開始後2～3分間を要する）まで増加する局面（Phase 2）および定常状態の成立する局面（Phase 3）である[8]．

LT強度以下の$\dot{V}O_2$動態は，2次の線形微分方程式で記述される．しかし，Phase 3において定常状態が成立しない場合（LT強度以上の運動）は，さらにもうひとつ項を立て，3次の線形微分方程式で記述される（図1-8）．いずれにしろ下記に示す2次もしくは3次の式を用いて$\dot{V}O_2$動態に関する各変数は算出できるが，Phase 3において定常状態が成立しているか，いないかを注意深く確認して，どのモデルを選択するかを決める必要がある．

$\dot{V}O_2(t) = \dot{V}O_2(BL) + A_0(1-\exp^{-t/\tau_0})$

 ················ Phase 1 (initial component)

$+ A_1(1-\exp^{-(-t-TD_1)/\tau_1})$

 ················ Phase 2 (primary component)

$+ A_2(1-\exp^{-(-t-TD_2)/\tau_2})$

 ················ Phase 3 (slow component)

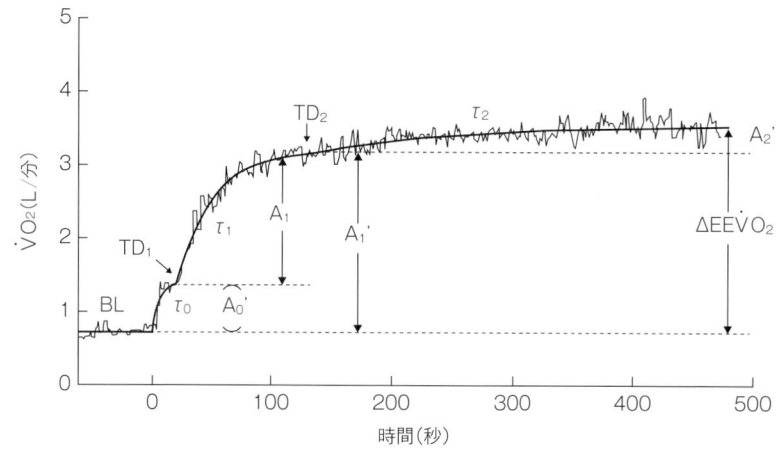

図1-8 一定負荷運動時の酸素摂取動態を記述するモデルの模式図（Barstowら，1996[9])
図中の最上段の点線は$\dot{V}O_2$が定常状態を示した時の水準を示す．

$\dot{V}O_2(t)$：t秒後の$\dot{V}O_2$
$\dot{V}O_2(BL)$：基準値となる$\dot{V}O_2$（安静時もしくは前運動時）
A_0：Phase 1の$\dot{V}O_2$増加分
τ_0：Phase 1の時定数
A_1：Phase 2の$\dot{V}O_2$増加分
TD_1：Phase 2の時間遅れ
τ_1：Phase 2の時定数
A_2：Phase 3の増加分（緩成分）
TD_2：Phase 3の時間遅れ
τ_2：Phase 3の時定数

Phase 1は主に運動開始後の心拍出量の増加に起因し，それに付随した二次的な混合静脈血のO_2 contentと肺ガスstoreの変化により生じると考えられている．

Phase 2は，この局面の$\dot{V}O_2$の応答速度を表す時定数（time constant：$\dot{V}O_2 \tau_1$）が，$\dot{Q}O_2$やクレアチンリン酸（PCr）分解のそれと一致することから，主に作業筋内のO_2利用速度を反映していると考えられている．Phase 2の$\dot{V}O_2 \tau_1$は，呼吸循環系による作業筋へのO_2供給能と作業筋自体におけるO_2利用能のバランスにより決定され，一般成人で約30秒程度となる（自転車エルゴメータによる負荷テストの場合)[8]．

しかしながら，慢性閉塞性肺疾患や末梢動脈疾患によるO_2供給能の低下，あるいは，2型糖尿

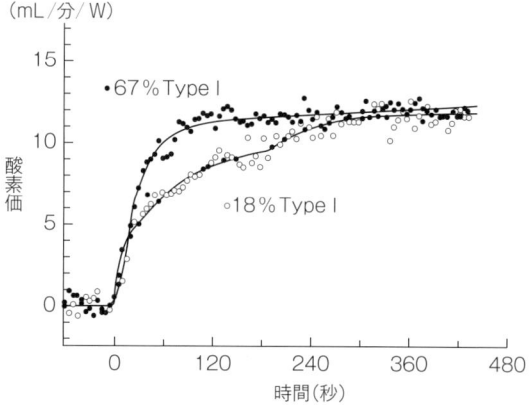

図1-9 激運動（一定負荷）時における筋線維組成と$\dot{V}O_2$動態の関係（Barstowら，1996[9])
筋線維組成がfastおよびslow componentに影響を及ぼすことに注目．

病やミトコンドリア脳筋症にみられるミトコンドリア機能低下と関連したO_2利用能の低下は，$\dot{V}O_2 \tau_1$を延長させることも報告されており，今後Phase 2の$\dot{V}O_2 \tau_1$の疾病診断のスクリーニングテストへの応用性が期待される．

一方，LT強度以上の乳酸蓄積を伴う高強度一定負荷運動時においては，Phase 3における$\dot{V}O_2$の定常状態が成立せず運動終了時まで増加し続ける．Phase 2以後のPhase 3における$\dot{V}O_2$の増加分は"緩成分（slow component）"と定義され，運動中の総エネルギーに対する無酸素性過程の貢献度の評価指標として有用であると指摘されてい

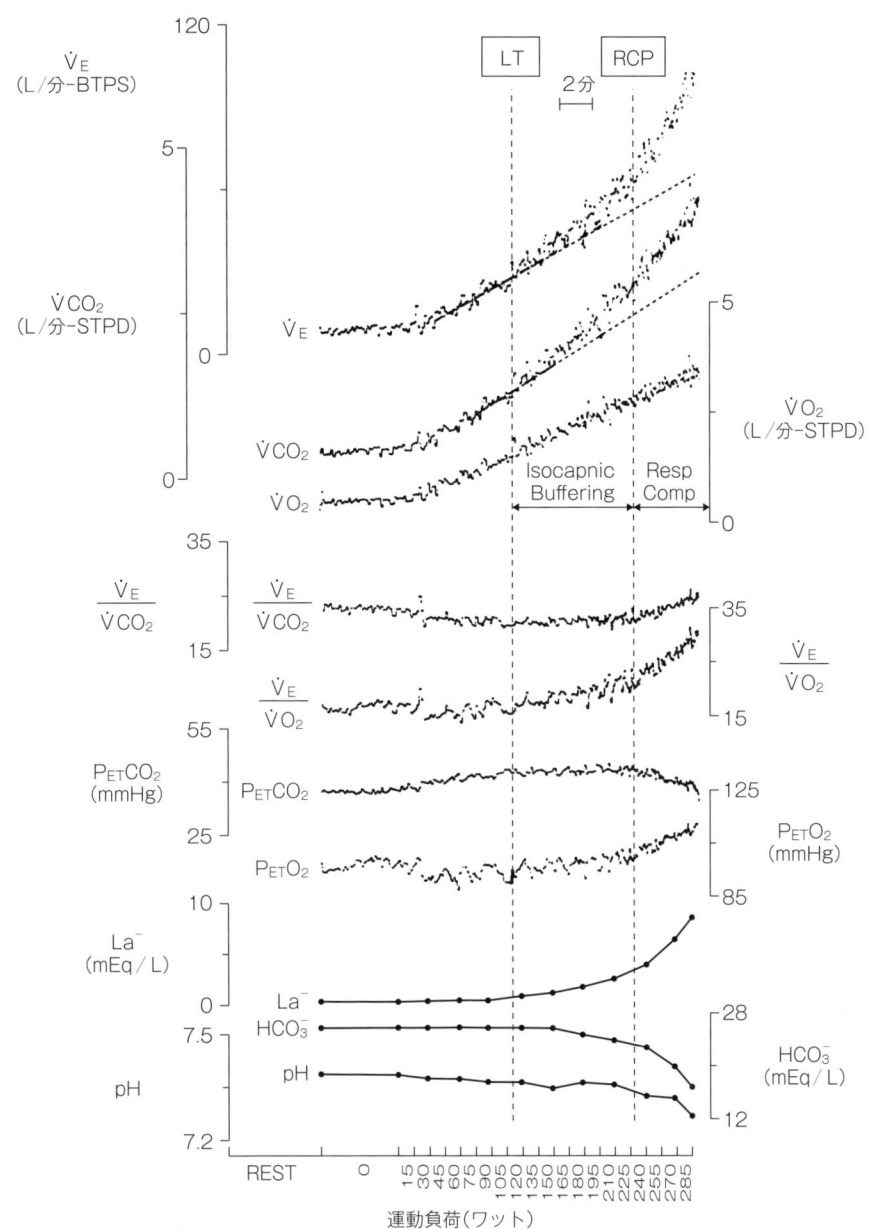

図1-10 自転車エルゴメータによる負荷漸増運動(1分間負荷法)における$\dot{V}_E$, $\dot{V}CO_2$, $\dot{V}O_2$, $\dot{V}_E/\dot{V}CO_2$, $\dot{V}_E/\dot{V}O_2$, $P_{ET}CO_2$ および動脈血乳酸, 重炭酸イオン, pHの変化 (Wassermanら, 1987[7])
LTは乳酸濃度が上昇し始める点, RCPは呼吸性補償作用点である. 詳細については本文参照.

る[8]. またBarstowら[9]は, slow componentの動態と骨格筋の線維組成 (Type I, Type II) の関係を検討し, Type Iの割合 (%Type I) が多い被験者はslow componentが少なく, 逆に%Type Iの少ない被験者はslow componentが多いことを示した (図1-9).

このslow componentの成因として, 筋内環境の変動 (代謝産物 (乳酸, H^+, アデノシン二リン酸, 無機リン酸) の蓄積), および筋線維タイプの動員変動 (高強度運動の時間経過に伴うType II線維の動員増加) によるO₂ costの上昇等が提案されているが, まだ最終的な結論を得るには至って

いないのが現状である.

3.2 漸増負荷運動時の呼吸調節
3.2.1 運動強度漸増に対する呼吸変量応答

運動負荷装置として自転車エルゴメータを用いた漸増負荷運動に対するさまざまな呼吸変量動態は図1-10に示すとおりである.運動強度がLT強度以下で,運動に必要なエネルギーが有酸素性代謝により供給される運動時においては,$\dot{V}_E$の水準は作業筋の代謝水準に依存して調節されることは前項で述べたとおりである.したがって,$\dot{V}_E$は,LT強度までは代謝水準（$\dot{V}O_2$と$\dot{V}CO_2$）に比例して直線的に増加することになる.

しかしながら,LT強度以上の運動時になると,有酸素性代謝以外に無酸素性代謝が付加されることになり,運動強度が最大負荷強度に近づくほど,運動に必要なエネルギーは無酸素性代謝への依存度が増す.すなわち,無酸素的解糖の促進の結果,骨格筋での乳酸生成が増大するわけである.

乳酸から解離した水素イオン（H^+）は,運動時の代謝性acidosis（血中pHの低下）の主因となるとともに,呼吸中枢を刺激して過剰換気を引き起こす.この結果$\dot{V}_E$はそれまで成立していた$\dot{V}O_2$との直線関係から逸脱して,非直線的に増加していく（$\dot{V}_E/\dot{V}O_2$の上昇）.それに対して,LT強度を上回ってもある一定強度の範囲内であれば,$\dot{V}_E$と$\dot{V}CO_2$の直線関係は成立している（$\dot{V}_E/\dot{V}CO_2$は一定）.このことは,運動時の$\dot{V}_E$が$\dot{V}O_2$よりも$\dot{V}CO_2$と密接に関連し調節されることを示唆している.

またこの時点では血中乳酸蓄積とそれに付随する$\dot{V}_E$の過剰換気（$\dot{V}O_2$に対して）にもかかわらず,$\dot{V}CO_2$に対しては過剰換気の状態にはないことから,終末呼気ガスCO_2分圧（$P_{ET}CO_2$）の低下は認められない.さらに運動強度が増加すると,$\dot{V}_E$はVCO_2に対しても非直線的に増加し始める（$\dot{V}_E/\dot{V}CO_2$の上昇）.このLT強度以上の運動時の$\dot{V}_E$の$\dot{V}CO_2$に対する非直線的増加開始を,代謝性acidosisに対する呼吸性補償作用点（respiratory compensation point：RCP）という.

漸増負荷運動時の最大下から最大運動時までの血中乳酸濃度と,終末呼気二酸化炭素濃度

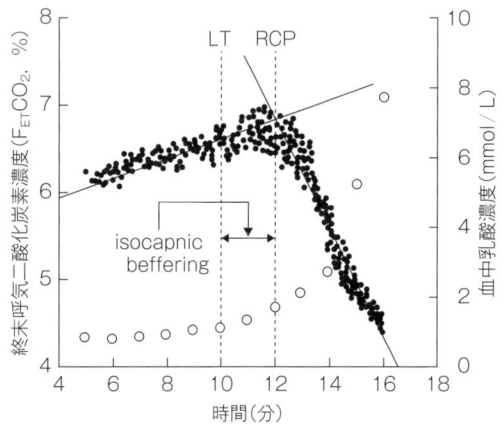

図1-11 漸増負荷運動時の血中乳酸濃度（○）と一呼吸毎の終末呼気二酸化炭素濃度（●）の変化（HirakobaとYunoki, 2002[10]）
LT：lactate threshold, RCP：respiratory compensation point

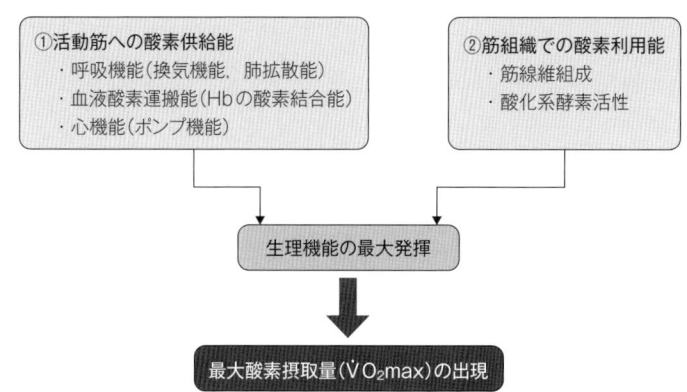

図1-12 最大酸素摂取量を構成する生理機能

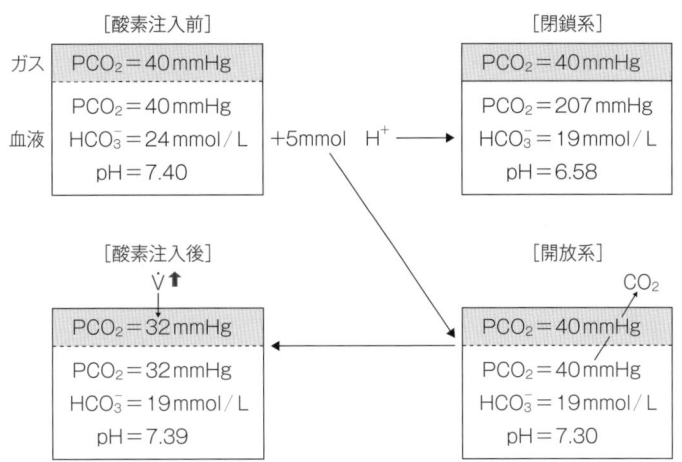

図1-13 閉鎖系と開放系における酸負荷に伴う重炭酸系（CO_2/HCO_3^-）による緩衝過程モデル（本田，1974[12]）

（$F_{ET}CO_2$）の2変量をプロットした図1-11をみると，RCP出現の時点まで$F_{ET}CO_2$は，血中乳酸濃度上昇にもかかわらず，一定値または上昇傾向を示すため，LT出現からRCP出現までを"isocapnic buffering"と呼んでいる[7,10]．

3.2.2 最大酸素摂取量

$\dot{V}O_2$は，運動強度に比例して直線的に増加していくが，最大運動時には$\dot{V}O_2$のプラトー現象（運動強度を増加しても$\dot{V}O_2$は増加しない）が生じる．この時点の$\dot{V}O_2$が最大酸素摂取量（$\dot{V}O_2max$）である．①活動筋への酸素供給能と②筋組織での酸素利用能が最大限に発揮された時に$\dot{V}O_2max$は出現する（図1-12）．

$\dot{V}O_2max$の背景にある①の機能は，呼吸機能，血液酸素運搬能（Hb酸素結合能）および心機能から，また②の機能は，筋線維組成（TypeⅠとTypeⅡ線維比率）とミトコンドリアにおける酸化系酵素活性から構成され，これらの生理機能の優劣により$\dot{V}O_2max$の水準も異なる．すなわち，$\dot{V}O_2max$の評価は，その背景にあるさまざまな生理機能の統合値を反映していることから，"cardiorespiratory fitness"の主要な尺度となる．体重当たりの$\dot{V}O_2max$（mL/kg/分）は，一般人＜鍛練者＜持久性競技者の順に大きな値となり，逆に心疾患者や2型糖尿病患者においては一般人よりも低値を示すことが確認されている（詳細については山地[11]を参照されたい）．

4．呼吸調節と酸−塩基平衡

呼吸調節は主に筋代謝水準により決定されるが，乳酸蓄積を伴う運動時（LT強度以上）においては，筋代謝水準以外に酸−塩基平衡の維持（血中pHの調節）のための呼吸調節も重要な意味をもつ．

Henderson-Hasselbalchの式（pH＝6.1＋log[HCO_3^-]/[CO_2]）から理解できるように，[HCO_3^-]：[CO_2]の比が20：1にあれば動脈血pHは7.4に調節されている．運動時の代謝性acidosis（乳酸蓄積によるH^+の遊離）においては，H^+の緩衝のためにH^+と等量のHCO_3^-が消費されることになる．これに伴う[HCO_3^-]：[CO_2]の比の減少は血中pHの低下をもたらす．そこで呼吸量の増加（過剰換気）により[CO_2]を低下させることにより，[HCO_3^-]：[CO_2]の比をできるだけ20：1に回復させるように作用する（呼吸性補償作用）．

図1-13は，酸負荷による$in\ vitro$でのpH調節過程を模式的に示したものである．5mmoLの[H^+]の酸負荷（乳酸蓄積）によりそれと等量の[HCO_3^-]が消費されるため，閉鎖系におけるpHは6.58まで低下するが，開放系においては呼吸

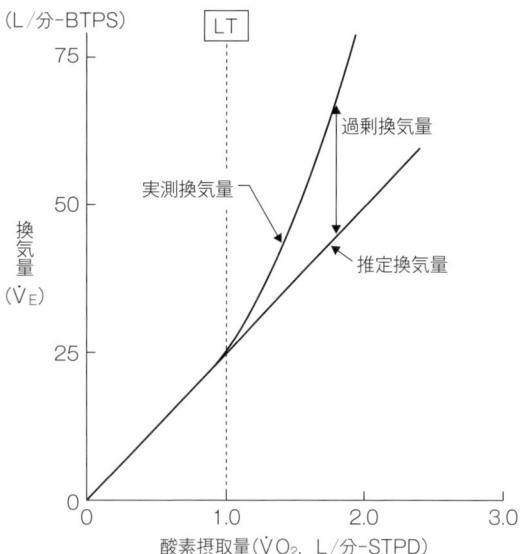

図1-14 酸素摂取量（$\dot{V}O_2$）と換気量（$\dot{V}_E$）の関係から過剰換気量 "excess $\dot{V}_E$" を求めるための模式図（Koyalら，1976[13]）

excess $\dot{V}_E$ は，LT出現までの $\dot{V}_E$-$\dot{V}O_2$ の関係式より求めた $\dot{V}_E$ の推定値と実測値の差より算出される．ただし，LTまでの $\dot{V}_E$-$\dot{V}O_2$ の関係がLT以後の運動時においても成立することが前提となる．

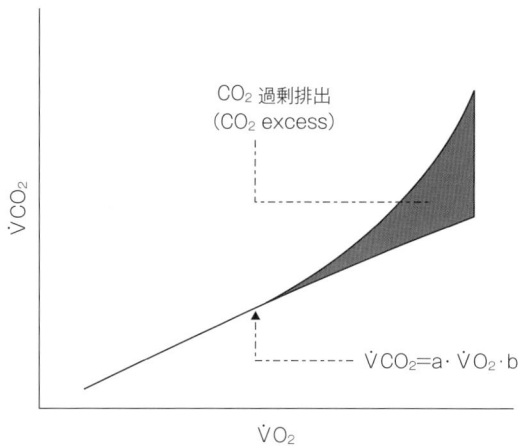

図1-16 漸増負荷運動時の $\dot{V}O_2$ と $\dot{V}CO_2$ 動態の模式図（Hirakobaら，1992[14]）

CO_2 excess（網掛け部分）は，LT強度までの $\dot{V}CO_2$-$\dot{V}O_2$ 関係式から求めた $\dot{V}CO_2$ の推定値と実測値との差の総計として算出される．

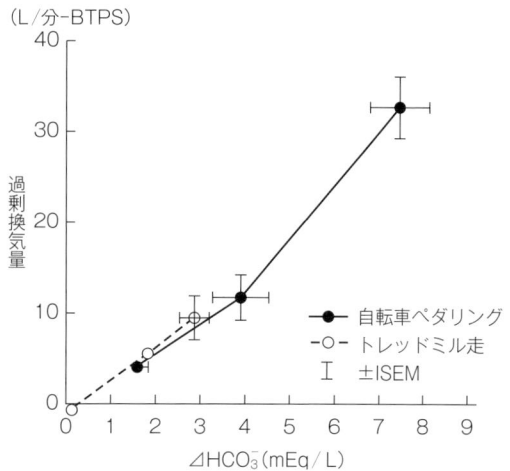

図1-15 運動時における血漿重炭酸イオン変化（ΔHCO_3^-）と過剰換気量 "excess V_E" の関係（Koyalら，1976[13]）

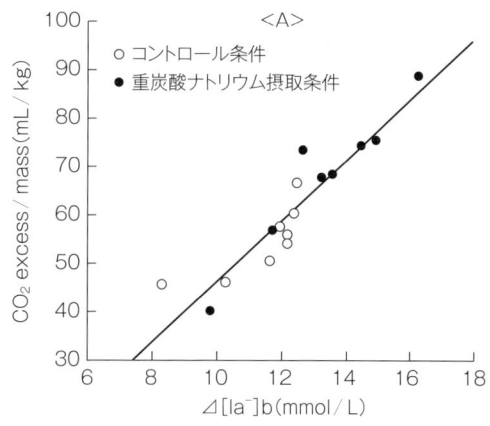

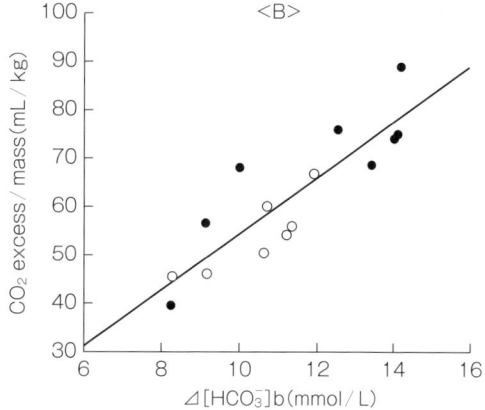

図1-17 漸増負荷運動時の二酸化炭素過剰排出量（CO_2 excess）と血中乳酸蓄積量（$\Delta[la^-]b$：A）あるいは重炭酸塩の減少量（$\Delta[HCO_3^-]b$：B）の関係（Hirakobaら，1993[16]）

性補償作用による CO_2 の過剰排出が生じるので，pH は 7.39 の低下に留まる．同様に，*in vivo* においてもこれと同様のことが生じている．

Koyal ら[13]は，代謝性 acidosis に対する過剰換気を "excess $\dot{V}_E$" と定義し（図 1-14），代謝性 acidosis に対する呼吸性補償作用の程度を評価した（図 1-15）．また，H^+ の大部分は HCO_3^- で緩衝されるため，代謝性 acidosis（乳酸蓄積）を伴う運動時においては，有酸素性代謝で産生された以上の CO_2（$H^+ + HCO_3^- \rightarrow H_2O + CO_2 \uparrow$）を生じる（$CO_2$ 過剰排出）．

漸増負荷運動時の LT 強度以上の運動時に排出された CO_2 過剰排出は，"CO_2 excess" と定義され[14,15]（図 1-16），体重当たりの CO_2 excess は，運動時の血中乳酸蓄積量（$\Delta[La]b$）および HCO_3^- の減少量（$\Delta[HCO_3^-]b$）と密接に関連することが報告されている（図 1-17）[16]．

これらのことから，CO_2 excess は，運動時の代謝性 acidosis に対する生体の重炭酸系の緩衝の程度および呼吸性補償作用の程度を反映する指標として注目されている．

文献

1) Åstrand PO and Rodahl K 著，朝比奈一男監訳，浅野勝己訳：オストランド運動生理学．pp137-188，大修館書店，1982．
2) McArdle WC, Katch FI, Katch VL: Essentials of Exercise Physiology. pp203-235, Lea & Febiger, 1994.
3) 斉藤幸一郎：血液によるガス運搬，pp501-528．高木健太郎，岡本彰祐編，生理学体系第2巻 血液・呼吸の生理学．医学書院，1968．
4) 山地啓司，猪飼道夫：有酸素的作業能の一因子としての肺拡散容量．体育学研究，17：7-16，1972．
5) 諏訪邦夫：血液ガスの臨床．pp1-8，中外医学社，1977．
6) Fox EL: Sports Physiology. pp163-172, Saunders Company, 1984.
7) Wasserman K, Hansen JE, Sue DY, Whipp BJ: Principles of Exercise Testing and Interpretation. pp3-26, Lea & Febiger, 1987.
8) 古賀俊策：運動時の酸素摂取動態，pp122-137．宮村実晴，古賀俊策，安田好文編著，呼吸．ナップ，1998．
9) Barstow TJ, Jones AM, Nguyen PH, Casaburi R：Influence of muscle fiber type and pedal frequency on oxygen uptake kinetics of heavy exercise. J Appl Physiol, 81: 1642-1650, 1996.
10) Hirakoba K and Yunoki T: Blood lactate changes during isocapnic buffering in sprinters and long distance runners. J Physiol Anthoropol, 21: 143-149, 2002.
11) 山地啓司：改訂最大酸素摂取量の科学．杏林書院，2001．
12) 本田良行：酸塩基平衡の基礎と臨床 基礎編．pp115-121，真興交易医書出版部，1974．
13) Koyal SN, Whipp BJ, Huntsman D, Bray GA, Wasserman K: Ventilatory responses to the metabolic acidosis of treadmill and cycle ergometry. J Appl Physiol, 40: 864-867, 1976.
14) Hirakoba K, Maruyama A, Inaki M, Misaka K: Effect of endurance training on excessive CO_2 expiration due to lactate production in exercise. Eur J Appl Physiol, 64: 73-77, 1992.
15) 矢野徳郎，浅野勝己，野村武男，松坂晃，平木場浩二：漸増運動負荷時の $\dot{V}CO_2$ の動態．体力科学，33：201-210，1984．
16) Hirakoba K, Maruyama A, Misaka K: Effect of acute sodium bicarbonate ingestion on excess CO_2 output during incremental exercise. Eur J Appl Physiol, 66: 536-541, 1993.

まとめ

- 静的肺容量は，肺の器の大小（解剖学的大きさ）を表す指標であり，一方，動的肺容量は肺の換気能力を表す指標である．
- 肺胞と肺毛細血管とのガス（O_2，CO_2）交換は，肺呼吸または外呼吸と呼ばれ，一方，組織におけるガス交換は，組織呼吸または内呼吸と呼ばれる
- 拡散とは，高濃度から低濃度への分子の移動であるが，生体では肺胞−肺毛細血管および筋組織−筋毛細血管におけるガス分圧較差によってガス拡散が行われる．
- 肺のガス拡散能力は，主に拡散距離と拡散面積により左右されるが，成人男性の肺胞の表面積は60〜80 m^2の値に達し，テニスコート約半面部分の面積に相当する．
- 酸素（O_2）は，その大部分がヘモグロビン（Hb）との化学結合によって運搬される．一方，炭酸ガス（CO_2）は，遊離炭酸（CO_2とH_2CO_3）と結合炭酸（HCO_3^-と$HbCO_2$）の形で運搬される．
- 呼吸交換比（R）と呼吸商（RQ）は定常運動時においては一致するが，運動開始初期局面ではR<RQとなり，最大運動時においてはR>RQとなる．
- 一定負荷運動時の酸素摂取動態は3つの局面に分類され，Phase 2の$\dot{V}O_2$時定数は作業筋へのO_2供給能とO_2利用能のバランスにより決定され，一般成人で約30秒とされている．
- LT強度以上の高強度一定負荷運動時のPhase 3の$\dot{V}O_2$には定常状態は成立せず，運動終了時まで増加し続ける．このPhase 3の$\dot{V}O_2$の増加分は緩成分（slow component）と定義されている．
- 運動時の呼吸調節は，筋の代謝水準に依存して調節されるが，乳酸蓄積を伴う運動時においては酸−塩基平衡の維持にも重要な役割を担っている．
- 動脈血の$[HCO_3^-]$：$[CO_2]$の比が20：1の場合にpHは7.4に維持され，その比の増減はpHの変動をもたらす（Henderson-Hasselbalchの式）．
- 乳酸性閾値（LT）以上の運動強度になると，乳酸蓄積の増加とそれに伴う重炭酸系による乳酸の緩衝作用と呼吸性補償作用（過剰換気）により，有酸素性代謝で産生された以上のCO_2が呼出される．
- CO_2 excessとは，主に重炭酸系による乳酸の緩衝の結果生じたCO_2を反映し，呼吸交換比（R）が1.0以上の値を示す原因となる．

設問

- 静的肺容量と動的肺容量の違いは何か．また，それぞれはどのような指標として用いられているか．
- 肺呼吸（外呼吸）と組織呼吸（内呼吸）を説明せよ．
- 肺におけるガス拡散能力を左右する因子を列挙せよ．
- 動脈血と混合静脈血の酸素含量について，ヘモグロビン（Hb）濃度とHbの酸素解離曲線から算出せよ．
- 血液での炭酸ガスはどのような形で運搬されているか．
- 高強度の一定負荷運動時における酸素摂取動態のPhase 3（緩成分：slow component）の背景にある生理的意味を述べよ．
- isocapnic bufferingとは何か．漸増負荷運動時の呼吸，乳酸および血液ガス応答から概説せよ．
- 重炭酸系による乳酸の緩衝作用についての化学反応式を記せ．
- Henderson-Hasselbalchの式から，乳酸蓄積に伴う血中pHの低下を説明せよ．
- 激運動時の呼吸交換比（R）が，1.0以上の値となる理由を述べよ．
- CO_2 excessはどのような指標として用いられているか．
- 代謝性acidosisに対する呼吸性補償作用のメカニズムとその役割について述べよ．

2章 運動と循環

1. 心臓の構造と機能

1.1 心臓の位置と構造

心臓は胸腔内にあり，左右の肺に挟まれていて，約2/3は正中線の左側にかたよっている（図2-1）．大きさは人のこぶし大であり，重さは成人では200〜300gである．形は先端が下方を向いた円錐状になっており，上端の広い部分を心底（basis），下端の尖っている部分を心尖（apex）という（図2-2）．心底からは大血管が出ているが，固定されており動きにくい．心尖部は固定されていないので拍動に伴って動き，胸壁から触れることができる．これは心尖拍動と呼ばれる．

心臓の中は腔になっており，中隔（septum）により左右に分けられ，右心系と左心系となる．左右の腔は，房室弁により上下の腔に分けられ，上部は心房（atrium），下部は心室（ventricle）となっていることから，心臓は，右心房（right atrium），左心房（left atrium），右心室（right ventricle），左心室（left ventricle）の4つの部屋（腔）をもっていることになる．心臓には，右心房と右心室との間に右房室弁（三尖弁：tricuspid valve）が，左心房と左心室との間には左房室弁（僧帽弁：mitral valve）があり，それぞれ，心室から心房への血流の逆流を防いでいる．右心室と肺動脈との間には，肺動脈弁（pulmonary valve）が，左心室と大動脈との間には，大動脈弁（aortic valve）があり，肺動脈または大動脈から心室への血流の逆流をそれぞれ防いでいる．肺動脈弁および大動脈弁は，その形状より半月弁（semilunar valve）とも呼ばれている（図2-3）．

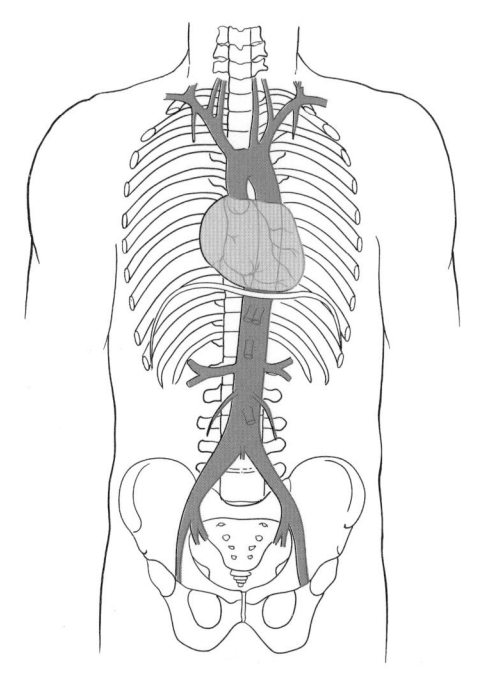

図2-1 心臓の位置（Grollman, 1978[1]）

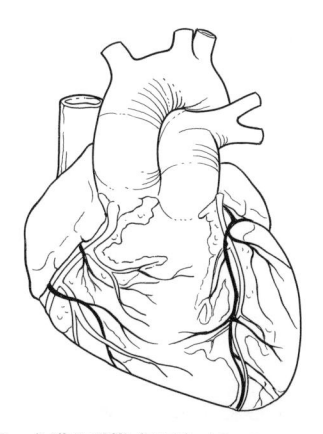

図2-2 心臓の形態（正面）（Grollman, 1978[1]）

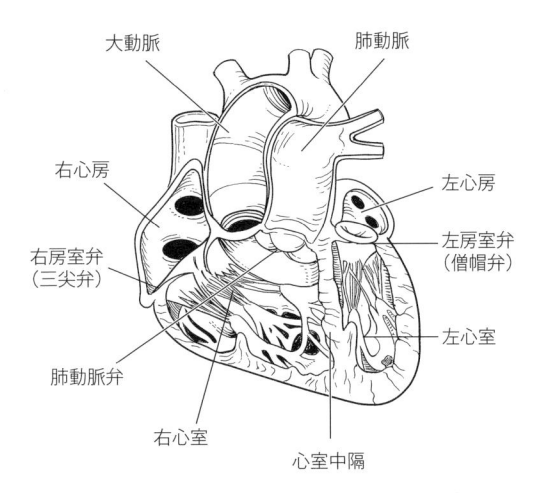

図 2-3　心臓の縦断面 (Grollman, 1978[1])

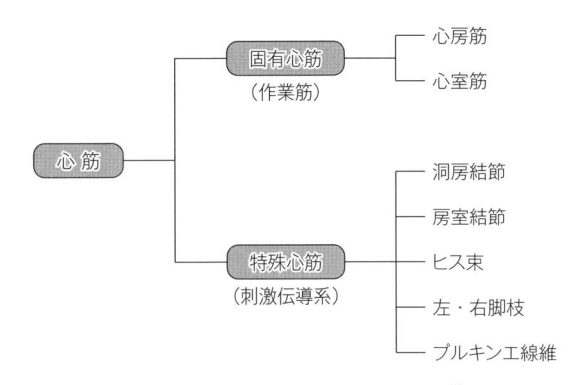

図 2-4　心臓の構造 (入沢ら, 1961[2])

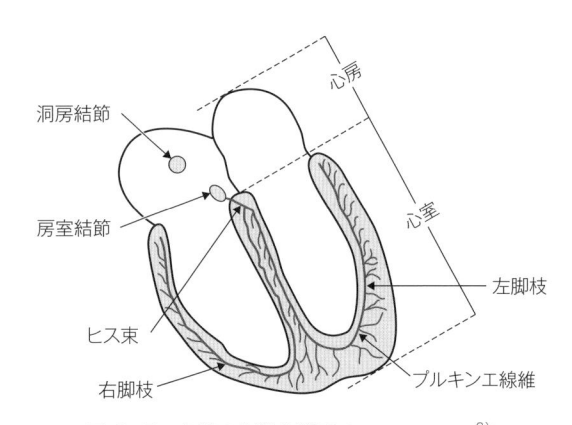

図 2-5　心臓の刺激伝導系 (入沢ら, 1961[2])

1.2　心臓の機能

心臓は，全身に血液を循環させる血液ポンプであるが，心臓は数多くの筋細胞により構築された筋ポンプといえる．心臓の筋肉は横紋筋に属するが，機能および形態により，固有心筋（ordinary cardiac muscle）と特殊心筋（specialized cardiac muscle）の2つに大別される（図2-4）．心筋の大部分は固有心筋であるが，これは作業筋ともいわれるように心臓のポンプ機能を担っている筋であり，心房筋と心室筋がこれに相当する．心臓の血液拍出の原動力は，この固有心筋の収縮によって生じている．特殊心筋は，電気的興奮の発生と刺激の伝導を主なはたらきとしており，刺激伝導系（impulse conductingsystem）とも呼ばれる．

洞房結節（sino-atrial node：S-A node）は，上大静脈と右心房開口部前縁付近の心房筋層内に分布している特殊心筋細胞群であり，正常な心臓の拍動リズムの源は，この洞房結節に始まる興奮によるものであることから，心臓の歩調取り（pacemaker）の役割を果たしている．この細胞群からの自発的・反復的活動電位は，まず，隣接する心房筋を興奮させ，心房を収縮させる．

房室結節（atrio-ventricular node：A-V node）は，日本人の発見者である田原博士の名を取り，別名，田原の結節とも呼ばれている．これは，右心房下方の冠状溝付近にある特殊心筋細胞群であり，洞房結節で生じた興奮は心房筋を経て房室結節に伝えられる．心房から心室への興奮伝導は伝導速度の遅いこの房室結節を通ることから，心房と心室の興奮・収縮に時間差（1/10秒）が生じ，心房から心室への血液流入が可能となっている．

房室結節を形成している特殊心筋は，心室中隔を下方に下げる1本の束となっているが，これはヒス束（his bundle）と呼ばれている．ヒス束は，下方で左右の脚枝（right and left bundle branch）に分かれる．左脚は，さらに左室内で中隔枝，前枝および後枝に別れ，末梢ではそれぞれ細かく枝分かれして，心室固有筋内に広く分布する．この末梢部のネットワーク構造状線維をプルキンエ線維（purkinje fiber）という．

以上のように，洞房結節で生じた興奮は，（洞房結節）→（心房筋）→房室結節→ヒス束→（左右）脚枝→プルキンエ線維を経て，心室の固有心筋に伝えられることになる（図2-5）．

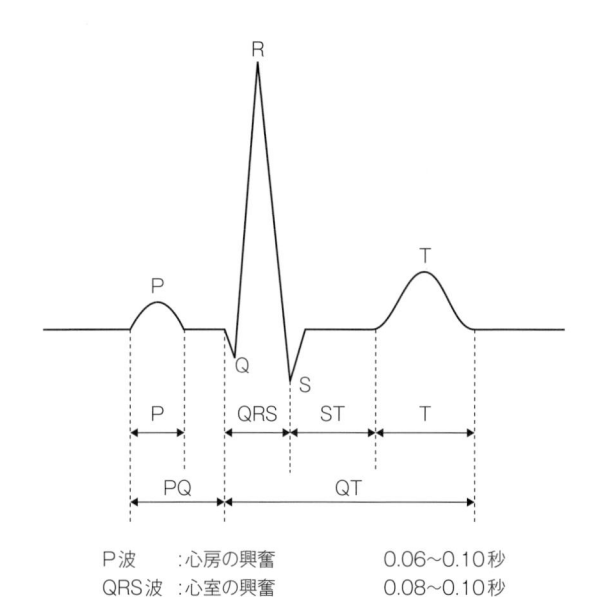

図2-6 心電図と各波形の名称・時間 (入沢ら, 1961[2])

P波 ：心房の興奮	0.06〜0.10秒
QRS波 ：心室の興奮	0.08〜0.10秒
T波 ：心室の再分極	0.20〜0.60秒
PQ間隔 ：房室間伝導時間	0.12〜0.20秒
QT間隔 ：電気的心室収縮時間	0.30〜0.45秒
ST部位 ：心室内興奮持続時間	0.12〜0.20秒

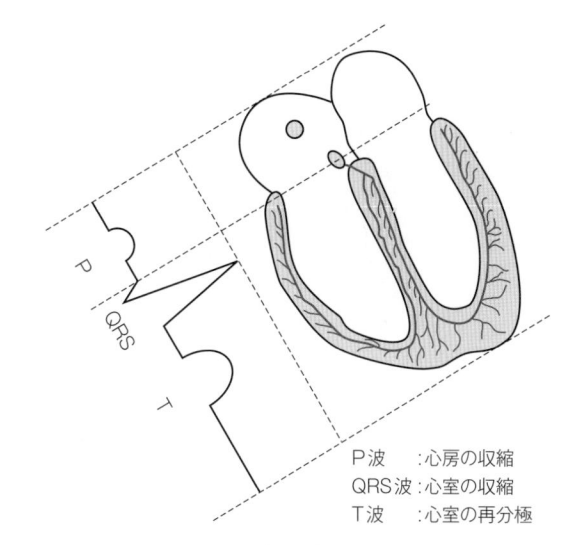

図2-7 心電図波形と刺激伝導系との関係 (入沢ら, 1961[2])

P波 ：心房の収縮
QRS波：心室の収縮
T波 ：心室の再分極

2. 心電図

心電図 (electrocardiogram：ECG) は，心臓の拍動に伴う電気的現象を体表上 (もしくは，体内の種々の位置) から導出し，増幅・記録したものであり，これは心筋の脱分極・再分極に伴う電位変化の記録である．心電図の波形は，導出法により異なるが，一般的には，図2-6のような波形を得ることができる．すなわち，P，QRS，およびTという基本波から形成されている．

① P波 (P wave)：ペースメーカーである洞房結節から発した刺激は，心房の脱分極を起こし，心房を収縮させる．この時，生じる波がP波である．成人の安静時正常値は，0.06〜0.10秒である．

② QRS波 (QRS complex)：次いで洞房結節からの刺激は，房室結節，ヒス束，左右脚枝，さらに，プルキンエ線維と伝わり，心室筋全体が脱分極し，収縮する．この時に発生する波がQRS波である．正常値は，0.08〜0.10秒であるが，心筋肥大や刺激伝導系路のブロックなどの場合には，この時間の延長が認められ，0.10以上ならば明らかに異常である．

③ T波 (T wave)：続いて，心室筋は再分極して，元の状態に戻るが，この時生じる波形がT波である．T波の後にU波を生じることもある．

また，P波からQ波の起始部までをPQ間隔といい，心房-心室間の刺激伝導時間を意味している．正常値は0.12〜0.20秒であるが，これより延長がみられる場合には，房室間に刺激伝導障害があることを意味する．ST部位は，S波とT波との間の水平部分をさすが，この部位は，心筋が虚血状態に陥ると基線より低下することが知られており，冠状動脈の硬化，狭心症や心筋梗塞などの臨床診断上有用な情報をもたらす．

前述した心電図波形の時間経過と心房・心室の活動状態との間の関係を模式的に示したのが図2-7である．

3. 心周期

心臓は，自動的に収縮・弛緩を繰り返す筋性の袋であり，その収縮と弁の作用によりポンプとしてはたらき，血液循環の原動力となっている．心臓は収縮弛緩を繰り返す周期的な活動を行って

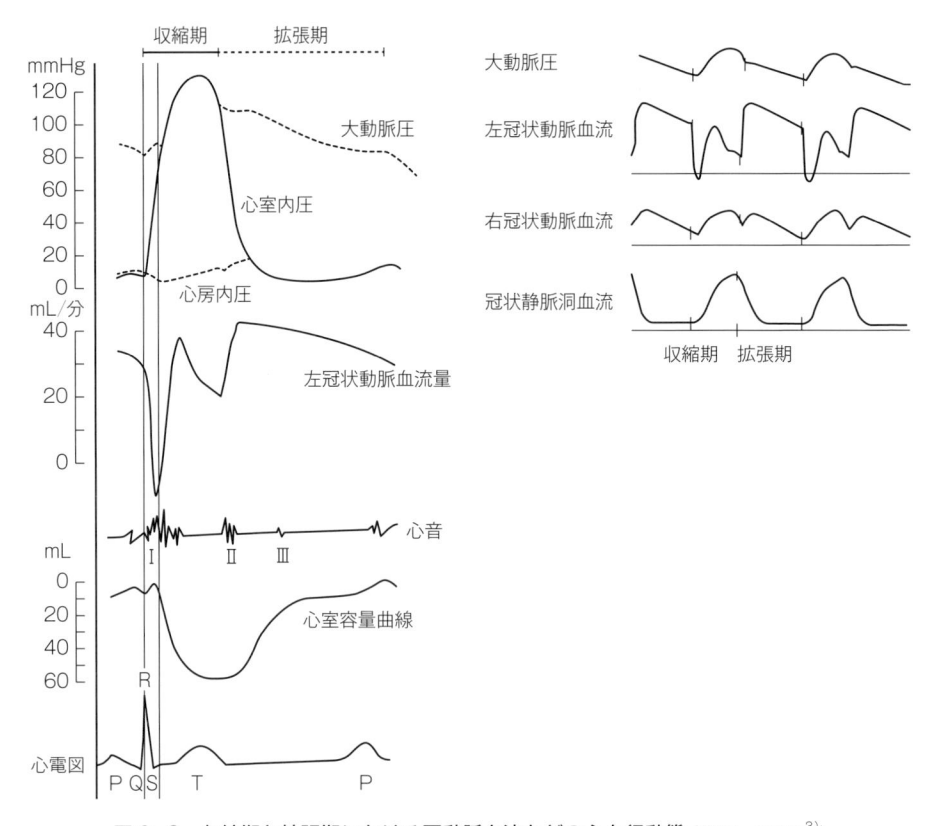

図2-8 収縮期と拡張期における冠動脈血流などの心血行動態（浅野, 2004[3])

いるが，この活動が心拍動（heart beat）であり，この心拍動に伴う電気的現象，機械的現象や血液の流れなどの各種の現象を心周期（cardiac cycle）という．この心周期に伴う現象は，心機能に関する有用な情報を提供する．成人の安静時心拍数を75拍/分とするならば，1心周期は0.8秒となり，この時の心室の収縮期（systole）は0.35秒，拡張期（diastole）は0.45秒である．心房では，収縮期0.1秒，拡張期0.7秒となる．心臓では心筋の収縮に伴う血行力学が重要であることから，心室，とくに体循環と直接的な関連性のある左心室を中心として，心周期に伴い生じる変化を時系列的に概観してみることとする．

ペースメーカーである洞房結節からのインパルスが房室結節に到達すると約1/10秒の休止時間の後にそのインパルスは，ヒス束から左右の脚枝，そして，プルキンエ線維にすばやく伝わり心室筋全体が脱分極を起こし，収縮を始める．この収縮期の始まりは，心室筋の電気的興奮であるQRS波の発生としてとらえられる．心室筋が収縮し始めると，左室内圧が急に高まり房室弁が閉鎖する．しかし，まだ，大動脈弁が開放するまでの圧には至らず，房室弁・大動脈弁も閉じた状態なので，心筋は等尺性収縮（isometric contraction）の時期に相当し，心室としては等容性収縮（isovolumetric contraction）の時期である．その後，心室内圧が大動脈圧を超えると大動脈弁が開き，大動脈側への血液駆出が始まる．この時期に，房室弁の閉鎖・半月弁（大動脈弁）の開放に伴い第Ⅰ心音が生じる．

大動脈弁解放後，血液が急速に駆出されるが，この時期を急速駆出期（period of rapid ejection）といい，左室内圧・動脈圧ともに増加し続ける．その後，心室の脱分極が終わり再分極が始まると心電図上にはT波が表れるが，左室内圧の増加が減少し，やがて左室内圧が大動脈圧より低下

する．この時に，大動脈弁は閉鎖するが，大動脈中の血液は瞬間的に心室へ逆流するために大動脈圧波上に切れ込みができる．この切れ込みを切痕（incisura）という．この半月弁（大動脈弁）の閉鎖に伴い第Ⅱ心音が発生する．大動脈弁の閉鎖後，心室内圧は急激に低下し始め，心房内圧より低くなると帽室弁が開き，心房から心室への血液の流入が始まる．流入する血液により心室容積はさらに拡張され，心室内圧は陰圧まで下がるので，流入は加速されることになる．心室内への血液充満が進むと房室間圧差が次第になくなり，血液流入は減少し，その後，血液充満は停止する．

この後，心房の脱分極が起こり，心房の収縮が始まりP波が出現する．心房の収縮に伴い心房内圧が上昇し，心室への血液流入が加速される．これに伴い心室内圧が上昇し，心室容積も増大する．この時期を心房収縮期という．心室が収縮する直前の心室容積は，拡張終期容積（end-diastolic volume）といい，一回拍出量決定の重要な因子である．

心臓に酸素と栄養を供給する動脈である冠状動脈（図2-2参照）は，大動脈弁の外方にある3つのふくらみ（左右に開口する左冠状動脈と右冠状動脈）からなる．この冠血流量は，冠血管が心筋内に分布しているために冠血管自身の抵抗とともに，心筋収縮による機械的圧迫を受ける．すなわち，収縮期には冠血管が圧迫されて血流が止まり，拡張期にになると圧迫が取れて流入するという二相性の血流パターンを示す（図2-8）．

しかもこの程度はとくに左冠状動脈において顕著である．心拍数が100拍/分以下であれば，拡張期は収縮期よりも比較的長く冠血流量は十分に潅流されるが，100拍/分以上の運動になると逆に拡張期は収縮期よりも短縮する．すなわち，150拍/分の運動時では，50拍/分の時の値と比較すると収縮期が45％の短縮であるのに対し，拡張期は80％の短縮を示している．

このように運動に伴う心拍数の増加は，主に拡張期の短縮によりもたらされるのである．したがって，最大運動に至るほど冠血流の低減が起こり心筋の酸素不足が誘起されるようになる．

4．心臓の神経支配

心臓は他の内臓等と同様に意志とは無関係に制御されているが，これを制御している神経系は自律神経系と呼ばれる．自律神経系は脳と脊髄に存在する中枢部分と，中枢から末梢器官に至る末梢部分とに分けられる．自律神経系の末梢部分は，交感神経系（sympathetic nerve system）と副交感神経系（parasympathetic nerve system）の2つの系から構成されている．交感神経系は胸腰部にその中枢があり，一方，副交感神経系は中脳・延髄および仙髄に中枢がある．

一般的に，交感神経と副交感神経系の作用は互いに拮抗的（antagonistic）であり，また，ほとんどの器官は両神経系の支配を受けている．自律神経はすべて遠心性神経線維であり，求心性のものはない．自律神経系は中枢神経系を出てから目的の臓器に直接的に達しているわけではなく，途中でニューロンを交替している．この交替部位を神経節といい，中枢神経から神経節までの線維を節前神経（preganglionic nerve），神経節から臓器までの線維を節後神経（postganglionic nerve）という．

交感神経線維は第1胸髄節（T1）と上部腰髄節にわたる高さにあり，脊髄の両側にある左右一対の交感神経幹（sympathetic trunk）を形成している．交感神経はすべてこの交感神経幹を通ってから枝分かれしている．胸部を支配している交感神経節前線維はT1〜T5から出て，その一部が交感神経幹を上行し上頚神経節（superior cervical ganglion），中頚神経節（middle cervical ganglion），下頚神経節（inferior cervical ganglion）でシナプス（synapse）を形成し，ここから節後線維が出て心臓に達している．心臓はこの交感神経線維の神経支配を受け，交感神経が興奮すると心臓の活動が促進される．

副交感神経線維は，中脳・延髄・仙髄から出ているが，交感神経の場合と異なり，シナプスを形成する場所は支配する臓器の近くにあるか，または，その組織中に埋もれている．副交感神経は，心臓に対しては抑制的に作用する．

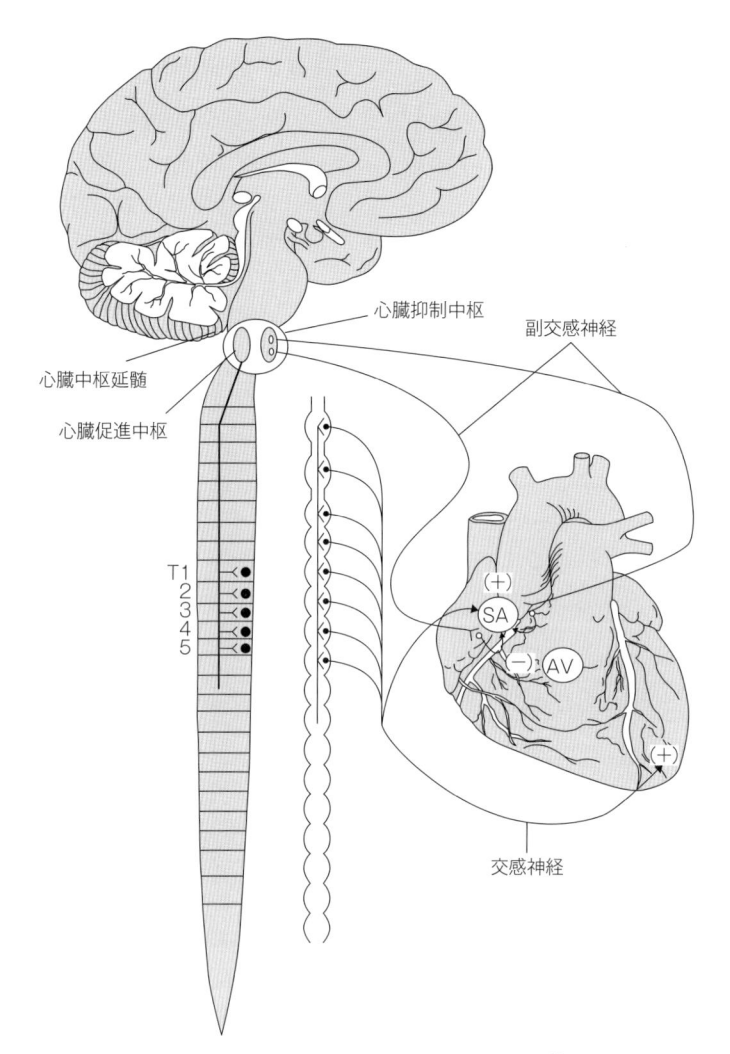

図 2-9　心臓の神経支配（Grollman, 1978[1]）

　自律神経のシナプス接合部での興奮の伝達は，神経末端から遊出される化学物質によって行われる．交感神経節前線維末端と副交感神経節前・節後線維からはアセチルコリン（acetylcholine）が遊出され，興奮が伝えられる．このようにアセチルコリンを遊出する線維をコリン作動性線維（cholinergic nerve）という．一方，交感神経節後線維からはノルアドレナリン（noradrenalin）が遊出され臓器に作用することから，交感神経をアドレナリン作動性線維（adrenergic nerve）という．

　心臓は，前述のように交感神経系・副交感神経系の両方の神経支配を受けているが，この2つの神経を一括して心臓神経と呼んでいる．心臓神経の源は，延髄（medulla）の第4脳室底にある心臓中枢（cardiac center）に発している．心臓中枢には，心臓促進中枢（cardio-accelerator center）と心臓抑制中枢（cardio-inhibitory center）があり，促進中枢からは交感神経を介して刺激が伝達され，心機能を促進する反応が表れる．また，抑制中枢からは，副交感神経を介し心臓の機能を抑制するインパルス（impulse）が送られている．心臓において，交感神経は洞房結節や心室に分布しているが，副交感神経は主に洞房結節付近に分布している．交感神経が興奮すると，交感神経末端から遊出されるノルアドレナリンが洞房結節に作

用し，心拍数を増加させる．また，心筋の収縮力を高めるはたらきもする．副交感神経末端からはアセチルコリンが遊出され，心拍数の抑制が引き起こされる（図2-9）．

5．心拍数

心拍数は，性・年齢・体質などにより異なるが，一般成人の場合，安静時心拍数（heart rate：HR）は約60〜80拍/分である．胎児・新生児では130〜145拍/分，乳幼児で110〜130拍/分，学童で80〜90拍/分前後である．また，一般的に男性よりも女性のほうが安静時HRは高いとする報告が多い．安静時HRは姿勢によっても影響を受け，仰臥位，座位，立位の順に高くなる．

持久的なトレーニングをよく行っている者ほど安静時HRが少ない場合が多く，徐脈（bradycardia）の傾向がある．この安静時HRの減少は，トレーニングによる左心室の肥大に伴う一回拍出量の増大，副交感神経系の促進および交感神経系の抑制が関与している．逆に，安静時HRが高い場合（100拍/分以上）を頻脈（tachycardia）という．体温が1℃上昇すると，心拍数は10〜20拍/分増加することが知られている．

HRは運動強度に比例してほぼ直線的に増加するが，運動強度の低い時には主に副交感神経の抑制により増加し，運動強度がより増加すると交感神経系が促進し心拍数が増加するといわれる．ヒトの最高心拍数（maximal heart rate：HRmax）は，おおよそ以下の式で表され，20歳代では約190〜200拍/分である．

HRmax＝220（210）－年齢

このように，HRmaxは年齢依存であり，加齢とともに低下する（図2-10）．このHRmaxには男女差は認められない．一般的に，持久的トレーニング（ジョギング，ランニング等）を行うと同一負荷での最大下運動時（submaximal exercise）のHRが低下することが知られているが，これは

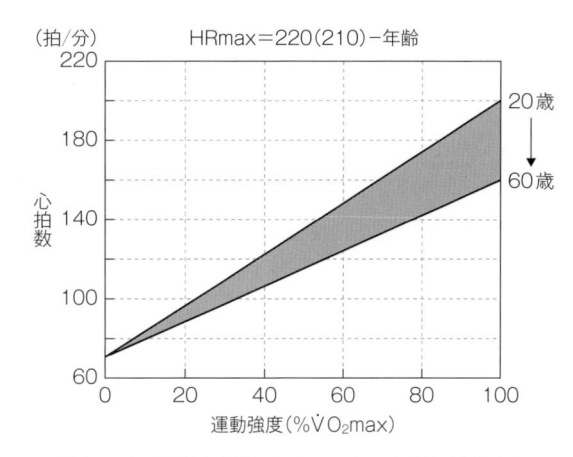

図2-10 最高心拍数（HRmax）の加齢に伴う変化
（ÅstrandとRodahl, 1982[4]）

トレーニングに伴う左心室の増大や心筋収縮力の向上が主に関与している．トレーニングによるHRmaxの変化については年齢により異なり，20歳代では変化がみられないのに対して，中高年では，逆に増加するといわれている．

6．一回拍出量

心臓が一回収縮する毎に左心室から大動脈側に送り出す血液量を一回拍出量（stroke volume：SV）といい，一般成人における立位での安静値は約70 mL/拍である．SVの値は姿勢の影響を受け，立位，座位，仰臥位の順に大きくなる．これは仰臥位ほど重力の影響を受けないために，下肢への静脈貯溜（venous pooling）が少なく中心血液量（central blood volume）が多くなるからである．このように静脈還流量（venous return，前負荷：pre-load）の大小が左室の拡張終期容積（left ventricular end diastolic volume：LVEDV）に違いをもたらしSVに影響を与えるが，これはスターリングの心臓の法則（Starling's law of the heart）として知られている．すなわち，生理的範囲内の心臓では拡張終期容積（前負荷）が大きいほど一回拍出量が大きくなることを意味している（図2-11左）．

ヒトの場合，この拡張終期容積を直接的に測定することは困難であるが，超音波法を用いること

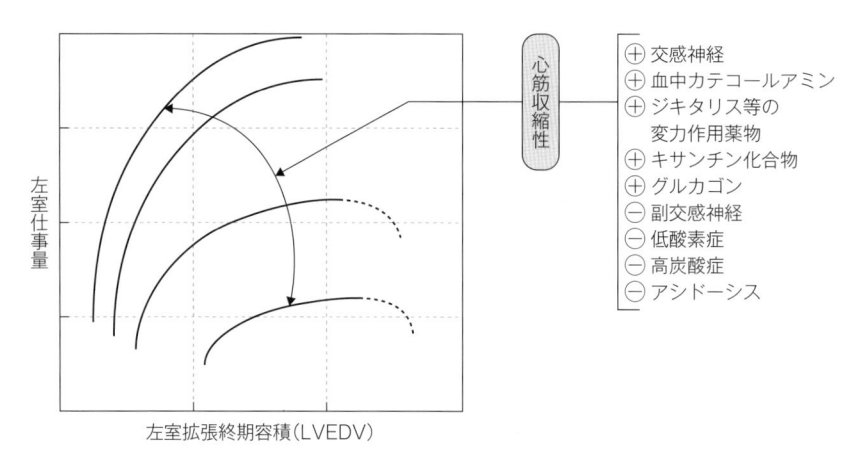

図2-11 スターリングの心臓の法則と心筋収縮性に及ぼす因子 (Ganong, 1999[5])

左室仕事量 / 左室拡張終期容積(LVEDV)

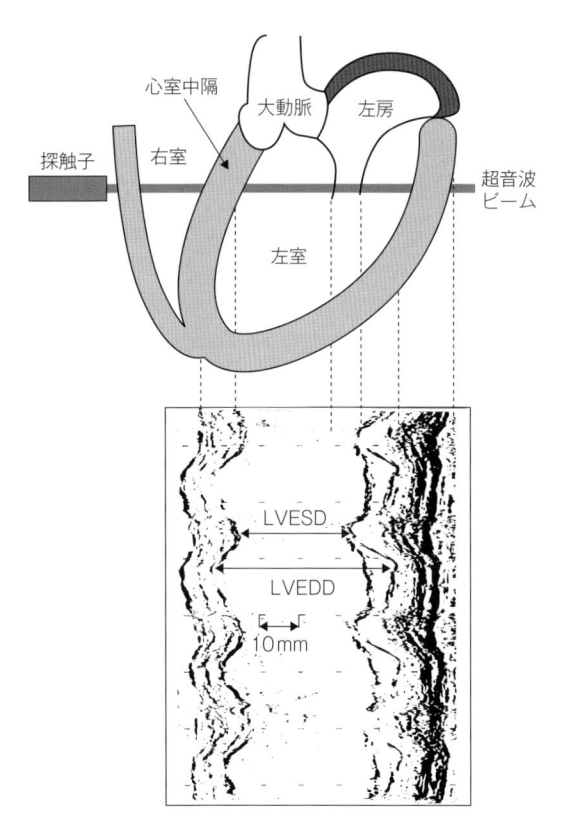

心筋収縮性
- ⊕ 交感神経
- ⊕ 血中カテコールアミン
- ⊕ ジキタリス等の変力作用薬物
- ⊕ キサンチン化合物
- ⊕ グルカゴン
- ⊖ 副交感神経
- ⊖ 低酸素症
- ⊖ 高炭酸症
- ⊖ アシドーシス

図2-12 Mモード心エコー図法により得られた左心室形態 (杉本ら, 1993[6])

により左室内径を非侵襲的に計測することが可能であることから，超音波心機能検査法は左室機能評価によく用いられている．図2-12は，Mモード心エコー法による左室径測定の模式図と実際の記録例を示している．図中では，左室拡張終期径（left ventricular end diastolic diameter：LVEDD）と左室収縮終期径（left ventricular end systolic diameter：LVESD）を示している．なお，正常値は左室拡張終期径46±4mm（38〜54 mm），左室収縮終期径は30±4 mm（22〜38 mm）である．また，このMモード心エコー図法から左室容積，一回拍出量等の心ポンプ機能や左室平均円周短縮速度等の心筋収縮性評価のための指標を計算より求めることが可能である．

一回拍出量の調節は，このスターリングの心臓の法則にみられるような心筋が本来もつ性質（内因性）と心臓神経の作用などによる外因性の調節によって行われている．この外因性の調節でよく知られているのが心臓交感神経の興奮による心筋収縮性の亢進であり，これを陽性変力作用（positive inotropic action）といい，逆に，心臓迷走神経の興奮は心筋収縮力の低下をもたらすが，これを陰性変力作用（negative inotropic action）という．

また，心拍リズムも変力作用の場合と同様に自律神経系により調節されており，心臓交感神経の興奮により心拍リズムが速くなる現象を陽性変時作用（positive chronotropic action）と呼び，副交感神経の興奮によりリズムが遅くなることを陰性変時作用（negative chronotropic action）と呼ぶ．図2-11右側には，心筋収縮性に及ぼす因子をまとめてあるが，陽性の作用をもつ因子にはプラス（＋）の印を，陰性の作用をもつ因子にはマイナス（−）で表している．

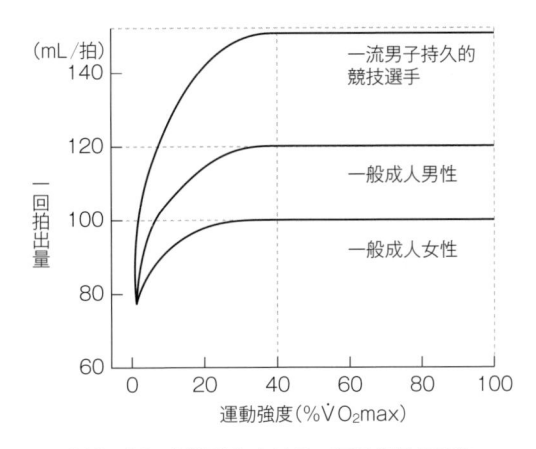

図2-13 運動時における一回拍出量の変化
（ÅstrandとRodahl, 1982[4])）

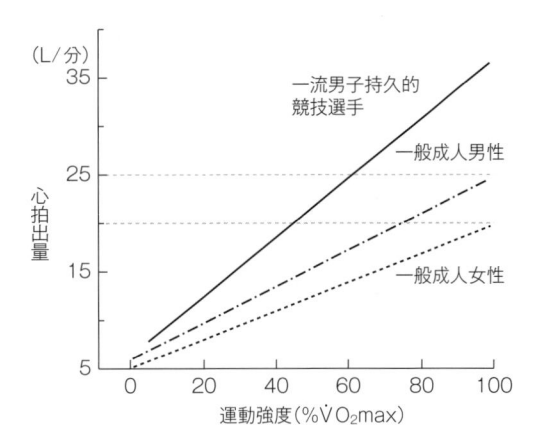

図2-14 運動時における心拍出量の変化
（ÅstrandとRodahl, 1982[4])）

6.1 運動と一回拍出量

SVは運動強度の増大とともに増加するが，HRが約110～120拍/分になるとSVはプラトー（plateau）に達し最大値を示すようになり，これ以上運動強度（心拍数）が増加してもSVの増加はみられない．すなわち，最大一回拍出量（maximal stroke volume：SVmax）が出現する運動強度は，最大酸素摂取量の約40％程度の強度である．前述のようにSVの安静値は約70 mL/拍であるが，一般成人女性のSVmaxは約100 mL/拍，男性では約120 mL/拍である．一流の男子持久的競技選手のSVmaxは約150～200 mL/拍にも達することが知られている（図2-13）．このような持久的トレーニングに伴う一回拍出量の増加は，左室径の増大（左心室肥大），心筋収縮力の増大や全血量の増加等が関与している．

スポーツ選手の心臓容積が一般人のそれと比較して大きいことは100年ほど前から知られている．スポーツマンにみられる大きな心臓はスポーツ心臓（sports heart または athletic heart）と呼ばれ，病的な心肥大と区別される．心臓容積も最大酸素摂取量と同様に持久的競技選手では大きな値を示すことが認められ，身体トレーニングが心形態を変化させることを示している．心機能は心筋収縮性とポンプ機能とに大別できるが，スポーツ選手では心筋収縮性も駆出率も増大する．長期間にわたる身体活動が心臓の形態的・機能的変化を生じさせスポーツ心臓が形成されるが，トレーニングにおける運動形態の違いにより心機能や心形態に違いの生じることが認められている．すなわち，長距離選手等の持久的トレーニング（動的運動）を続けた鍛錬者は，拡張を伴う遠心性肥大であるのに対して，重量挙げ選手のような筋力トレーニング（静的運動）を続けた鍛錬者では，拡張を伴わない心室中隔および左室自由壁肥厚を有する求心性肥大が生じることが知られている．

7. 運動と心拍出量

心拍出量（cardiac output：$\dot{Q}$）は心臓が1分間に送り出す血液量であり，心拍数（HR）と一回拍出量（SV）の積で求められる．すなわち，安静時の心拍出量は一般成人では以下のようになる．

心拍出量（$\dot{Q}$）＝心拍数（HR）×一回拍出量（SV）
$\dot{Q}$rest＝HRrest×SVrest
5,000 mL/分 ≒ 70拍/分×70 mL/拍

このように安静時の$\dot{Q}$は約5 L/分となる．ヒトの血液量は体重の約1/13といわれているが，65 kgの標準的な成人男性では血液量は約5 Lということになり，大まかにいえば安静時には人の血液は約1分で全身を1周していることになる．

$\dot{Q}$は運動強度の増大とともに最大運動時まで

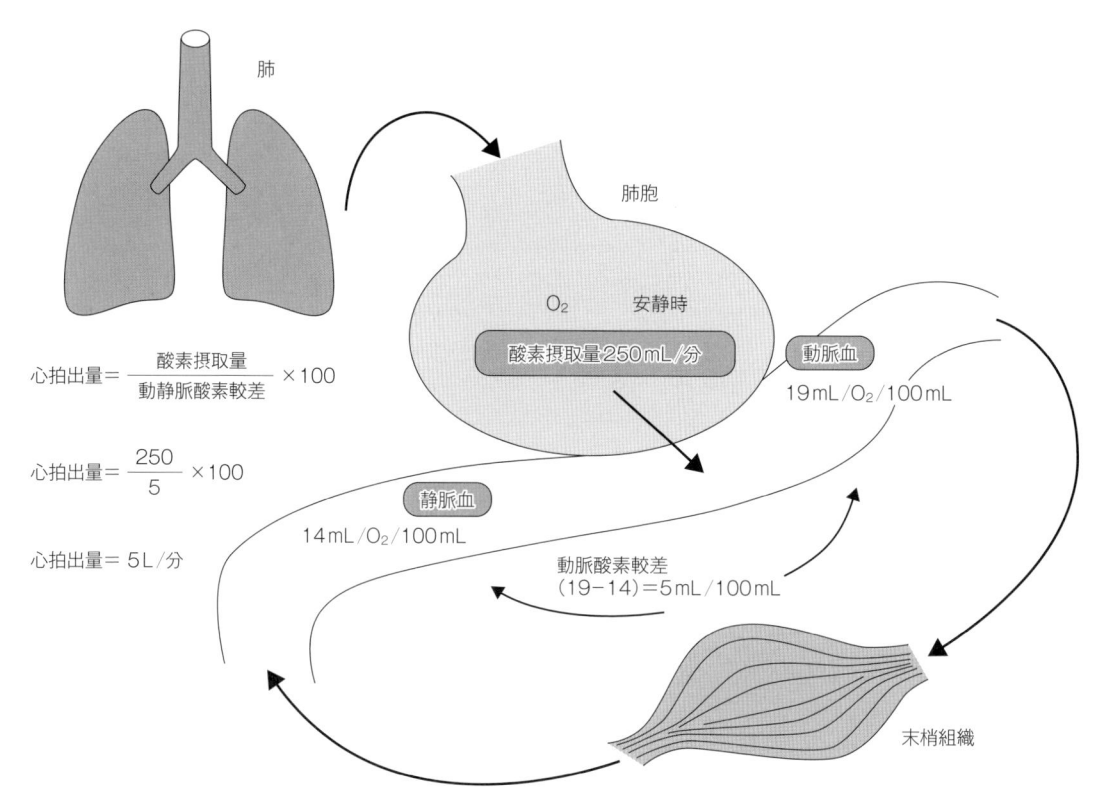

図2-15 Fickの原理(ÅstrandとRodahl, 1982[4])

直線的に増加することが知られている（図2-14）．HRは最大運動時までほぼ直線的に増加するのに対し，前述したようにSVは最大運動強度の約40％位で最大値に到達してしまうことから，この$\dot{Q}$の直線的な増加は主にHRの増加に依存している．最大運動時に観察される最大心拍出量（$\dot{Q}$max）は以下のようになる．

$\dot{Q}$max ＝ HRmax × SVmax
【一般成人男性】
約24 L/分 ＝ 200拍/分 × 120 mL/拍
【持久的競技者】
約30 L/分 ＝ 200拍/分 × 150 mL/拍

なお，$\dot{Q}$maxが40 L/分を超える値が報告されているが，これは一流持久的競技選手で観察された例であり，SVmaxが200 mL/拍以上という一般成人の約2倍の値を示したが，HRmaxは約200拍/分であり一般成人と差異は認められていない．

$\dot{Q}$の測定法に関しては各種方法が提唱されているが，もっとも基本的になっている測定法は1870年にフィックにより発表されフィックの原理（Fick's principle）と呼ばれている測定法である．しかし，この理論はその当時の医学的水準では，測定上必要とされる混合静脈血の採取が困難であったことから，その理論が検証されることはなかったが，80年以上も後にクールナン（Cournand AF：1956年にノーベル医学・生理学賞受賞）が心臓カテーテル法を開発し，この測定法の優位性が確立した．これは図2-15に示すように，酸素摂取量を動脈血と静脈血の酸素含量の差で除すれば求めることができるという原理である．

心拍出量 ＝ 酸素摂取量/（動静脈酸素較差）
$\dot{Q} = \dot{V}O_2 / (\text{a-vO}_2\text{diff})$

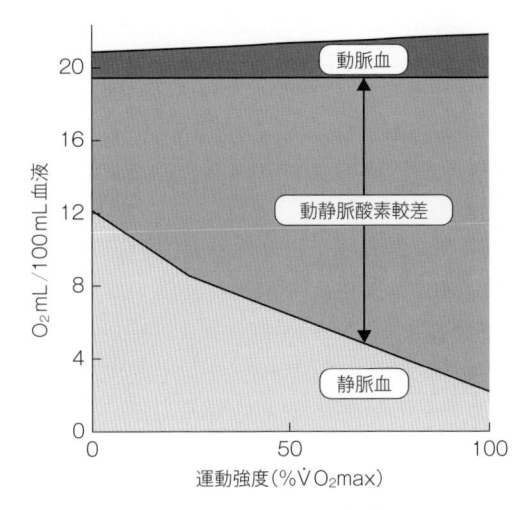

図 2-16　運動時の動静脈酸素較差の変化
（Åstrand と Rodahl, 1982[4]）

安静時において，酸素摂取量が 250 mL/分，動脈血酸素含量は 19 mL/dL，静脈血酸素含量 14 mL/dL であったならば，上式より心拍出量は 5 L/分と計算することができる．運動時には末梢（組織）における酸素の取り込みが増加するために動脈血の酸素含量には変化がないにもかかわらず，静脈血酸素含量が低下し，また，その時の酸素摂取量も増加していることから，$\dot{Q}$ は増加する．運動強度と動静脈酸素較差との関係については図 2-16 のように，運動強度の増大とともにこの較差は大きくなり，最大運動時には静脈血酸素含量は約 2 mL/dL まで低下することが知られている．すなわち，動静脈酸素較差は約 17 mL/dL まで増加する．

しかし，実際この測定のためには右心カテーテル法による混合静脈血の採取が不可欠であり，測定に困難さが伴うことから，この他の心拍出量の測定法として，色素注入による体内循環での希釈過程から求める色素希釈法，CO_2 を再呼吸させ混合静脈血 CO_2 濃度と平衡させ求める CO_2 再呼吸法，胸郭に微少な電流を負荷し心拍動に伴う胸郭の電気的インピーダンス変化から求める電気インピーダンス法，前述した超音波を利用して左室の拡張期および収縮期径を測定することにより求める心エコー法などが考案されている．

8．血液循環

体内における血液循環を概観してみると，図 2-17 に示すように体（大）循環（systemic circulation）と肺（小）循環（pulmonary circulation）の 2 つに分けることができる．体循環は，左心室から送り出された血液が大動脈弁を経て大動脈から動脈，細動脈へと全身に流れ，毛細血管網から静脈系へと移り，細静脈，静脈，そして，最後は上下の大静脈を経て右心房に戻るまでの経路である．体循環の機能は全身の各組織に酸素と栄養分を与え，組織から代謝により生じる老廃物を受け取り心臓に持ち帰ることである．

体循環の中でも消化管・脾臓・膵臓から続く毛細血管からの静脈は，ひとつに合流して門脈となり，肝臓に入る．肝臓内では肝動脈とともに肝静脈に移行し下半身からくる下大静脈に入る．このように腹部内臓から集められた栄養素を含む血液や腸管内の有毒物質が必ず肝臓を通過することになり，その間に代謝・処理されることになる．

肺循環は右心室を出た血液が肺動脈を通り左右の肺に分かれたのち，肺静脈となって左心房に戻るまでの経路である．肺循環の機能は，右心室に戻った全身からの静脈血を肺におけるガス交換で動脈血化させ心臓に戻すことである．

9．血液配分

安静時の心拍出量は約 5 L/分であり，また，最大運動時にはこの量の約 4〜5 倍の血液量が流れることになるが，実際的には血液は体の中でどのような部位（組織）に流れているのであろうか．これは血流配分（blood distribution）と呼ばれるが，安静時と運動時の血流配分は組織ごとに大きく異なる（図 2-18）．安静時には相対的に内臓（20〜30％）や脳（15〜20％）などの臓器への血流量が多い．最大運動時には，相対的（約 20％から 85％へ）にも絶対的（絶対量では，約 1,000 mL/分から約 22,000 mL/分へと約 20 倍）にも筋への血流量が増加し，内臓領域への血流量は減少する．しかし，心臓への血流量は相対的には約 5％

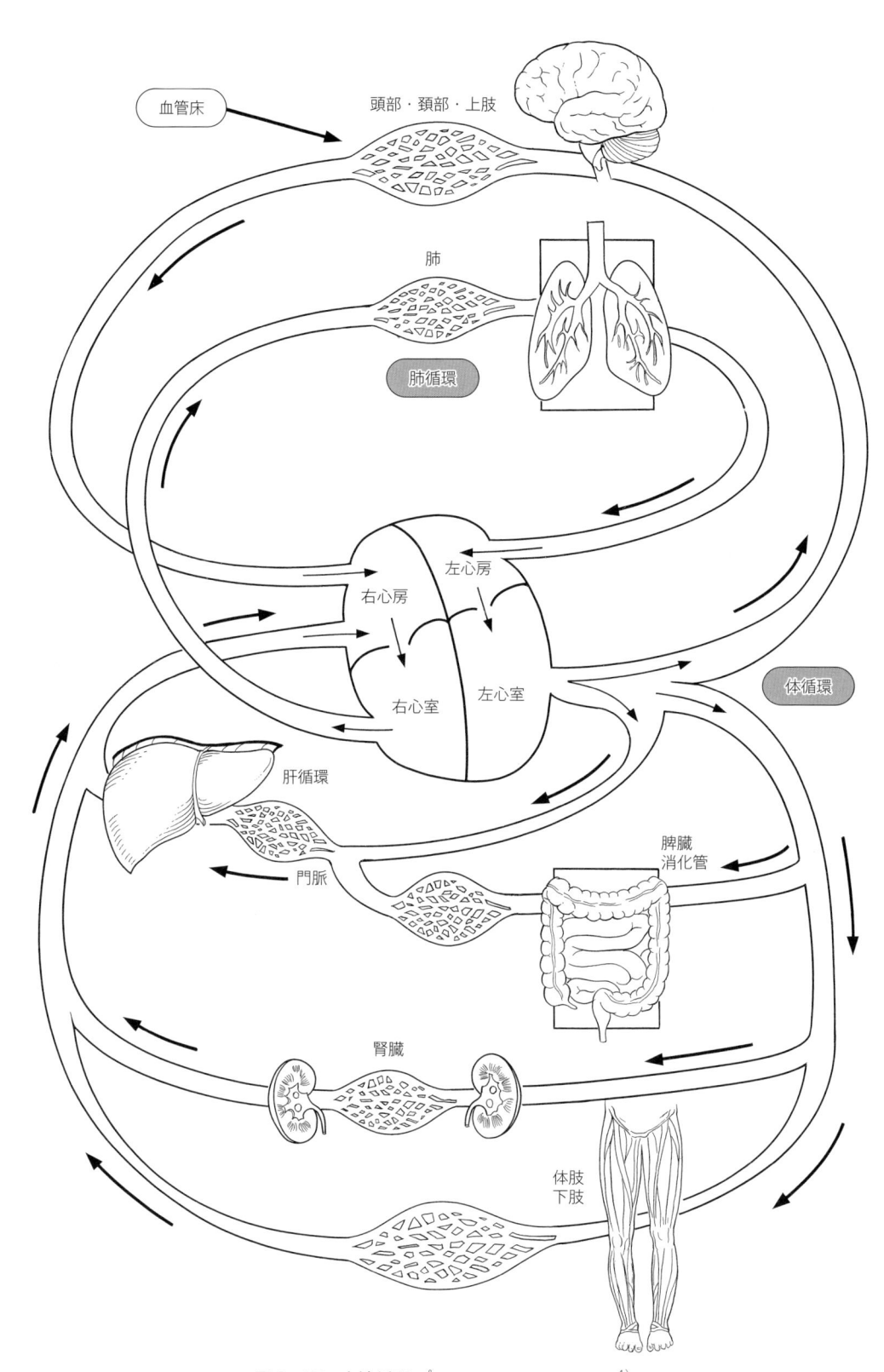

図2-17 血液循環（Åstrand と Rodahl, 1982[4]）

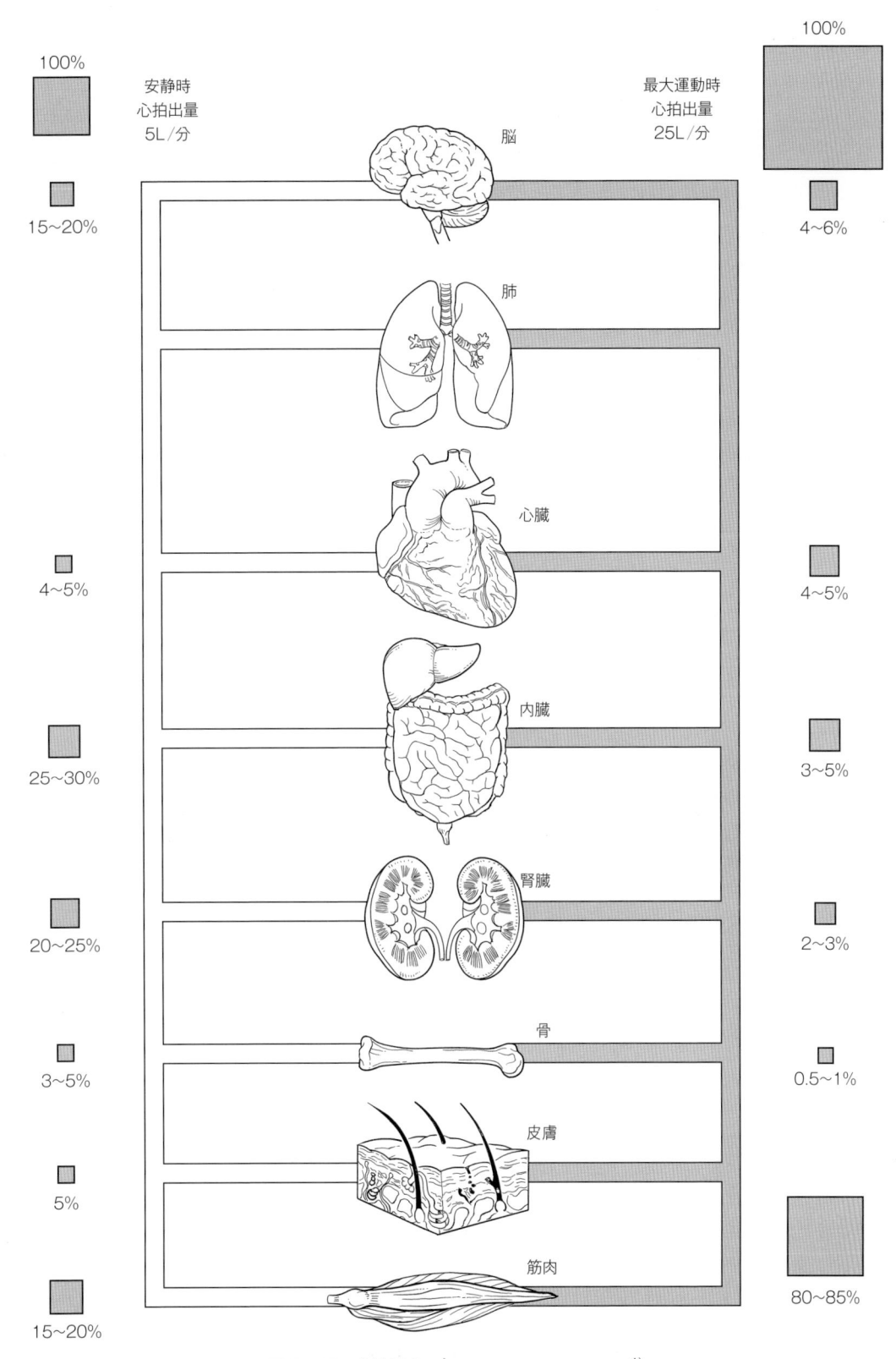

	安静時 心拍出量 5L/分		最大運動時 心拍出量 25L/分	
100%				100%
15〜20%		脳		4〜6%
		肺		
4〜5%		心臓		4〜5%
25〜30%		内臓		3〜5%
20〜25%		腎臓		2〜3%
3〜5%		骨		0.5〜1%
5%		皮膚		
15〜20%		筋肉		80〜85%

図 2-18　血液配分（Åstrand と Rodahl, 1982[4]）

と変化はないが，絶対量では5倍程度の増加を示す．これは運動に伴う心臓自体の酸素需要量も増加するために，冠血流量が増加するためである．脳血流量は安静時でも最大運動時でも絶対量は約1,000 mL/分と変化がなく，生命維持に重要である脳への血流量が一定に維持されていることには重要な意味があろう．

9.1 血流の調節

一般的には，ある特定の組織への血流はその組織の代謝的な活動度に比例して増減するが，これは活動度に応じて血流を調節する機構があるためである．この身体各部位の血流の調節は，神経性や代謝性調節により抵抗血管（主に細動脈）の血管内径を変化させ，血流に対する抵抗を変化させることにより調節される．

図2-19は，これらの調節に直接的に関与している細動脈の模式図である．細動脈は抵抗血管（resistance vessel）としてのはたらきがあるが，細動脈の平滑筋の緊張度（smooth muscle tone）を変化させることにより血管内径を変化させ，組織への血流量と動脈血圧を調節している．毛細血管の直前に位置し，細動脈の終末部位にある前毛細血管括約筋（precapillary sphincter）は，収縮・弛緩することにより毛細血管の開閉を調節し，血流と物質交換の表面積を規定している．静脈は容量血管といわれるが，この血管にくる神経は静脈の収縮を起こし静脈中の血液量を減少させる．

これらの調節には，①神経性因子，②代謝性因子，③内分泌性因子，④血管内皮性因子，が知られている．これらの各因子について以下に概説する（図2-20）．

9.1.1 神経性因子

血管は毛細血管を除き血管壁に平滑筋を有し，自律神経，とくに交感神経系の支配を受けている．一般的に全身の血管はアドレナリン作動性神経線維の支配を受けている．アドレナリン作動性神経線維は血管収縮線維であり，交感神経活動が高まり交感神経線維終末からノルアドレナリンが遊出されると，これが血管平滑筋にあるα受容体と結合すると血管は収縮する．ところが，同じノルア

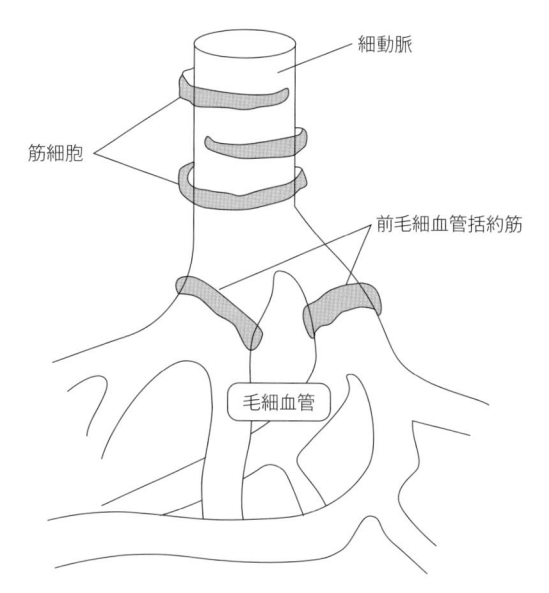

図2-19　前毛細血管括約筋と血流調節
（竹宮，1994[7]）

ドレナリンがβ受容体と結合すると，血管は拡張する．また，交感神経にはアセチルコリンを遊出し，血管を拡張させる線維（コリン作動性血管拡張線維）もある．

9.1.2 代謝性因子

多くの代謝産物は，血管の収縮・拡張に直接的に作用している．局所の酸素分圧（PO_2）は運動強度の上昇とともに低下し，血管拡張をもたらす．また，PO_2の増加は血管収縮に作用するともいわれる．二酸化炭素分圧（PCO_2）およびH^+（pHの低下）の増加や乳酸の増加は，血管拡張作用をもつ．また，ATPの分解産物であるアデノシンは，強い血管拡張作用を呈することが知られている．

9.1.3 内分泌性因子

アドレナリン，ノルアドレナリン，アンジオテンシンⅡ（angiotensin Ⅱ）は循環血液中に認められる血管収縮性物質である．副腎髄質は主としてアドレナリンを分泌するが，アドレナリンはα受容体と結合して収縮を起こし，β受容体と結合すると血管拡張を起こす．骨格筋や心筋の前毛細管部では，β受容体を多くもっているか，β受容体のアドレナリンに対する親和性が大きいため，血管を拡張させ骨格筋・心筋・肝臓では血流量の増大が起こる．ノルアドレナリンは，α受容体と結

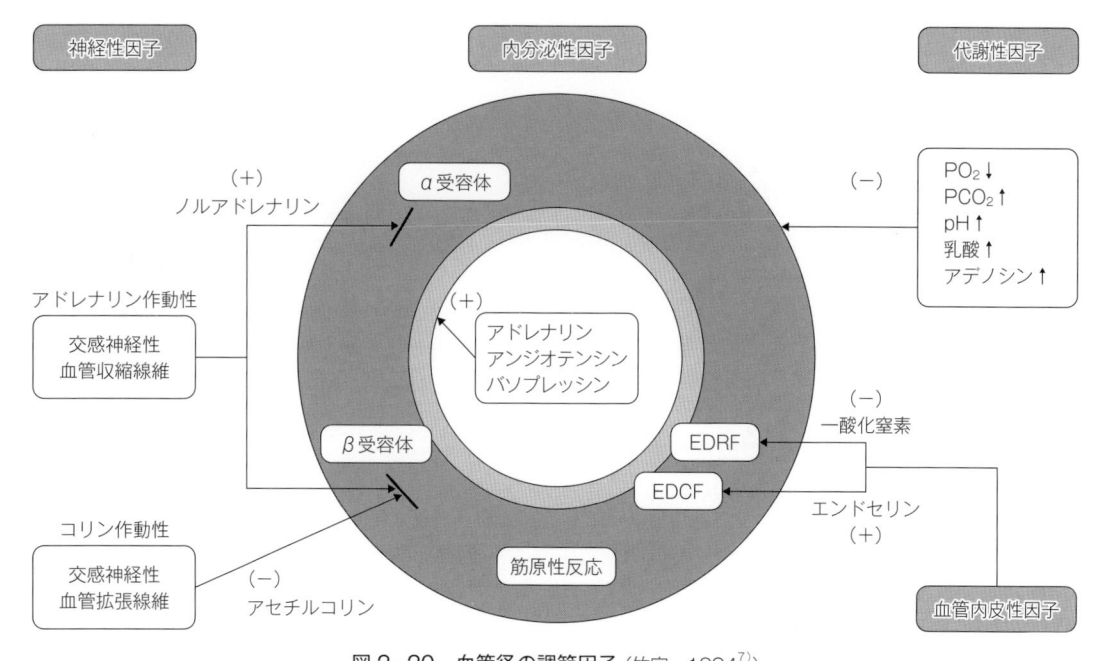

図2-20 血管径の調節因子（竹宮，1994[7]）
図中（＋）印は血管収縮性，（－）印は血管拡張性に作用することを示す．

合して血管収縮を起こす．アンジオテンシンIIは血管平滑筋の収縮作用をもち全身の血管を収縮させる．バソプレッシン（vasopressin）にも血管収縮作用がある．

9.1.4 血管内皮性因子

血管調節に血管内皮が重要な役割を担っていることが最近注目されている．内皮の正常な血管ではアセチルコリンによる血管拡張作用がみられるのに対し，内皮が損傷した後には収縮反応に転ずることが判明して以来，血管内皮において何らかの mediator（endotherium-derived relaxingfacor：EDRF）の関与が指摘されてきた．これは血管内皮由来弛緩因子と呼ばれ，最近では，それが主に一酸化窒素（NO）であることが明らかになってきた．さらに，内皮依存性の血管収縮因子（endotherium-derived contractingfactor）も観察されており，中でもエンドセリン（endotherin）が注目されている．

この他にBalylissが提唱した筋原説がある．これは血管平滑筋細胞が，伸展や歪みなどの張力の増減に応じて収縮または弛緩を起こすことであり，Balyliss効果と呼ばれている．これらの血管調節因子が相互に作用し合い，血管反応を巧みに調節している．

10．血　圧

血圧とは，血管内を流れる血液が示す側圧のことであり，その最大値を収縮期血圧（systolic blood pressure），また，最小値を拡張期血圧（diastolic blood pressure）という．この収縮期血圧は大動脈弁が開いた状態の左心室圧に等しく，また，拡張期血圧は左心室が拡張し圧低下に伴い大動脈弁が閉じた状態での圧に相当する．一般的には，ヒトの血圧は，間接法である聴診法により測定されることが多い．この原理は，上腕動脈上のカフに圧を加えた後，徐々にそのカフ圧を低下させた時に発生するコロトコフ音（Korotkof sound）を確認しながら測定する方法である．上腕動脈における一般成人の標準的な安静時の収縮期血圧は120 mmHg，拡張期血圧は80 mmHgである．また，この収縮期血圧と拡張期血圧との差を脈圧（pulse pressure）といい，この値は安静時では約40 mmHgである．

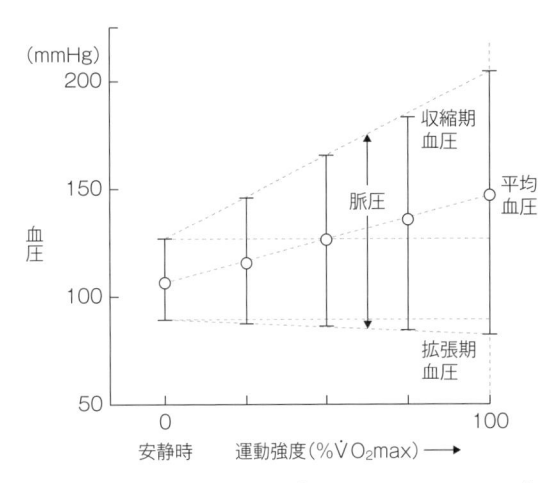

図2-21 運動時の血圧変化（Åstrand と Rodahl, 1982[4])

運動時には収縮期血圧は上昇するが，その程度は運動の種類や個人により異なる．一般的に，運動強度の増大とともに収縮期血圧は，ほぼ直線的に増加するが，拡張期血圧はあまり増加しない（図2-21)．自転車運動やランニング等の大筋群を用いた律動的で全身的な運動を行った場合には，その運動強度に伴い収縮期血圧は大きく増加し，最大運動時付近では収縮期血圧が 250 mmHg にも達することは稀ではない．しかし，拡張期血圧では低強度の時には若干低下を示すことがあり，さらに強度が増加した時にわずかに上昇することが知られている．したがって，運動強度の増加に伴い脈圧は顕著に増加することになる．

これに対して，重量挙げやダンベルの上げ下ろしなどに代表されるような静的で局所的な運動では，血圧が収縮期だけではなく拡張期も著しく上昇することが報告されている．重量挙げなどでの運動では，筋収縮により末梢血管が圧迫され血管抵抗が増大するために，発揮する筋力に伴い血圧は急激に上昇し，収縮期では 350 mmHg，拡張期でさえも 250 mmHg に達することが確認されている．また，相対的な負荷強度が同一の場合でも，腕作業のほうが脚作業より血圧上昇が大きいことが知られている．

いずれにせよ血圧上昇の著しい運動は，心血管系に過大な負荷をかけることになることから，高血圧患者，心疾患者や高齢者には不適当である．健康の保持・増進の立場から運動を行う場合には，ジョギングやサイクリング運動などの律動的な全身運動が適していよう．

11. 循環調節

循環調節の重要な役割は，総末梢抵抗（total peripheral resistance）と心拍出量を維持し，血流量を維持することにある．この調節のために以下のような種々の調節機構が備わっている．

11.1 圧受容器調節

全身血圧は頸動脈洞（carotid sinus），大動脈弓（aortic arch）や心房などに存在する圧受容器（baroreceptor）によりモニタリング（monitoring）されているが，平均血圧および脈圧の上昇に伴う血管壁の伸展（stretch）が受容器の変形として感知される．これら圧受容器からの求心性インパルスが舌咽神経ないしは迷走神経を介して延髄血管運動中枢の血圧減圧領野に達すると，脊髄より出る血管収縮神経を抑制し，心臓迷走神経の中枢を興奮させることになり，血圧の低下がもたらされる．

11.2 化学受容器反射

総頸動脈分岐部にある頸動脈体（carotid body）と大動脈弓周辺にある大動脈体（carotid body）は，血液の酸素分圧（PO_2），二酸化炭素分圧（PCO_2）および水素イオン濃度（H^+）を感知する末梢の化学的受容器である．PO_2 の低下，PCO_2 または H^+ の上昇は化学受容器を興奮させる．求心性神経は延髄の呼吸中枢と循環中枢に入る．これら中枢からの遠心性神経は，交感神経を興奮させ，血圧の上昇，心拍数や心拍出量の増加をもたらす．

11.3 内分泌性調節

交感神経の興奮は副腎髄質（adrenal medulla）を刺激し，アドレナリンとノルアドレナリンを分泌する．これらは循環カテコールアミンと呼ばれ，精神的・身体的ストレスにより多量に遊出さ

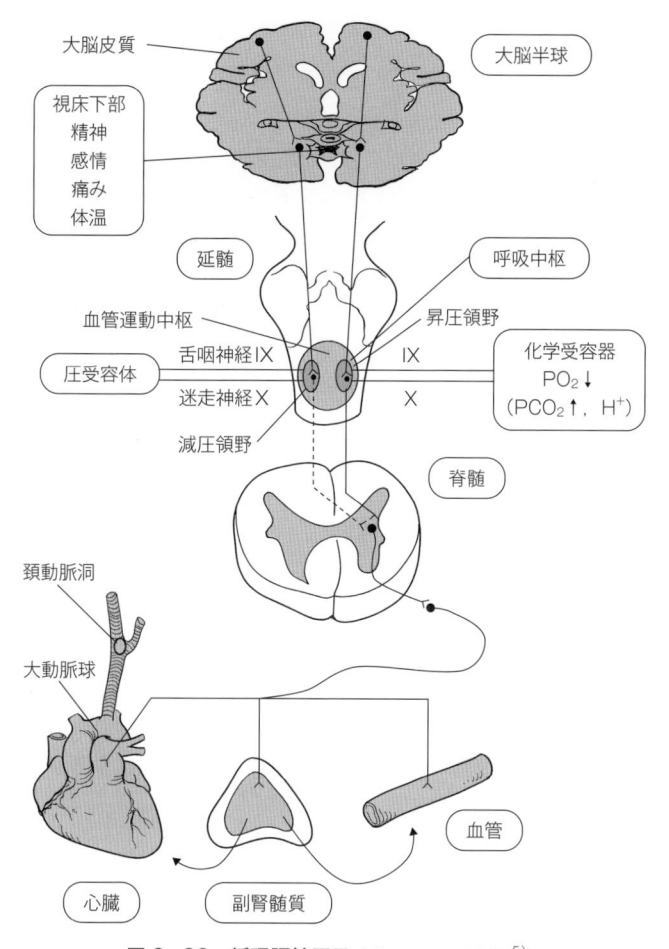

図2-22 循環調節因子（Ganong, 1999[5]）

れる．循環アドレナリンの増加は末梢血管を拡張させ血圧が低下するが，心拍数や心筋収縮力は増加し血液配分が変化する．循環ノルアドレナリンの増加は，末梢血管の収縮により血圧の上昇をもたらす．これらの他にも種々の循環調節機構がはたらき，循環系の恒常性が維持されている．図2-22は循環の中枢性調節をまとめたものであり，図中，実線は促進，点線は抑制を示している．

文　献

1) Grollman S: The Human Body: Its Structure and Physiology, 4th ed. Macmillan, 1978.
2) 入沢　宏，熊田　衛編：新生理科学大系（16）循環の生理学．医学書院，1961．
3) 浅野勝己：心血行動態の生理，pp26-27．浅野勝己，田中喜代次編，健康スポーツ科学．文光堂，2004．
4) Åstrand P-O and Rodahl K 著，朝比奈一男監訳，浅野勝己訳：オストランド運動生理学．大修館書店，1982．
5) Ganong WF 著，星　猛，岡田泰伸，河原克雅，菅野富夫，熊田　衛，黒沢美枝子，佐久間康夫，佐藤俊英，鈴木裕一，喜久和陽，中村嘉男，福原康一郎共訳：医科生理学展望．丸善，1999．
6) 杉本恒明，矢崎義雄，秦江弘文編：循環機能検査法．中山書店，1993．
7) 竹宮　隆：末梢循環と持久力，pp53-81．石河利寛，竹宮　隆編，持久力の科学．杏林書院，1994．

■ まとめ

- 心臓は血流ポンプであり，心房筋および心室筋の作業筋と刺激伝導系からなる．
- 心臓の拍動に伴う電気的現象を体表上から導出したものが心電図（ECG）である．P波は心房筋の脱分極と収縮，QRS波は心室筋の脱分極と収縮，T波は心室筋の再分極を示す．
- 心臓の拡張終期容積（前負荷）が大きいほど，一回拍出量の大きくなることを「スターリングの法則」という．
- 一回拍出量は，運動強度の増大とともに増加するが，心拍数の110～120拍/分でプラトーに達し最大値を示すようになる．この最大一回拍出量の出現する運動強度は，最大酸素摂取量の約40％であり，一流持久的競技選手では約150～200 mL/拍を示す．
- スポーツ選手の心容積は大きく「スポーツ心臓」といわれ，心筋収縮性と駆出率が大きい．このうち持久的トレーニング（動的運動）を継続した選手では，拡張を伴う遠心性肥大を示すが，筋力トレーニング（静的運動）を継続した選手では，拡張を伴わない求心性肥大を示す．
- 最大心拍出量は，一般成人男性で約24 L/分，持久的競技選手で約30 L/分を示す．これは最大一回拍出量の違いによるもので，最高心拍数（約200拍/分）はほぼ同等である．
- 心拍出量は，酸素摂取量を動静脈酸素較差により除すことにより求められることを「フィックの原理」という．
- 最大運動時には，動静脈酸素較差の最高値は約17 mL/dLに達する．
- 最大運動時には筋への血流量は，安静時の1,000 mLから約20倍に増加する．一方，内臓への血流量は20～25％へ減少する．
- 血流は，神経性，代謝性，内分泌性および血管内皮性の各因子により調節されている．
- 心筋へ酸素と栄養を供給する冠状動脈のうち左冠状動脈は，収縮期に圧迫されて血流が止まり拡張期に流入する二相性のパターンを示す．運動による心拍数の増加は，主に拡張期の短縮によりもたらされるので，運動とともに冠血流の低減が起こり心筋の酸素不足が誘起される．

❓ 設問

- 心臓の刺激伝導系について述べよ．
- 心電図について説明せよ．
- スターリングの法則を述べよ．
- フィックの原理について説明せよ．
- スポーツ心臓の特性について述べよ．
- 最大運動時の血流配分について説明せよ．
- 血流調節のしくみについて述べよ．
- 左冠状動脈血流の運動時の応答特性について述べよ．

3章 運動と筋肉

1. 骨格筋の構造

 歩行やスポーツ活動など,人間の身体活動として観察される運動は,骨格に接続した筋(骨格筋:skeletal muscle)が収縮することにより,関節を動かす結果生じる.その直接的なエネルギーは,アデノシン三リン酸(adenosine triphosphate:ATP)の加水分解により得られる化学的エネルギーである.この化学的エネルギーを運動という物理的エネルギーに変換することから,筋はよくエンジンに例えられる.

 ヒトの骨格筋は400個以上あり,筋外膜(epimysium)という膜に覆われている.中央部は太く筋腹と呼ばれ,両端は細くなり,筋外膜と筋組織が混ざりあい,腱を形成し骨膜に接続している.筋を形成する細胞は,多核細胞であり,細長い円筒形をしていることから,一般に筋線維(muscle fiber)と呼ばれる.筋線維は,約150本ずつの束(筋束)として,筋周膜(perimusium)に覆われている.単一の筋線維は,筋線維鞘(sarcolemma)という膜に包まれている(図3-1).

 筋線維内部には,筋原線維(myofibril),筋小胞体(sarcoplasmic reticulum),横行小管(T管:transverse tubule),核,ミトコンドリア,酵素,脂肪,グリコーゲン粒子などが存在する(図3-2).

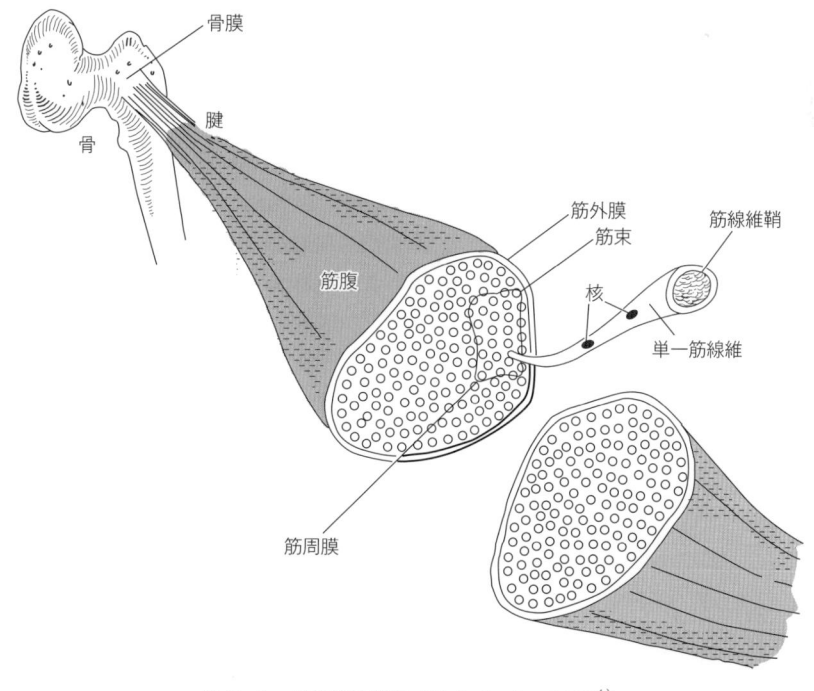

図3-1 骨格筋の構造(McArdleら,1992[1])

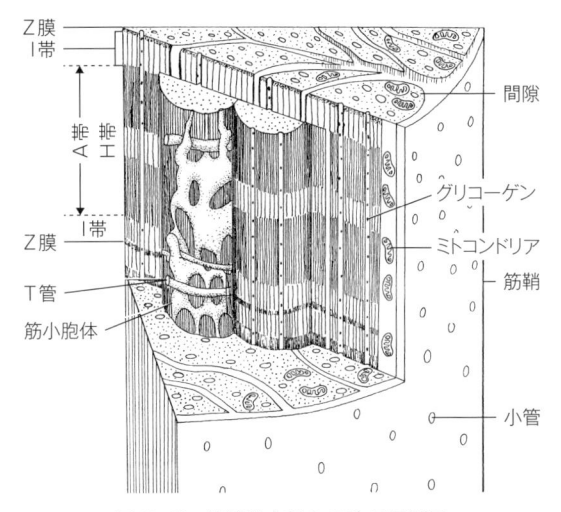

図 3-2 筋線維内部の 3 次元展開図
（McArdle ら，1992[1]）

筋原線維は，ミオシン（myosin）というタンパク質の集合体である太いミオシンフィラメントとアクチン（actin），トロポニン（troponin），トロポミオシン（tropomyosin）という 3 種類のタンパク質からなる細いアクチンフィラメントより形成されている（図 3-3）．

筋線維を電子顕微鏡で観察すると，明るい I 帯（I band）と暗い A 帯（A band）の規則的な横紋が認められる．それゆえ骨格筋は，横紋筋とも呼ばれる．これは，ミオシンフィラメントとアクチンフィラメントとが部分的に重なりあっているために観察される．すなわち，両フィラメントが重なり合う部分が暗く，重なり合わない部分が明るくみえるのである（図 3-4）．Z 線（Z line）はアクチンフィラメントに接続し，筋原線維を横切っ

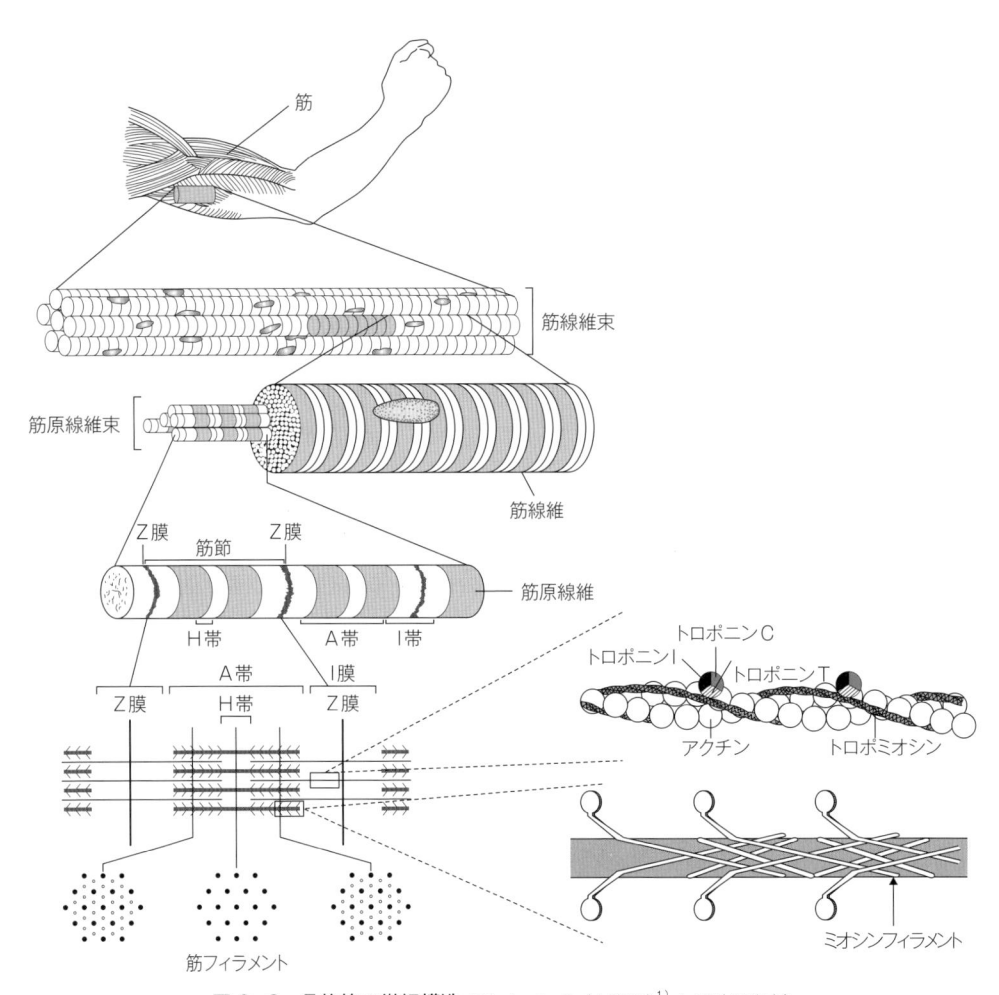

図 3-3 骨格筋の微細構造（McArdle ら（1992）[1] より引用改変）

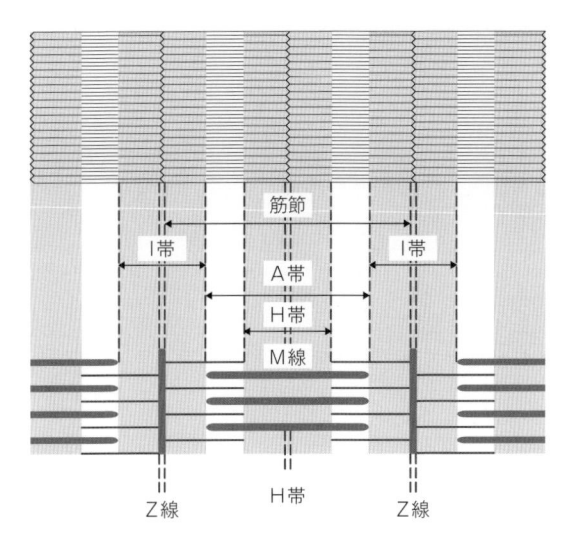

図3-4 筋線維内のフィラメントの配置と電子顕微鏡図の対応（McArdleら，1992[1]）

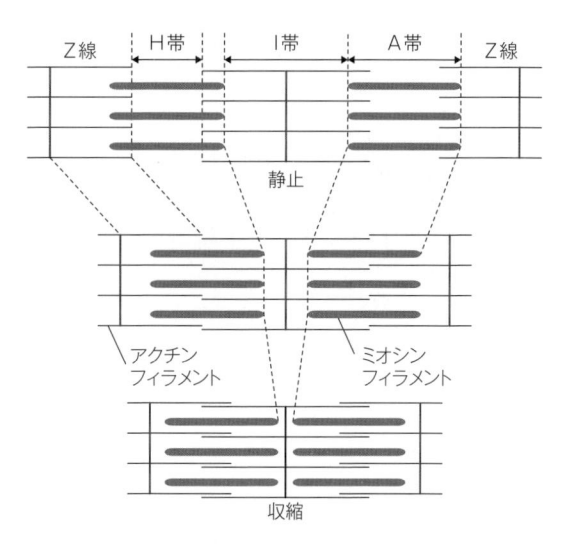

図3-5 筋原線維内部のフィラメント滑走
（McArdleら，1992[1]）

ている膜と考えられている．このZ線からZ線までの間を筋節（sarcomere）と呼ぶ．ミオシンフィラメントの中央部はM線（M line）と呼ばれ，フィラメントの適切な配列を保つはたらきをしている．

2. 骨格筋の収縮

骨格筋の収縮は，ミオシンフィラメントとアクチンフィラメントが互いに滑り込むことにより，筋長が短縮する結果，生じると考えられている（フィラメント滑走説：sliding filament theory）（図3-5）．そのメカニズムについては，不明な点も残されているが，およそ以下に述べるとおりである．

骨格筋の活動をコントロールしている運動神経の軸索から筋線維に興奮（電気的インパルス）が伝えられ，さらにこの興奮が筋原線維に到達し，両フィラメントが滑り込むことにより，全筋が短縮する．この一連の過程を興奮収縮連関（excitation-contraction coupling）という．

神経の軸索と筋線維の接合部（運動終板）には隙間があり，アセチルコリンという化学物質によって情報が伝達される．筋線維鞘に伝わった興奮は，T管を通じて筋線維内部に送り込まれ，さらに筋小胞体へと伝えられる．

筋小胞体内部には，カルシウムイオン（Ca^{2+}）が貯蔵されており，興奮が伝わるとCa^{2+}が細胞内に放出される．このCa^{2+}がアクチンフィラメント上のトロポニンと結合すると，アクチンとミオシンの親和性を抑制していたトロポミオシンが変化し，ミオシンとアクチンが相互に作用することができるようになる．

こうしてアクチンとミオシンの両フィラメントが滑り込み，筋節が短縮し，収縮が生じる．この相互作用には，ATPの加水分解により得られるエネルギーが必要である．この反応を触媒するミオシンATPaseという酵素は，ミオシンの一部に組み込まれている．

収縮した筋は，筋小胞体内部へのCa^{2+}の再取り込みによって再び弛緩する．この際，細胞内にATPが存在しないと，筋は弛緩することができない．またATPは，筋小胞体内外へのCa^{2+}の能動輸送のために必要なエネルギーも供給している．ATPなしでは，筋は収縮も弛緩もできないのである．

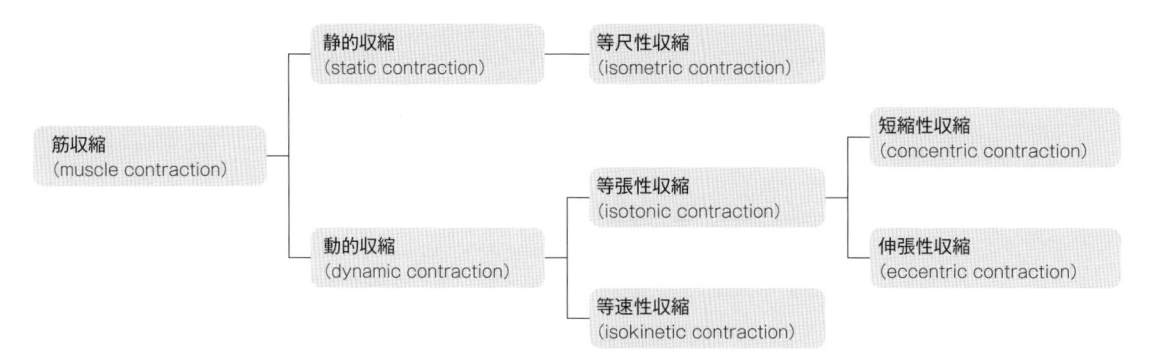

図3-6 筋収縮のタイプ分類

3. 筋収縮のタイプ

　筋が収縮して張力を発揮する時，筋の長さが変化する場合と，変化しない場合とがある．前者を等張性収縮（isotonic contraction），後者を等尺性収縮（isometric contraction）という．

　手に持ったダンベルの重さ（負荷）が筋力を超えていなければ，肘を伸ばした状態から曲げた状態に動かすことができる．このような運動では，収縮によって筋の長さが短くなるので，等張性収縮の中でも短縮性収縮（concentric contraction）と分類される．一方，肘を曲げた状態で，肘が伸びる方向に筋力以上の負荷をかけられた場合，肘を曲げるように努力しても，筋は収縮力と逆の方向に引き伸ばされる．このタイプの収縮は伸長性収縮（eccentric contraction）と分類される．肘関節を一定角度で動かさずにダンベルを保持するような場合が，等尺性収縮である．また，収縮の速度が一定に保たれるような特別の場合には，等速性収縮（isokinetic contraction）という分類がなされる（図3-6）．

　このように異なるタイプの筋収縮が発現される機構について考える時，筋を収縮要素（contractile component：CC），直列弾性要素（series elastic component：SEC），並列弾性要素（parelle elastic component：PEC）という3要素にモデル化すると理解しやすい（図3-7A）．

　CCはアクチンフィラメントとミオシンフィラメントによる収縮に起源する．SECの起源は，腱とミオシン自体の弾性と考えられている．一方，

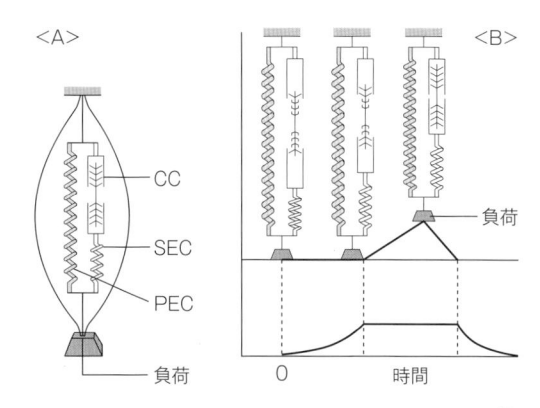

図3-7　筋の力学的等価モデル（森谷と根本，1994[2]）
CC：収縮要素，SEC：直列弾性要素，PEC：並列弾性要素．

PECの起源は，筋線維鞘，筋線維外の結合組織，筋線維の構造を維持するためのタンパク質（コネクチンなど）と考えられている．

　CCが収縮すると，SECが引き伸ばされ，その弾性力と負荷がつりあうまで，筋は張力を発揮しながら，その長さを変えない．弾性力と負荷がつりあった時点で短縮が起こる（図3-7B）．一方PECは，筋の過度の伸長を防止する役割をもっている．実際の運動時には，これらのタイプの筋収縮が複雑に組み合わされて，調和のとれた動きが実現されている．

4. 筋力と筋パワー

　筋力は，ある筋群が発揮した最大の張力として測定される．一般的には，動的筋力として短縮性収縮時に，静的筋力として等尺性収縮時に発揮さ

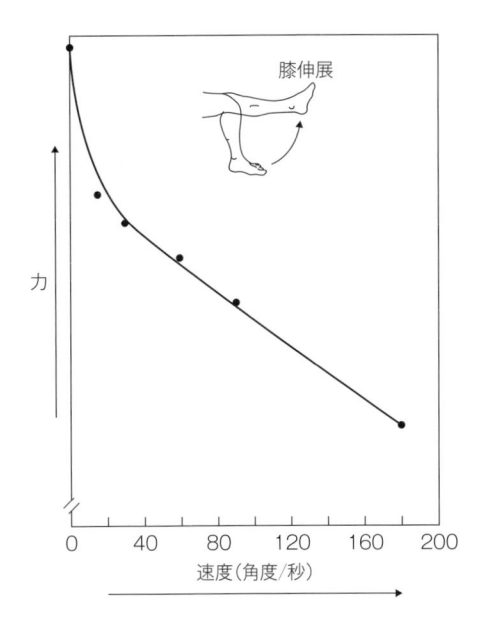

図3-8 膝伸展運動中に記録された力-速度曲線（Fox, 1984[3]）

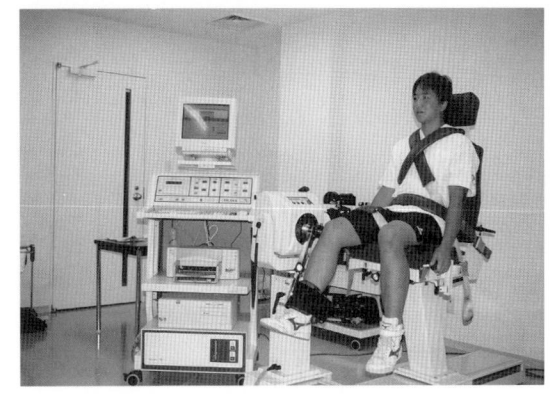

図3-9 筋力測定に用いられる装置

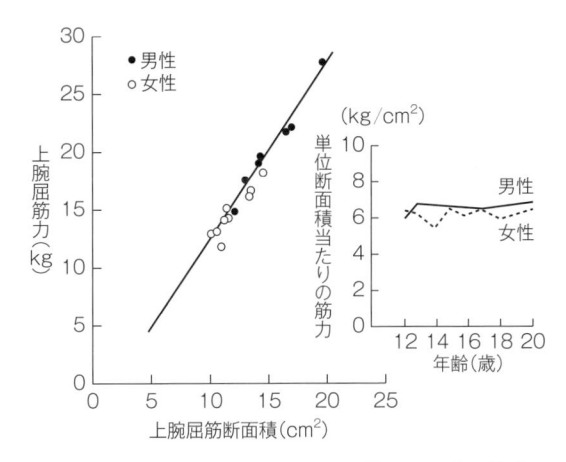

図3-10 肘関節の屈曲に使われる筋の断面積と筋力の関係（勝田, 1999[4]）

れた最大張力が測定される．例として，膝関節の伸展運動中に記録された筋力についてみてみよう．図3-8は，関節角度が変化する速度（収縮の速度）を一定に規定し，運動中の最大張力を測定する特殊な装置（図3-9）を用いて得られた結果である．最大張力は，収縮の速度が小さいほど大きくなる．速度が0の時，すなわち等尺性収縮時にもっとも高い筋力が発揮される．

等尺性最大筋力は，その筋の横断面積に比例することが知られている（図3-10）．ヒトの単位横断面積当たりの筋力は，$6.3\,kg/cm^2$ と報告されており，この値は発育や性差によって変化しない．しかし筋力は，筋の大きさによってのみ決定されるのでなく，神経系の機能にも影響を受ける．すなわち，筋力の変化に伴って，神経インパルスの発射頻度，動員される運動単位の数やそのパターンに変化が生じる．

多くのスポーツ種目では，静的な筋力発揮よりも速い動きのなかで，いかに大きな力を出すことができるかという要素が重要となる．筋力に速度の要素を加味して評価する場合には，筋パワーが算出される．

パワー＝仕事/時間＝（張力×距離）/時間＝張力×（距離/時間）＝張力×速度

最大パワーは，最大等尺性筋力の約1/3で発揮される．

5．運動単位

骨格筋を支配する運動ニューロンは，単一で複数の筋線維を支配している．それゆえ，ひとつの運動ニューロンが興奮すると，それに属するすべての筋線維は同時に収縮する．ひとつの運動ニューロンとそれが支配する全筋線維をまとめて運動単位（motor unit）という．運動単位は，その機能的な特性から2つのタイプに分類される．

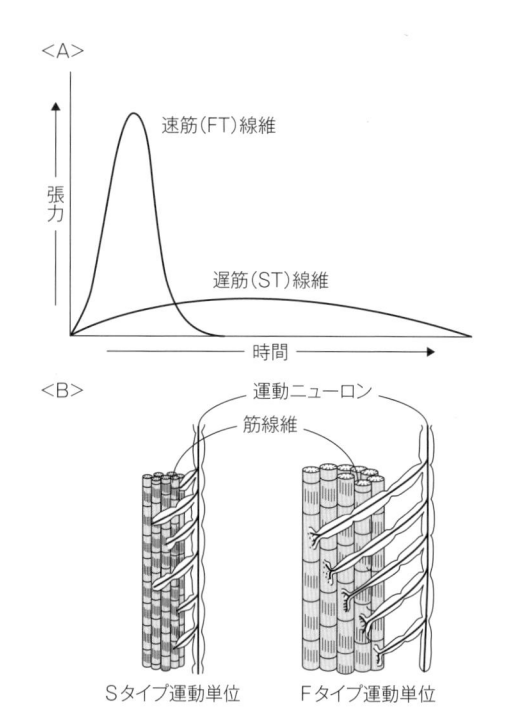

図3-11 速筋タイプと遅筋タイプの運動単位と収縮の特性 (Fox, 1984[3])

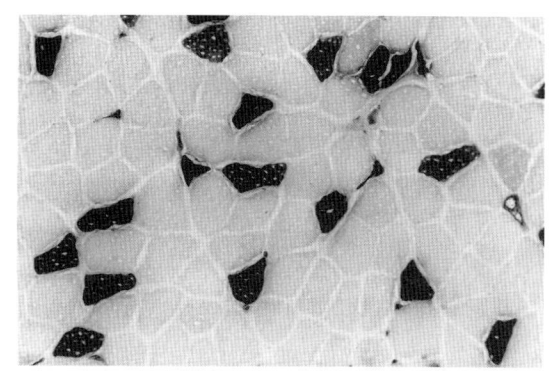

図3-12 ミオシンATPase染色を施した組織標本（ラット・ヒラメ筋）

ひとつは相動性（phasic，fast-twitch（F）type）運動単位と呼ばれ，軸索のインパルス伝道速度が高く，形態も大きい．Fタイプ運動単位に属する筋線維は，収縮速度が速く，大きな張力を発揮することができ，速筋線維（fast-twitch fiber：FTまたはtypeⅡ）と呼ばれる．もうひとつのタイプである緊張性（tonic，slow-twitch（S）type）運動単位は，収縮速度が低く，小さな張力しか発揮できないが，疲労耐性があり，持続的に活動できる遅筋線維（slow-twitch（ST）fiber：STまたはtypeⅠ）を支配している（図3-11）．

Fタイプ運動単位には，疲労耐性の高い運動単位（fast-twtch fatigue resistant（FR）type）と疲労耐性の低い運動単位（fast-twtch fatiguable（FF）type）とが存在する．前者に属する筋線維はtypeⅡa，後者の有する筋線維はtypeⅡbと分類される．

運動に動員される運動単位のタイプは，その運動の強さ（強度）や持続時間によって異なる．強度の低い運動には，Sタイプ運動単位が動員される．運動が長く続いたり，強度が高くなるとFRタイプ運動単位が動員され，さらに疲労困憊に至るような高強度の運動時にはFFタイプ運動単位が動員される．

6．筋線維のタイプ

筋線維タイプの分類方法は，分析手法の違いによりいくつか存在するが，ミオシンATPase活性のpHに対する安定性に基づく組織化学的方法が多く用いられている．図3-12に示した組織標本は，ラットのヒラメ筋の横断切辺をアルカリ性溶液で前処理した後，ATPase活性の程度を調べる染色技術を施したものである．ここで黒く見える線維はFT線維（typeⅡ），白く見える線維はST線維（typeⅠ）と同定される．typeⅡaとtypeⅡbの細分類は，中間のpHでの前処理によってなされる．免疫学的手法を組み合わせた研究によると，前述の方法で分類された筋線維タイプの差異は，それぞれの筋線維に含まれるミオシンタンパクの種類の差異と一致することが認められている．

一方，異なるタイプの筋線維は，各々特色ある代謝能力を示す．ST線維は酸化能力に優れ，FT線維は解糖能力に優れている．これらの特性は，ST線維にみられる高いミトコンドリア濃度，酸化系酵素活性，毛細血管密度，ミオグロビン濃度，脂肪貯蔵量などと関連する．一方FT線維では，グリコーゲン貯蔵量や解糖系酵素の活性が高い．骨格筋線維タイプの分類とその特性をまとめて表3-1に示す．

表 3-1　骨格筋線維タイプの分類とその特性

	遅筋(ST)線維	速筋(FT)線維	
		速筋(FTa)線維	速筋(FTb)線維
	(TypeI)	(TypeIIa)	(TypeIIb)
収縮速度	低い	高い	低い
疲労耐性	高い	低い	低い
解糖系酵素活性	低い	高い	高い
ミトコンドリア濃度	高い	低い	低い
酸化系酵素活性	高い	低い	低い
毛細血管密度	高い	低い	低い
ミオグロビン濃度	高い	低い	低い
グリコーゲン貯蔵	低い	高い	高い
脂肪貯蔵	高い	低い	低い

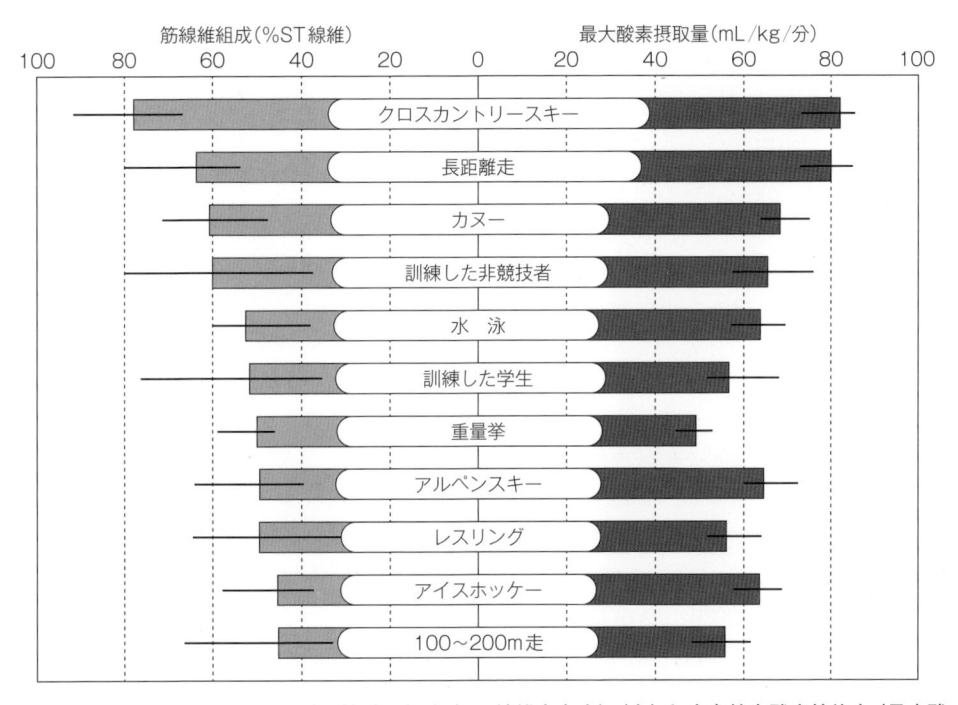

図3-13　各種スポーツ競技選手の筋線維組成（ST線維占有率）（左）と全身性有酸素性能力（最大酸素摂取量）（右）（McArdleら, 1992[1]）

7. 筋線維タイプ組成

　ヒトの骨格筋について, 筋線維タイプや代謝能力を測定するために, 外科手術を行って生体の筋の一部を取り出す（筋生検）研究が行われている. 運動生理学分野でもっとも多く対象とされている筋は, 外側広筋である. この筋のST線維とFT線維の数の比率（筋線維タイプ組成）は, およそ1：1であり, 性差はないが個人差は大きい（％ST線維＝13〜98％）.

　ST線維は酸化能力に優れ, 強度の低い運動を長く持続するタイプの運動（有酸素性運動）に動員される. 一方, FT線維は短時間に強い力を発揮するタイプの運動（無酸素性運動）に適している. このことは, 運動の継続時間と強度が異なる, さまざまな競技スポーツで成功した一流選手の筋線維組成を調べた研究によって, 支持されている（図3-13）.

　優れた有酸素性能力を必要とするクロスカントリースキーヤーや陸上競技の長距離選手では, 高

いST線維の占有率を示している．逆に，無酸素性能力の高い陸上短距離選手では，ST線維の割合は低くなっている．

　筋線維タイプの組成は，どのような要因によって決定されるのだろうか．一卵性双生児と二卵性双生児の筋線維組成を調べた研究では，一卵性双生児においてより高い類似性が示されたことから，遺伝による影響が大きいと考えられてきた．しかし，長期にわたるトレーニングの継続によって，FT線維の一部がST線維に変化したとする研究もあり，筋線維組成が後天的に変わる可能性も示されている．

8．トレーニングによる骨格筋の適応

　継続的な運動トレーニングの結果生じる，運動の遂行能力（パフォーマンス）の向上は，骨格筋の適応変化によるところが大きい．骨格筋の適応は，トレーニング内容によって大きく異なる．すなわち，運動の強度が高く，反復回数が低い（継続時間が短い）タイプ（筋力トレーニングなど）と，強度が低く，反復回数が高い（継続時間が長い）タイプ（持久性トレーニング）に大別して，各々の効果を考えると，理解しやすい．また，この両者の中間タイプとして，さまざまな強度と時間の組み合わせによるトレーニングを設定することが可能である（たとえば，スプリントトレーニング）．以下に，典型的なトレーニング効果として，一般に認められている項目について述べる．

8.1　筋力トレーニングの効果

　筋力と筋の大きさの間に密接な関係があることは，前述した．筋力トレーニングによる筋力の増大も，筋の肥大に支えられている．筋肥大は，主として筋線維の肥大によるものであり，筋線維の数が増えることは稀である．筋線維の肥大は，トレーニングによるメカニカル・ストレスの増大がタンパク質の合成を促進し，筋原線維が増加する結果として生じる．

　FT線維の肥大率は，ST線維に比べて高いため，トレーニング後の筋線維組成を筋線維数の比率でみると変化はないが，面積比でみるとFT線維の占有率が上昇する．一方，筋力の増大には中枢神経系の機能変化も関与する．このことは，片腕だけをトレーニングした後に，非トレーニング腕の筋力も上昇したことや，筋横断面積の変化なしに筋力の増大が認められたことを示す研究によって，支持されている．

　酸化能力の指標となるミトコンドリア濃度は，筋力トレーニングによって低下する．これは，ミトコンドリア数が減少するのではなく，筋原線維タンパクの増大が顕著であるために，ミトコンドリアが希釈されるために起こる．

8.2　持久性トレーニングの効果

　持久性トレーニングによる骨格筋の適応は，酸化能力の顕著な上昇として現れる．ミトコンドリアの数と大きさの増大は，ミトコンドリア内に含まれる酸化系酵素の活性上昇とほぼ平行して生じる．トレーニングの強度が十分に高い場合には，酸化系酵素の活性上昇は，すべてのタイプの筋線維において認められる．すなわち，酸化能力の低いFT線維もトレーニングによって，代謝機能を改善することができるのである．脂肪酸酸化経路に属する酵素も上昇するので，代謝基質としてグリコーゲンよりも脂肪を選択的に利用する能力が上昇する．

　筋線維内の脂肪酸貯蔵量の上昇およびグリコーゲン貯蔵の増大は，わずかに起こることが報告されているが，この値はトレーニングよりも食事内容によって大きく変動するため，顕著なトレーニング効果として把握しにくい．

　筋線維をとりまく毛細血管の密度も上昇する．このことは，血液中のヘモグロビンから筋線維内で酸素を利用し，ATPの再生産を行うミトコンドリアへの酸素の拡散距離が短くなり，酸素供給能力が上昇することを意味する．酸化能力の向上は，ミトコンドリアの増大による酸素消費能力の上昇とともに，酸素供給能の改善によっても支えられる．筋線維内に存在し，酸素貯蔵の役割を果たすミオグロビン濃度については，トレーニングによる明らかな増大は認められていない．

8.3 スプリントトレーニングの効果

典型的なスプリントトレーニングは，30秒程度持続可能な強度での運動を全力で行い，休息時間をはさんで，これを反復するといったものである．1回の運動時間や反復回数，運動と休息の時間比率の設定により，さまざまなバリエーションが可能である．そのため，前述の筋力トレーニングや持久性トレーニングの場合に比べ，その生理学的効果を検討した研究結果は，一致しない点も多い．

持久性トレーニングに比べ，高い強度で運動が行われるため，FT線維の動員が可能となる．そのため，FT線維の酸化能力の上昇が期待できる．しかし，運動の継続時間は，持久性トレーニングよりもはるかに短いため，酸化系酵素活性の上昇率は低い．

高強度の運動には，エネルギー代謝の基質として脂肪よりもグリコーゲンが利用される．そのため，スプリントトレーニングによって，解糖系酵素活性が上昇することが予測される．しかし，解糖の律速酵素である乳酸脱水素酵素活性の上昇は，認められないか，ごくわずかである．これは，ヒトの骨格筋の解糖能力が他の代謝経路の能力に比べ，先天的に十分高いため，トレーニング効果が現れにくい結果であると考えられている．

ATPとクレアチンリン酸（creatine phosphate：CP）の貯蔵量は，わずかに増大する．

9．加齢に伴う筋機能の低下とその予防

高齢期の問題として，近年さかんに指摘されている，身体的自立能力の減退による生活の質（quality of life：QOL）の低下は，加齢に伴って

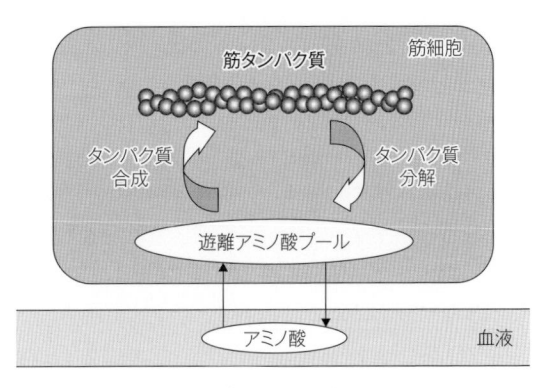

図3-14 筋タンパク質の量は，合成と分解のバランスによって決定される（藤田，2010[7]）

進行する骨格筋量の減少と，それに伴う筋機能の低下（サルコペニア）が主たる要因であるとされている．日常生活において，骨格筋量は筋タンパク質を合成する期間（食後や運動後）と分解する期間（空腹時やストレス下）とのバランスによって，保持されている．高齢者では，食物摂取や筋収縮などの筋タンパク質の合成刺激に対する抵抗性が生じる結果，若年者に比べてタンパク質合成速度が低下し，合成と分解のバランスが崩れることによって，サルコペニアが誘発されるものと考えられている（図3-14）．

サルコペニアを予防・改善するためには，必要な栄養所要量（とくにタンパク質とアミノ酸）を満たすよう，食事内容に注意することが重要である．また高強度・低反復（短時間）タイプの運動は，タンパク質合成を促す強力な因子であり，長期間の継続的な筋力トレーニングの実施による骨格筋の肥大は，高齢者においても認められている．このため，高齢者の要介護化予防を目的として，筋力トレーニングを含む健康運動プログラムが保健福祉政策の一環として推奨されている．

文献

1) McArdle WD, Katch FI, Katch VL 著，田口貞善，矢部京之助，宮村実晴，福永哲夫監訳：運動生理学．杏林書院，1992．
2) 森谷敏夫，根本　勇編：スポーツ生理学．朝倉書店，1994．
3) Fox EL 著，朝比奈一男監訳，渡部和彦訳：選手とコーチのためのスポーツ生理学．大修館書店，1984．
4) 勝田　茂編著：運動生理学20講．朝倉書店，1999．
5) 宮村実晴編：最新運動生理学．真興交易医書出版部，1996．

6) Ganong WF 著, 市岡正道, 林秀生, 中村嘉男, 熊田衛, 星猛, 菅野富夫, 佐藤昭夫訳：医科生理学展望. 丸善, 1997.
7) 藤田 聡：加齢と筋, pp114-122. 宮村実晴編, 運動生理学のニューエビデンス. 真興交易医書出版部, 2010.

まとめ

- 骨格筋は, 筋線維と呼ばれる細長い多核細胞からなる. 筋線維内部には, 筋原線維, 筋小胞体, 横行小管, 核, ミトコンドリア, 酵素, 脂肪, グリコーゲンなどが含まれる. 筋線維には, 規則的な横紋が観察される.
- 運動神経から筋に電気的インパルスが伝えられると, 骨格筋は収縮する. 筋収縮は, アクチンフィラメントとミオシンフィラメントが互いに滑り込む結果生じると, 考えられている.
- 筋収縮のタイプは, 等張性収縮と等尺性収縮とに大別され, 特殊な収縮時に等速性収縮という分類がなされる.
- 筋力は, ある筋群が発揮した最大張力であり, 収縮速度が大きくなるほど低下する.
- 筋力に収縮速度の要素を加味して算出した筋パワーの最大値は, 最大等尺性筋力の約1/3で発揮される.
- 運動単位のタイプは, 相動性運動単位と緊張性運動単位に大別され, 各々異なる収縮特性を有する筋線維を支配する. 動員される運動単位のタイプは, 運動の強度と持続時間によって異なる.
- 筋線維のタイプは, 速筋線維と遅筋線維に大別され, 各々異なる収縮特性と代謝特性を有する.
- 外側広筋の筋線維タイプ組成を調べた研究では, 高い有酸素性能力をもつ競技者は遅筋線維を多く有し, 無酸素性能力に優れた競技者では速筋線維の割合が高いことが知られている.
- 筋力トレーニングによる筋力の増大には, 筋線維の肥大とともに, 神経系の変化が関与している.
- 持久性トレーニングの効果として, ミトコンドリアの数と大きさの増大, 毛細血管密度の上昇を主とする, 酸化能力の改善が認められる.
- スプリントトレーニングによって, 解糖系酵素の活性とATPとクレアチンリン酸の貯蔵量はわずかに上昇する.
- 加齢に伴って進行する骨格筋量の減少と, それに伴う筋機能の低下（サルコペニア）は, 適切な栄養摂取と継続的な筋力トレーニングの実施によって, 予防・改善することが可能である.

設問

- 骨格筋の構造について説明せよ.
- フィラメント滑走説と興奮収縮連関について説明せよ.
- 筋収縮のタイプ分類について述べよ.
- 筋力と収縮速度の関係について述べよ.
- 筋パワーについて説明せよ.
- 運動単位のタイプ分類について説明せよ.
- 筋線維のタイプ分類について説明せよ.
- 競技特性と筋線維組成の関係について述べよ.
- 筋力トレーニング, 持久性トレーニングとスプリントトレーニングの効果について各々説明せよ.
- 高齢期のQOLを高く維持するために必要な, 食事と運動トレーニングについて説明せよ.

4章 運動と神経

1. 神経系の分類

　神経系（nervous system）は，身体活動を含む人間のさまざまな思考，感情，行動の調節を担っている．神経系の情報は，電気的インパルスとして伝えられる．その伝導は迅速であり，即座に反応を引き起こす．神経系のはたらきは，感覚，統合，運動の3つに大別される．感覚系は，感覚受容器によって外界や体内の変化を感覚刺激として受け取り，その感覚情報を統合系に集める．統合系は，感覚情報を処理し，反応の仕方を決定する．運動系では，筋運動や分泌腺にはたらいて適切な反応を起こさせる．

　神経系は，その構造から中枢神経系（central nervous system）と末梢神経系（peripheral nervous system）とに区分される．中枢神経系は，頭蓋腔と脊柱管を占める脳と脊髄からなり，神経系の統合，司令部としてはたらいている．脳や脊髄から外にのびている神経を末梢神経と呼ぶ．このうち脊髄と末梢との間で情報のやり取りを行う神経を脊髄神経（spinal nerves），脳と末梢間を直接結ぶ神経を脳神経（cranial nerves）と呼ぶ．

　末梢神経は，その機能から，感覚系（sensory division）と運動系（motor division）に分類される．感覚系は，末梢の感覚受容器から中枢神経系へ神経情報を伝える求心性（afferent）の神経線維からなる．そのうち，皮膚，骨格筋，関節から神経情報を伝えるものを体性感覚神経線維（somatic sensoly fiber），内臓からの神経情報を伝えるものを内臓感覚神経線維（visceral sensoly fiber）と呼ぶ．

　一方，運動系は中枢神経系から末梢の筋や分泌腺などの効果器に神経情報を伝える遠心性（efferent）の神経線維からなる．運動系はさらに，体性神経系（somatic nervous system）と自律神経系（autonomic nervous system）とに分類される．われわれが骨格筋を意識的に（随意に）動かすことができるのは，体性神経系のはたらきによるものである．一方，内臓の筋や分泌腺の不随意な運動をつかさどるのは自律神経系の役割である．自律神経系はさらに，交感神経系（sympathetic nervous system）と副交感神経系（parasympathetic nervous system）に区分される．

2. 神経組織の構造と機能

　神経系の構造と機能は，非常に複雑であるが，その基本単位である神経組織は，神経膠（neuroglia）と神経細胞（ニューロン：neuron）という2種類の細胞から構成される．神経膠は中枢神経系の神経細胞を支持，絶縁，保護する役目を果たし，神経細胞は電気的インパルスである神経情報を伝達する機能をもつ．

　哺乳類の神経細胞には，さまざまな形と大きさが存在するが，大多数は図4-1に示す脊髄運動ニューロンのように，細胞体（cell body）と軸索（axon）を有する．細胞体は核をもち，神経細胞の栄養と代謝の中心を担っている．細胞体から出る樹状突起（dendrite）は，神経情報を突起から細胞体の方向に伝導し，軸索は細胞体から軸索終末（axonal terminal）の方向に情報を伝える．電気的インパルスが軸索終末に達すると，神経伝達物質（neurotransmitter）と呼ばれる化学物質が軸索終末から細胞と細胞の間の隙間（シナ

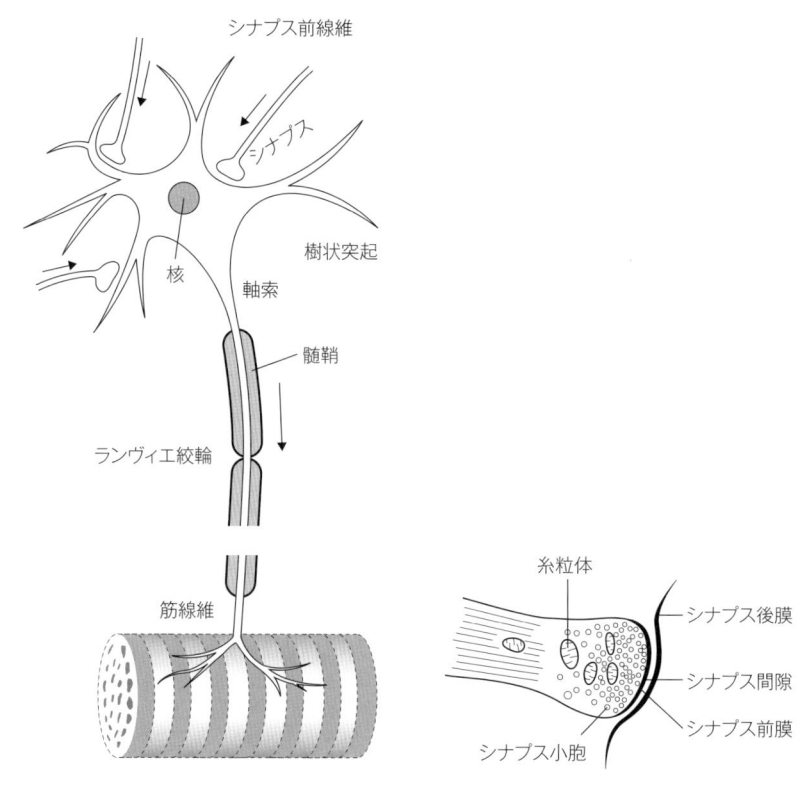

図4-1 運動神経ニューロン(左)とシナプス拡大図(右)
(真島と石田,1976[1];嶋井と永田,1974[2])

プス間隙:synaptic cleft)に放出され,神経情報が他の神経細胞へと伝達される(図4-1).この軸索と他の神経細胞とを結ぶ接合部をシナプス(synapse)と呼ぶ.

多くの軸索は,ミエリン(myelin)の鞘(髄鞘:myelin sheath)で覆われた有髄線維(myelinated fiber)である.ミエリンは,schwann細胞の細胞膜が軸索の周囲を幾重にも包んで形成されている.髄鞘には一定間隔をおいてくびれがあり,これをランヴィエ絞輪(node of Ranvier)と呼ぶ.髄鞘は,軸索を保護・絶縁し,神経情報の伝導を加速するはたらきをもっている.

神経細胞(ニューロン)をその機能によって分類すると,神経情報が伝えられる方向によって,以下の3つに分けられる.

①感覚受容器から中枢神経系へ情報を伝える感覚ニューロン(sensory neuron),あるいは求心性ニューロン(afferent neuron).

②中枢神経系から末梢の骨格筋,内臓,分泌腺へ情報を伝える運動ニューロン(motor neuron),あるいは遠心性ニューロン(efferent neuron).

③神経回路(neural pathway)において感覚ニューロンと運動ニューロンをつなぐ役割をする介在ニューロン(interneuron),あるいは連合ニューロン(association neuron).

感覚受容器は,生体内外の変化を刺激情報として受け取り,それを電気的な神経情報に変換して感覚ニューロンに伝える.刺激情報には,視覚,聴覚,平衡覚,味覚,臭覚などの特殊感覚,皮膚受容器などによる体性感覚および,筋と腱に存在する固有受容器(proprioceptor)からの情報(固有感覚)がある.

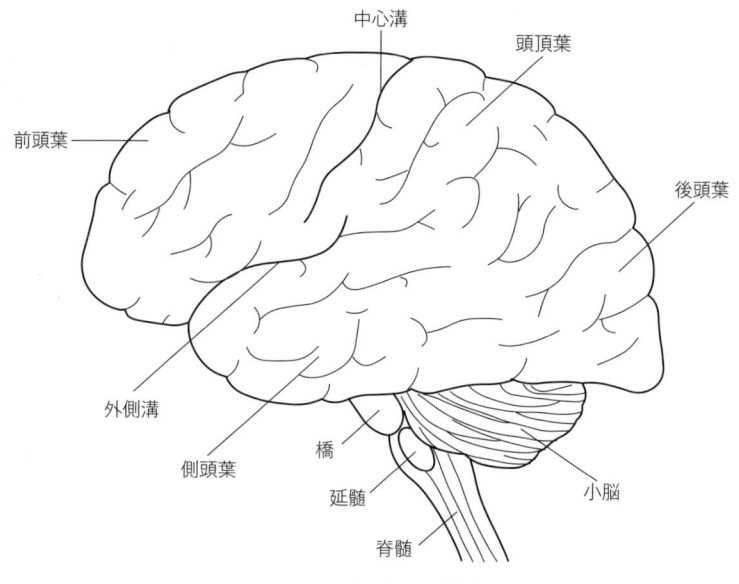

図4-2 脳の主要な構造

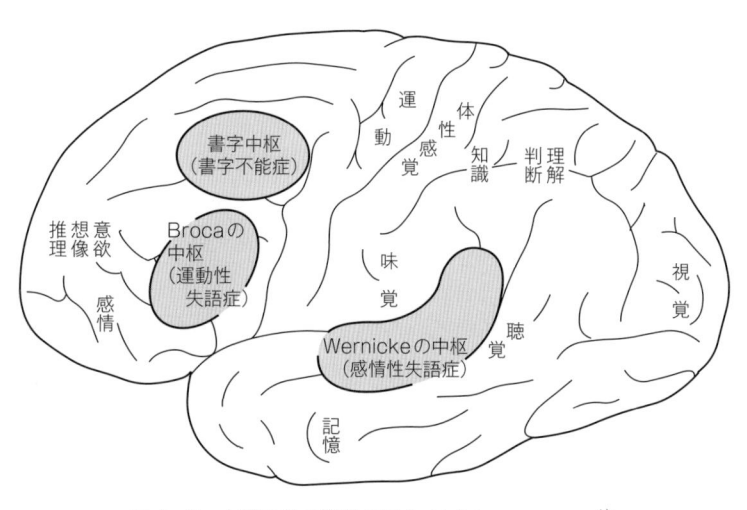

図4-3 大脳皮質の機能の局在(真島と石田, 1976[1])

3. 中枢神経系の構造と機能

3.1 脳

ヒトの脳は，大脳半球(cerebral hemisphere)，間脳(diencephalon)，脳幹(brain stem)，小脳(cerebellum)の4つに区分される．

大脳半球は左右一対をなし，各々前頭葉(frontal lobe)，頭頂葉(parietal lobe)，側頭葉(temporal lobe)，後頭葉(occipital lobe)の4領域に区分される(図4-2)．その役割は，言語，記憶，思考，感情などの高次精神機能や意識，感覚の認識，随意運動などの機能をつかさどることである．

これらの機能は，大脳半球における特定の領域(野：area)と関連している(図4-3)．痛，冷，触などの感覚情報を認識する体性感覚野(somatic sensory area)は頭頂葉に，随意運動をつかさどる一次運動野(primary motor area)は前頭葉に存在する．

図4-4は，体性感覚野と一次運動野の各部位と関連する各身体部位との対応を示したものであ

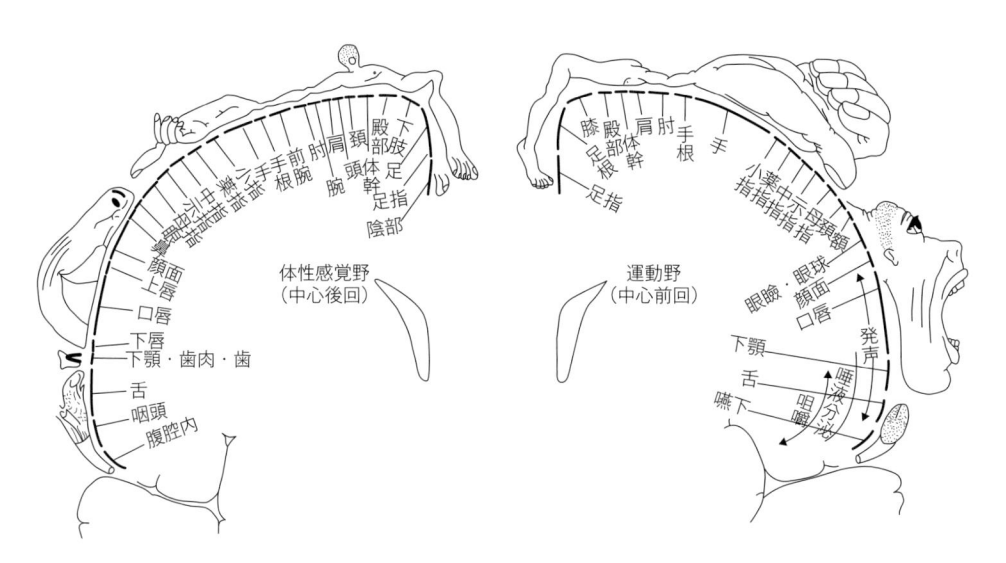

図 4-4 大脳皮質の体性感覚野（左）と一次運動野（右）（Penfield と Rasmussen，1950[3]）

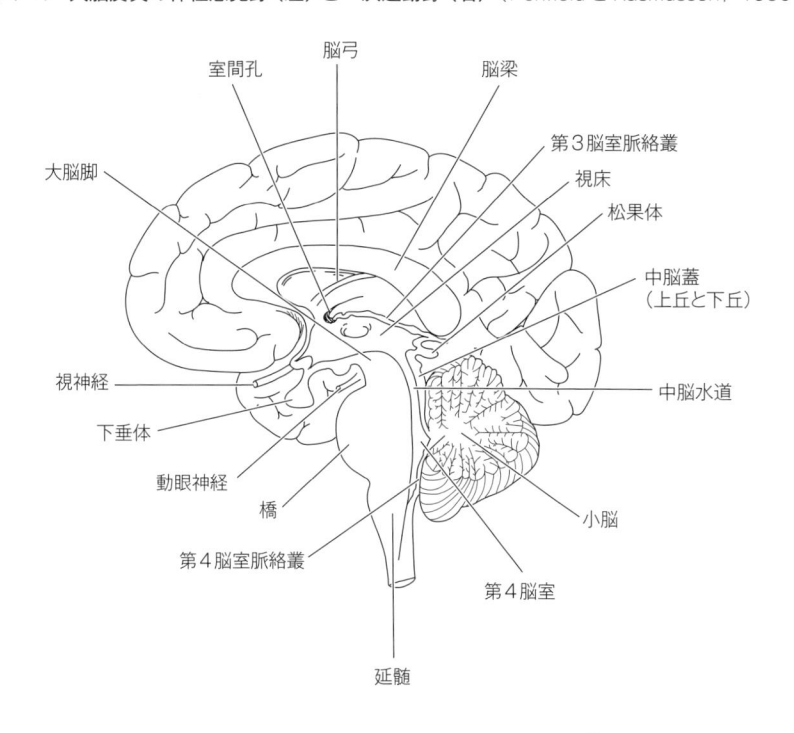

図 4-5 脳の正中矢状断（嶋井と永田，1974[2]）

る．指先のように，敏感な感覚をもち，微妙な動きをする部位は，対応する野の範囲が広い．

間脳は，大脳半球と脳幹に挟まれた位置にあり，主要な構造は視床（thalamus），視床下部（hypothalamus），視床上部（epithalamus）に区分される（図 4-5）．視床は，感覚系の神経情報を脊髄や脳幹から受け取り，大脳皮質に中継する役割をもつ．視床では，感覚の快・不快を認識することはできるが，どの部位のどのような感覚であるかの認識は，大脳の体性感覚野のはたらきによる．

視床下部は，体温，体液バランス，代謝などの自律神経系の調節に関与している．また，食欲や性欲などの欲求や感情を調節する中枢でもある．

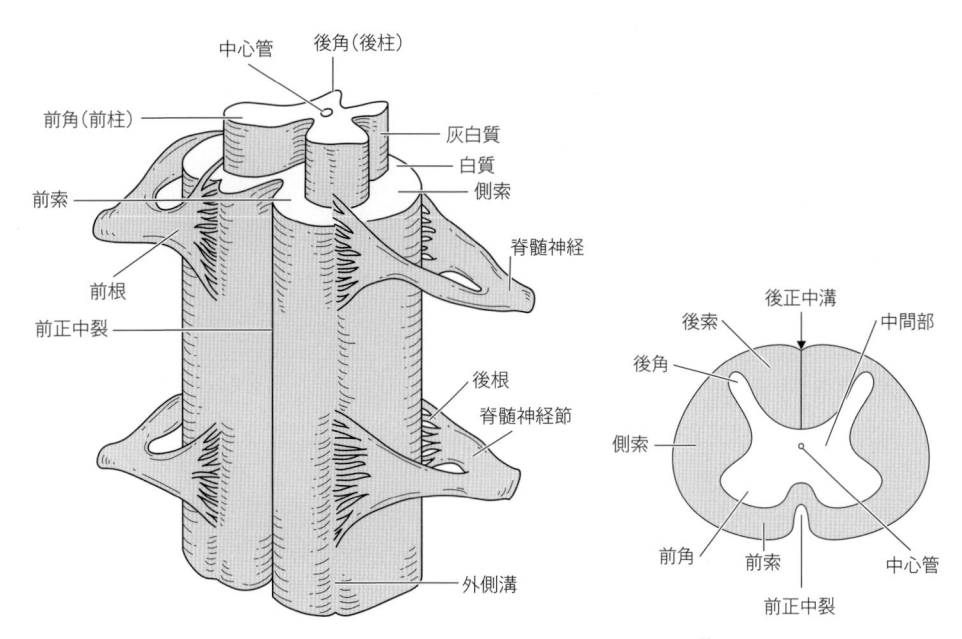

図 4-6 脊髄の外形と横断面 (嶋井と永田, 1974[2])

視床下部に接続している下垂体 (pituitary gland) は，内分泌系と共同して身体のさまざまな調節を行っている．視床上部は，脳脊髄液の産生に関与している．

脳幹は，中脳 (midbrain)，橋 (pons)，延髄 (medulla oblongata) に区分される．脊髄と大脳との神経情報をつなぐ役割の他に，呼吸・循環中枢，覚醒・睡眠サイクルの形成などに関与している．中脳は，視覚や聴覚による反射を調節している．橋には，呼吸を調節する中枢が存在する．延髄には，生命の維持に不可欠な呼吸，心拍，血圧，嘔吐などの中枢がある．

小脳は，骨格筋・腱の固有受容器や内耳の平衡感覚器，眼からの情報を受け取り，これを統御する．小脳による調節が加わることにより，大脳の制御による随意運動がより円滑になる．このことによって，スムーズな動作や安定した姿勢を保つことが可能となる．小脳が障害されると，筋の協調性が失われ，手が震えたり，まっすぐに歩けなくなったりする．

3.2 脊髄

脊髄 (spinal cord) は，脳幹に続く長い円柱状の器官である．脊髄の断面をみると (図 4-6)，中央に脳脊髄液を入れた中心管があり，その周辺には H 型をした灰色にみえる部分があり，これを灰白質と呼ぶ．灰白質の背側の突出部を後角 (dorsal)，腹側の突出部を前角 (ventral) と呼ぶ．後角には，介在ニューロンの細胞体がある．感覚ニューロンの軸索は，後根 (dorsal root) と呼ばれる部位から脊髄に入る．運動ニューロンの細胞体は前角にあり，その軸索は前根 (ventral root) から出て末梢へとのびている．脊髄の白くみえる部分は白質と呼ばれ，ほとんどが有髄神経線維の束からなり，脳と脊髄，あるいは脊髄の一部と他の部分とを連絡している．

4．末梢神経系の構造と機能

末梢神経は，神経線維の束がそれを保護する結合組織で包まれて構成されている．神経細胞の分類と同様に，末梢神経は，神経情報を伝える方向によって分類される．感覚情報を末梢から中枢神経系に伝える末梢神経は，感覚神経 (sensory nerve) または求心性神経 (afferent nerve) と呼ばれ，運動情報を中枢神経系から末梢に伝える末梢神経は，運動神経 (motor nerve) あるいは遠心性神経 (efferent nerve) と呼ばれる．また，感

覚情報を伝える神経と運動情報を伝える神経が一緒になっている末梢神経は，混合神経（mixed nerve）と分類される．脊髄神経は，すべて混合神経である．

4.1 脳神経

脳神経は左右12対あり，主に頭部，顔面，頸部を支配している．胸腹部までのびて内臓を支配しているのは，1対の迷走神経のみである．脳神経は頭側から順に番号がつけられ，多くの場合それが支配する器官の名称で呼ばれている（図4-7）．

4.2 脊髄神経

脊髄神経は，脊髄から出た前根と後根が合流して形成される．頸神経8（C1-C8），胸神経12（T1-T12），腰神経5（L1-L5），仙骨神経5（S1-S5），尾骨神経1（C0）の左右31対からなる．脊髄神経には，対応する脊椎の番号がつけられている．ただし例外的に，C1は第1頸椎の上から，C8は第7頸椎の下から出ている．脊柱管から出て分岐した末梢神経は，その走行と支配領域から名称がつけられている．

脊髄神経は全長1〜2 cmしかなく，脊椎を出てすぐに後枝（dorsal ramus）と前枝（ventral ramus）に分かれる．後枝は体幹の背部の感覚と筋を支配しているが，その支配領域は狭い．前枝は，頸，体幹の大半，四肢に広く分布する．第1-12胸神経は，肋間神経（intercostal nerves）を形成し，胸腹部の皮膚や肋間筋などを支配している．その他一部の前枝は，神経叢（plexus）と呼ばれる神経の複雑な絡み合いを経て，上肢や下肢の末梢神経に分かれている．

4.3 体性神経系と自律神経系

末梢神経のうち，意識にのぼる感覚や骨格筋の随意運動をつかさどっているのは，体性神経系である．一方，内臓を不随意に調節する神経は，自律神経系である．骨格筋を支配する運動ニューロンでは，細胞体は中枢神経系の中にあり，その軸索が末梢の筋までのびている．一方，

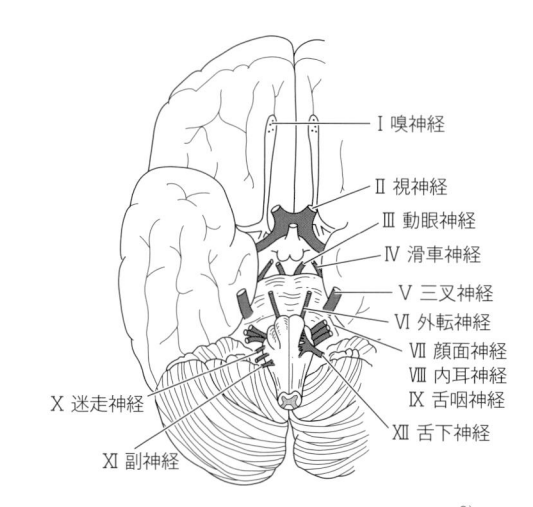

図4-7 脳神経の分布（嶋井と永田，1974[2]）

自律神経系では，中枢神経から効果器に至るまでに，2つの運動ニューロンが関与している．自律神経系は，交感神経系と副交感神経系とに分類され，交感神経は効果器に対してノルアドレナリン（noradrenaline）を遊出し，副交感神経と体性神経はアセチルコリン（acetylcholine）を遊出する．

交感神経と副交感神経は，同じ臓器を支配しながら相反する作用をもたらす．たとえば，心臓を支配する交感神経は心拍数を高め，副交感神経は心拍数を低下させる．このようにほとんどの臓器や器官の反応は，交感神経と副交感神経とのバランスで調節される．ただし，血管，皮膚，副腎髄質や分泌腺のいくつかは，交感神経のみの支配を受けている（図4-8）．

運動中は交感神経系のはたらきが高まり，心拍数は増加し，血圧や血糖値が高くなる．骨格筋の血管は拡張し，血流量が増大するが，消化器系への血流は低下する．このような反応は，危険に遭遇した時やストレスにさらされた時にも同様に起こる．一方，安静時には副交感神経系のはたらきが高く，消化吸収が活発になり，心血管系は抑制され，エネルギーを貯えるように調節される．

食後に運動をすると，交感神経がはたらいて副交感神経のはたらきを妨げるため，消化吸収が低下する．自律神経系のはたらきを考慮すると，生活の中でいつ運動をし，休息をとるかというタイミングは非常に重要である．

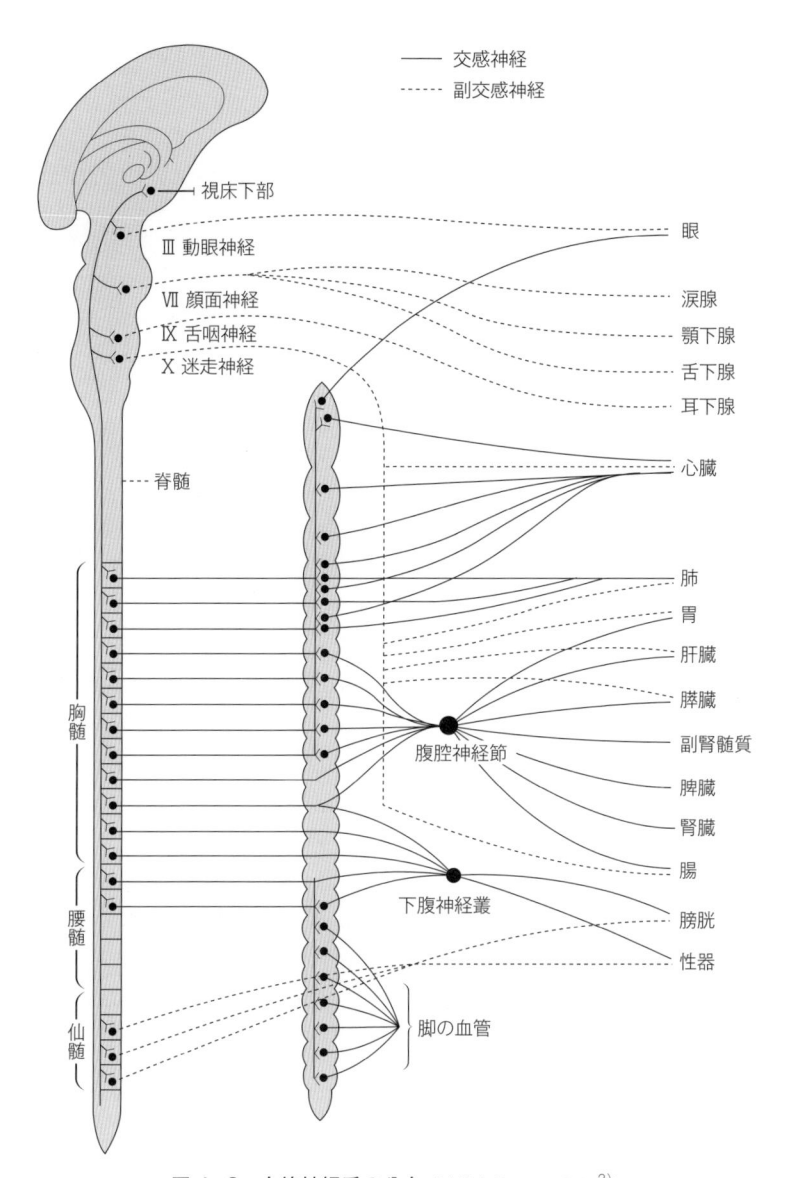

図 4-8 自律神経系の分布 (嶋井と永田, 1974[2])

5. 神経系による運動の調節

われわれが意識的に行う運動 (随意運動) は, 脊髄運動ニューロンや脳神経運動核の運動ニューロンの電気的インパルス発射パターンと発射頻度によって調節されている. 随意運動を引き起こし, 身体の姿勢を調節して, 運動のための安定した基盤をつくり, さらに各種の筋活動を協調させて円滑で正確な運動を行うためには, 大脳皮質の運動野のみならず, 大脳基底核 (basal ganglia) や小脳など, 他の中枢神経系, および末梢神経系の複雑なはたらきが必要である.

5.1 $α$ 運動ニューロンと $γ$ 運動ニューロン

脊髄前角に存在する $α$ 運動ニューロンは, 骨格筋の筋線維を支配している. その軸索から出る反回側枝は, レンショウ細胞 (Renshaw cell) に終わっている. レンショウ細胞は, $α$ 運動ニューロンを抑制するはたらきをもち (反回抑制), $α$ 運動ニューロンの過度の興奮を抑え, 筋および腱の

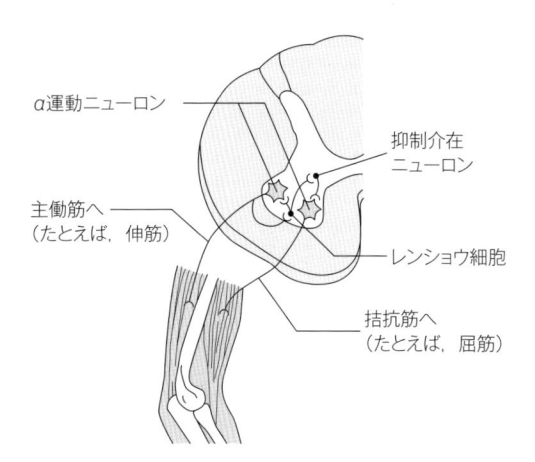

図4-9 レンショウ細胞によるα運動ニューロンの反回抑制

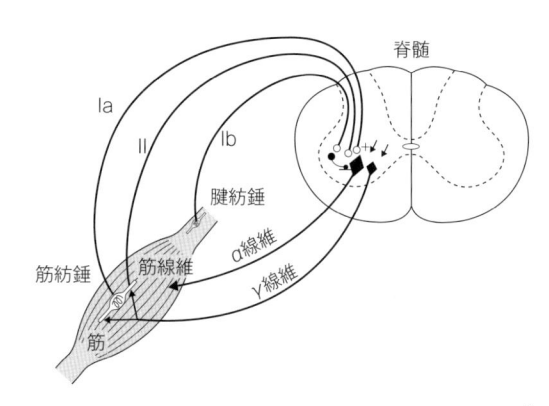

図4-10 伸張反射の自動調節機構（森谷と根本，1994[4]）

損傷を防いでいる（図4-9）．

また脊髄前角には，α運動ニューロンよりも小型のγ運動ニューロンが混在していて，骨格筋に存在する筋紡錘中の錘内線維を支配している．筋紡錘は，筋の収縮・伸張の程度を感知する役割をもつ固有受容器である（同様の機能をもつ固有受容器は腱にも存在し，腱紡錘と呼ばれる）．

筋紡錘は引き伸ばされるとインパルスを発射し，求心性ニューロン（Ia線維）を通じて脊髄のα運動ニューロンに達し，反射的に伸張された筋線維を収縮させ，元の長さに戻す（伸張反射）．この時，γ運動ニューロンも同時に興奮して筋紡錘内の線維も収縮させることによって，筋紡錘の伸張探知器としての機能を高めている．このはたらきには小脳が関与しており，姿勢の制御や筋長変化が著しい動的動作の応答を高めている（図4-10）．

運動動作時の協調的な関節の動きにも，反射による調節がはたらいている．たとえば，膝を屈曲する場合，屈筋である大腿二頭筋が収縮している時には，その拮抗筋である伸筋（大腿四頭筋）は抑制されて弛緩する．逆に膝を伸展する場合には，大腿四頭筋が収縮し，大腿二頭筋は抑制される．このような関係を相反性神経抑制（reciprocal inhibition）と呼ぶ．小児では成人に比べ，相反性神経抑制の発達が不十分であるため，動作がぎこちなく，また運動のためのエネルギー効率が低いと考えられている．

5.2 随意運動の伝導路

随意運動のパターンは脳内で計画され，その司令は主として運動野と運動前野から錐体路系（pyramidal system）および錐体外路系（extrapyramidal system）を通じて骨格筋に達する．概して錐体路系は意識的な運動をつかさどるのに対し，錐体外路系は反射や随意運動の調節，協応に関与している．

錐体路系を形成する軸索は，運動野（第4野）を出た後，延髄の錐体で正中を交叉し，左右をかえて脊髄のα運動ニューロンに達する．一方，錐体外路系の軸索は，運動前野（第6野，第8野）から出て基底核や網様体などで他の神経細胞と中継し，α運動ニューロンに達する．また，中脳から出る軸索は，オリーブ核を経て錐体外路に加わる．同様に，小脳からの軸索は前庭核を経由して，錐体外路の一部を形成する．

前述のように錐体外路系は，錐体路系の意識的な運動を助け，骨格筋の動きに協調性をもたせ，運動を全体として円滑にすすめる役割を果たしている（図4-11）．

5.3 歩行運動の神経制御

われわれの基本的な運動行動のひとつである歩行運動のリズムや，基本的パターン（半自動化された左右肢，屈筋と伸筋の交代性運動）は，脊髄の神経回路網（中枢パターン発生器，central pattern generator：CPG）によって形成される可能性が示されている．大脳からの遠心性情報

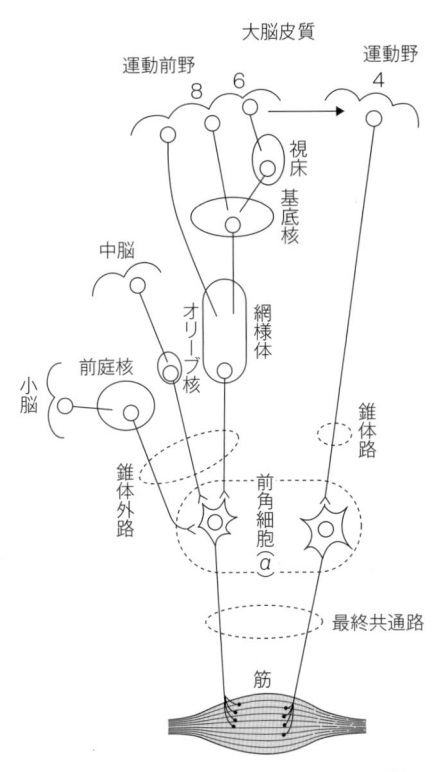

図4-11 運動神経経路（朝比奈, 1981[5]）

は，中脳歩行誘発野（mesencephalic locomotor region：MLR）などを介してCPGを駆動することにより，歩行を実現していると考えられている．

末梢からの感覚入力もCPGを調節する重要な役割を果たす．また，これまで行われてきた筋電図や反射出力の検討から，歩行などの律動的な運動中の制御には，それ以外の随意運動中とは異なり，CPGの関与が示唆されている．

ヒトの歩行運動時の神経制御については未だ不明な点が多く，その解明には今後の研究成果の蓄積が期待される．

5.4 運動単位の動員

ひとつのα運動ニューロンとその支配下にある筋線維群をまとめて運動単位と呼ぶ．筋収縮張力の調節は，参加する運動単位の動員様式（recruitment）と，参加している運動単位のインパルス発射頻度（rate cording）によってなされる．

3章で述べたとおり，運動単位は支配している筋線維の収縮速度，発揮張力，エネルギー代謝特性や疲労耐性によって，FFタイプ，FRタイプ，Sタイプに大別される．あるα運動ニューロンによって支配されている筋線維は，すべて同じ性質をもっている．すなわち，FFタイプの運動単位はタイプⅡb線維を，FRタイプはタイプⅡa線維を，SタイプはタイプⅠ線維を支配している．

一般的には，運動単位の動員様式はS→FR→FFの順に，筋線維タイプはⅠ→Ⅱa→Ⅱbの順に動員される．このように収縮張力が小さく，疲労しにくい筋線維を支配しているα運動ニューロンから順に動員される一般的法則をサイズの原理（size discipline）という．しかし，この原則はすべての運動時にあてはまるものではなく，反射やすばやい動作などでは，Fタイプが先に動員されることも認められている．

収縮張力を徐々に増大させる条件で，運動単位の動員数とインパルスの発射頻度を検討した研究によると，筋張力の調節は筋の大きさによって異なり，手指の筋のような小さな筋では，主としてすでに動員されている運動単位のインパルス発射頻度を変化させることでなされ，腕や脚のような大きな筋では，主に新たな運動単位の動員，およびすでに動員されている運動単位の脱動員（derecruitment）によって，行われることが示されている．

5.5 最大筋力の発揮と神経系

筋力トレーニングによる最大筋力の増大には，筋線維の肥大による筋横断面積の増大が伴うことは前章で述べた．しかし，このことはすべてのトレーニング実験で確認されてはおらず，筋肥大を伴わずに最大筋力が増大した例も認められている．また，電気刺激やかけ声，催眠，薬物投与等によって最大筋力が増大することも報告されている（図4-12）．このことは，最大筋力の発揮が心理的に抑制されていることを示すものであり，かけ声などによって心理的な抑制が低下すると，より大きな筋力を発揮することができるものと考えられる．一般に火事場の馬鹿力として知られるものは，この典型例としてあげられる．

このように最大筋力は，骨格筋の解剖学的構造

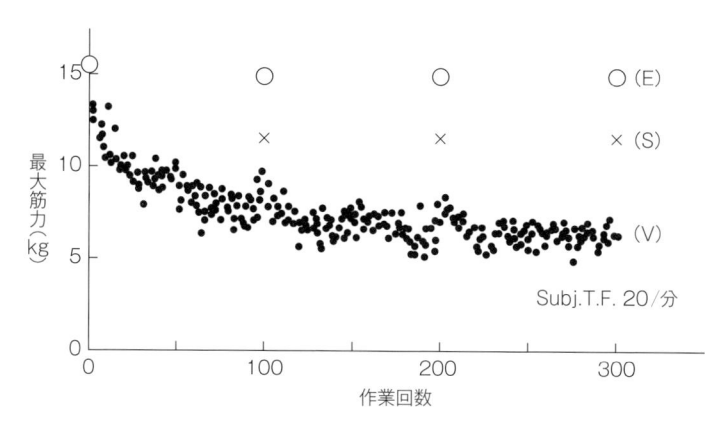

図4-12 筋作業中の生理的限界と心理的限界 (猪飼, 1973[6])
○ (E)：電気刺激による最大筋力
× (S)：自発的なかけ声とともに発揮した意志による最大筋力
● (V)：意志による最大筋力

と生理的条件に規定される能力，および大脳皮質を含む中枢神経系の興奮水準による心理的条件に規定される能力の両因子によって決定されるものと考えられている．前者は生理的限界，後者は心理的限界と呼ばれる．

生理的限界は個人について比較的一定したものであるのに対し，心理的限界はその時の意欲や動機の水準によって変化するものである．したがって，心理的限界の上限が生理的限界の上限を超えることはないと考えられるが，両者の差異には大きな個人差が認められている．また，トレーニングによって筋持久力の心理的限界が生理的限界に近づくことも報告されている．以上のことから，トレーニングによる最大筋力や筋持久力の増大には，運動単位の興奮水準の増加と筋肥大の両因子が関与するものと考えられている．

5.6 情動反応と運動

喜怒哀楽や恐怖などの感情とそれに伴う自律神経-内分泌系の反応は，情動反応と呼ばれ，その発現には大脳辺縁系，視床下部および脳幹網様体が関与するものと考えられている．身体運動やスポーツによって得られる爽快感や気分の高揚，ストレス発散，不安や抑うつの軽減などは，情動反応のはたらきによるところが大きい．情動反応には，神経伝達物質である脳内モノアミン，ストレスホルモン（ドーパミン，ノルアドレナリン，セロトニンなど）が重要な役割を果たしている．

運動は中脳のドーパミン神経を活性化して，快感，気分の高揚，動機づけを高めると考えられている．また，ストレス刺激に対する不安や覚醒に関係するノルアドレナリン神経は，運動強度が高いほど活性化されることが示されている．一方，運動によるセロトニン神経の活性化は，抗うつ，抗不安作用，爽快感を伴う覚醒水準の維持，衝動の抑制をもたらすとされている．また，運動が記憶や学習能力の向上を促すことが指摘されているが，これには学習・記憶の中枢である海馬の変化が関係しているものと，考えられている．

以上のような運動に関する脳・神経科学研究の成果は，こころの健康を保持増進するためのスポーツ活動や，トップ競技選手のオーバートレーニング防止に役立つものとして，今後の蓄積・発展が期待されるものである．

文献

1) 真島英信，石田綾子：人体生理の基礎．杏林書院，1976．
2) 嶋井和世，永田 豊：入門解剖生理．杏林書院，1974．
3) Penfield W and Rasmussen T: The Cerebral Cortex of Man: A Clinical Study of Localization of Function.

MacMillan, 1950.
4) 森谷敏夫, 根本　勇編：スポーツ生理学. 朝倉書店, 1994.
5) 朝比奈一男：運動とからだ. 大修館書店, 1981.
6) 猪飼道夫編：身体運動の生理学. 杏林書院, 1973.
7) Marieb EN 著, 林正健二, 小田切陽一, 武田多一, 淺見一羊, 武田裕子訳：人体の構造と機能. 医学書院, 1997.
8) Ganong WF 著, 市岡正道, 林秀生, 中村嘉男, 熊田衛, 星猛, 菅野富夫, 佐藤昭夫訳：医科生理学展望. 丸善, 1997.
9) 吉岡利忠, 内田勝雄編：生体機能学テキスト. 中央法規出版, 2007.
10) 朝比奈一男, 中川功哉：現代保健体育学体系7　運動生理学. 大修館書店, 1969.
11) 宮村実晴編：運動生理学のニューエビデンス. 真興交易医書出版部, 2010.

まとめ

- 神経系は構造的に中枢神経系と末梢神経系とに分類される. 末梢神経系は機能的に感覚系と運動系に分類される. 感覚系は体性感覚神経と内臓感覚神経からなり, 運動系は体性神経系と自律神経系に分類される.
- 神経組織は神経膠と神経細胞（ニューロン）から構成される. ニューロンは基本的に細胞体と軸索からなり, 電気的インパルスを伝導する. 2つのニューロンは, シナプスを介して神経情報を伝達する.
- 中枢神経系は脳と脊髄に区分される. 脳は, 大脳半球, 間脳, 脳幹, 小脳からなり, 高次神経活動, 感覚, 随意運動, 生命活動に不可欠な反射的調節などをつかさどる. 脊髄は, 脳と末梢の間で情報を伝達する役目を担う.
- 末梢神経は, 脳神経と脊髄神経に区分され, 中枢神経系と末梢の効果器との間で情報を伝達する役目を担う.
- 自律神経系は, 交感神経系と副交感神経系に分けられる. 多くの臓器は, 交感神経と副交感神経のバランスによって不随意に調節されている.
- 円滑な随意運動は, 大脳半球の運動野からの司令とともに, 大脳基底核や小脳などの中枢神経および末梢神経の複雑なはたらきによって調節されている.
- 脳内で計画された随意運動のパターンは, 錐体路系と錐体外路系を経由して筋に達する. 随意運動をつかさどる神経線維の大多数は, 延髄の錐体あるいは脊髄で正中を交叉する.
- 筋が急激に引き伸ばされると, 筋内の筋紡錘から求心性ニューロンを通じてインパルスが送られ, これを受け取ったα運動ニューロンが反射的に興奮して引き伸ばされた筋を収縮させ, もとの長さに戻す. これを伸張反射と呼ぶ.
- ある関節を動かす場合には, 拮抗筋が反射的に抑制されることによって, 動作が円滑になる. これを相反性神経抑制という.
- 一般的に運動時には, 収縮張力が小さく疲労しにくいタイプの運動単位から順に動員される. これをサイズの原理という.
- 筋力トレーニングによる筋力増大には, 運動単位の興奮水準の増加が関与する.
- 身体運動やスポーツによって得られる爽快感や気分の高揚, ストレス発散, 不安や抑うつの軽減などは, 情動反応に関係しており, 神経伝達物質である脳内モノアミン, ストレスホルモン（ドーパミン, ノルアドレナリン, セロトニンなど）が重要な役割を果たしている.

❓ 設問

・神経系の構造的，機能的分類について説明せよ．
・神経組織の構造と機能について説明せよ．
・中枢神経系と末梢神経系の構造と機能について説明せよ．
・体性神経系と自律神経系について説明せよ．
・伸張反射の仕組みについて説明せよ．
・随意運動の伝導路について説明せよ．
・相反性神経抑制について説明せよ．
・サイズの原理について説明せよ．
・トレーニングによる筋力増大の機序について説明せよ．
・運動と情動反応との関係について説明せよ．

5章 運動と発育

1. 骨

骨粗鬆症とは低骨量と骨組織の微細構造の異常を特徴とし，骨の脆弱性が増大し骨折の危険性が増大する疾患と定義される．日本の患者数は1,280万人といわれ，転倒から腰椎圧迫骨折や大腿骨頚部骨折をきたし，QOL低下だけでなく死亡リスクも上昇させる．

骨量は発育期に増加し若年成人期に最大値に達した後，加齢とともに徐々に低下していく．骨粗鬆症の予防には，中高年期の骨量低下をくい止めることと，若年成人期の最大骨量を高めておくことが鍵となる．

二重X線吸収法を用いた縦断研究によると，骨面積は最大身長発育年齢（age at peak height velocity：PHV年齢）の-4歳から+4歳で，また，骨塩量は-4歳から+6歳で有意に増加するとされている[1]．この研究によるとPHV年齢は男子で13.5±1.0歳，女子で11.8±1.0歳であり，男子でおよそ10歳から19歳，女子では9歳から18歳の間に骨塩量が増加し，20歳頃に最大となり20歳代後半までこの高い値が続く（図5-1）．なお，女子の骨塩量は男子よりも低く，このことが閉経後の急速な低下と相俟って，高齢女性の骨粗鬆症の一因となっている．

一般に骨密度は骨塩量を骨面積で除した「g/cm^2」の単位で表されることが多い．しかし，この指標では深さの変化が反映されないため，発育期の骨評価においては注意しなければならない．Faulknerら[2]は，発育期にある子どもの骨塩量を縦断的に測定し，アロメトリーの手法を使って体積当たりに近似する骨塩量を求めている（図5-2）．この値は，PHV年齢前では低下しその後増

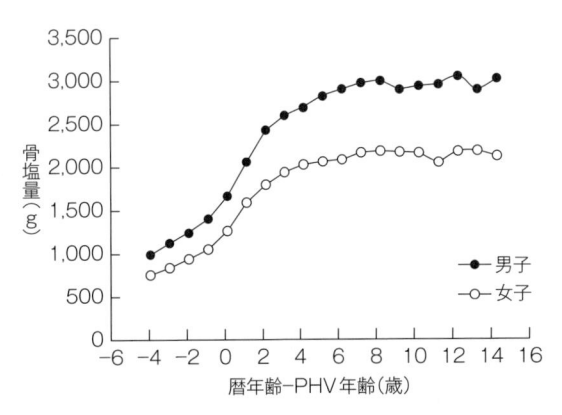

図5-1 PHV年齢からの隔たりで表した年齢と骨塩量の関係（Baxter-Jonesら（2011）[1]をもとに作図）

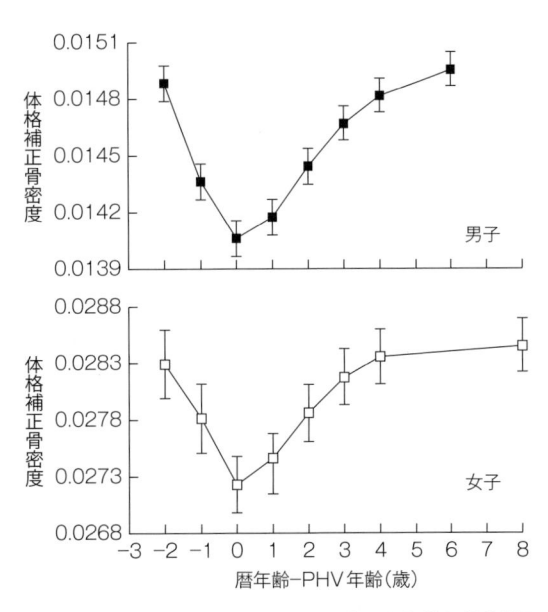

図5-2 PHV年齢からの隔たりで表した年齢と体格補正骨密度の関係（Faulknerら，2006[2]）

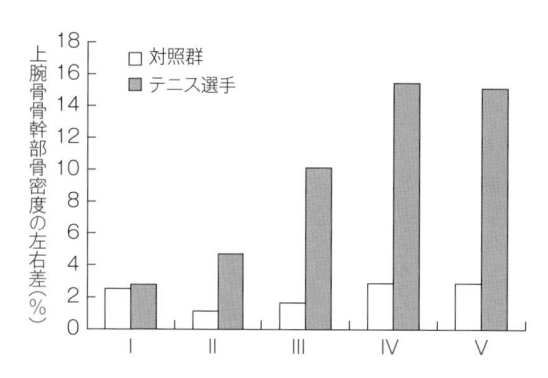

図5-3 テニス選手と対照群の上腕骨骨幹部骨密度の左右差（Haapasaloら（1998）[3]）をもとに作図）
横軸のローマ数字はタナーステージを表している．

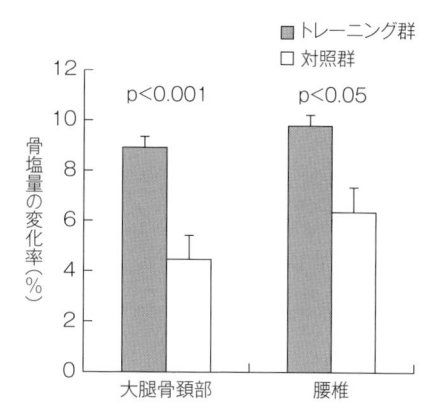

図5-4 トレーニング群と対照群の骨塩量の変化（％）（Fuchsら，2001[4]）

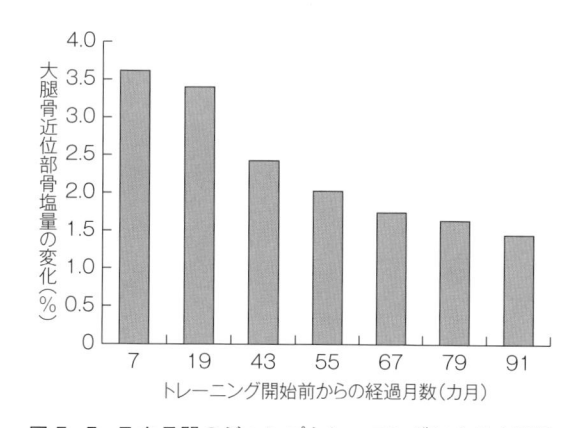

図5-5 7カ月間のジャンプトレーニングによる大腿骨近位部骨塩量の変化およびトレーニング中止後の変化（Gunterら，2008[5]）
対照群の変化を超えるトレーニング群の変化（％）を示す．91カ月後でも1.4％高い．

加するU字型の変化を示す．これは，骨面積の増加に対し骨塩量の増加が遅れるためとされ，PHV年齢付近では体積当たりの骨塩量が一過性に低下するため，骨折ハイリスク期と考えられている．

運動は骨発育にかかわる重要因子といえる．Haapasaloら[3]は7歳から17歳の女子テニス選手と対照群の両腕の骨密度を測定し，利き手と非利き手の骨密度の差を検討した（図5-3）．同一人の右腕と左腕なので，遺伝，栄養，内分泌などの影響は同等と考えられる．

上腕骨骨幹部の骨密度を調べてみると，対照群では左右腕の骨密度に差がないが，テニス選手では利き手側の骨密度が明らかに高かった．利き手側の腕は，ラケットを介してボールを打ち返す運動を繰り返しており，ラケットに加わる力とそれに打ち勝とうとする筋の力によって骨には曲げ応力が加わり，この物理的刺激が骨密度の左右差をもたらしたと考えられている．

運動の効果を縦断的に検討した研究もある．Fuchsら[4]は，7.5±0.16歳の男女を対象として，1日100回，61cmの台からとび降りる運動を週3回，7カ月間にわたって実施し，トレーニング群では大腿骨頸部や腰椎の骨塩量，骨面積，骨密度が増加したと報告している（図5-4）．対照群においても発育に伴う骨塩量の増加がみられるが，7カ月間の変化率はトレーニング群のほうが有意に大きく，骨発育に及ぼす運動刺激の重要性が縦断的研究からも支持されている．

また，この7カ月間のトレーニング効果は，トレーニング中止後8年を経過しても残っているという．トレーニング群の骨塩量は7カ月間のトレーニングで対照群より3.6％増加したが，91カ月後でも1.4％有意に高かったとしている（図5-5）[5]．

思春期（タナーステージⅣ〜Ⅴ）よりも思春期前（タナーステージⅠ）や思春期初期（タナーステージⅡ〜Ⅲ）での効果のほうがやや大きく，このような年齢段階での運動刺激が骨発育に影響を及ぼし，そのことが成人期の最大骨量を高め，最終的に骨粗鬆症の予防につながると考えられている．

2. 筋

筋には身体を支える,運動を発現する,体熱を産生するなどの役割があり,主要なエネルギー代謝器官である.ヒトの行動や運動を可能にし,走跳投の運動能力を高めスポーツパフォーマンスを左右するばかりでなく,けがの予防やエネルギー代謝を介して健康にもかかわる.

全身の筋量は男子で体重の約50%,女子で約40%を占める(図5-6)[6].筋は筋線維からなり,筋線維には遅筋線維(slow-twitch fiber:ST)と速筋線維(fast-twitch fiber:FT)がある.前者は収縮速度が遅いが,ミトコンドリアや酸化系酵素が多く有酸素能に優れる.後者は収縮速度が速く解糖系酵素が多く無酸素能に優れている.さらに後者は,中間型のFTaと解糖能力が高いFTbに分けられる.

ST線維とFT線維の本数比は幼児期から成人期まで変わらない(表5-1)[7].また,成長や運動トレーニングにともなう筋肥大は,筋線維一本一本の肥大によるものであり,筋線維の増殖(本数の増加)によるものではないと考えられている.Oertel[7]は,子どもの三角筋と外側広筋の筋線維径および筋線維組成を調べ,筋線維径は遅筋線維・速筋線維ともに年齢とともに増加するが両者の本数比は変わらないと報告している.

筋は骨に付着し「てこ」を介して力を発揮している.筋の付着部が力点,関節が支点,外部に対して実際に力を発揮する部位が作用点となる.作用点で発揮される筋力をみかけの筋力,筋自体が発揮している筋力を真の筋力といい,生理的筋断面積当たりの真の筋力を絶対筋力(固有筋力)という.

絶対筋力はおよそ $6〜7\,kg/cm^2$ で性年齢差はみられない(図5-7)[8].したがって,発育期の筋力増加と性差の拡大は,原則として筋断面積の増加(筋肥大)による.

筋力に影響を及ぼす要因には,筋断面積や運動単位の他にも,収縮様式(等尺性,短縮性,伸張性),関節角度(筋節長),筋線維組成,心理的要因などがあげられる.性・年齢別にみた最大筋力(等尺性筋力)を図5-8に示した.思春期前では男子と女子の筋力にほとんど差がみられない.女子は男子に比べて早期に思春期スパートを迎えるが筋力の増加量は少なく,その後男子のスパートとともに性差が拡大していく.

こうした筋力増強には,テストステロンの分泌とともに活発な運動スポーツへの参加など,環境

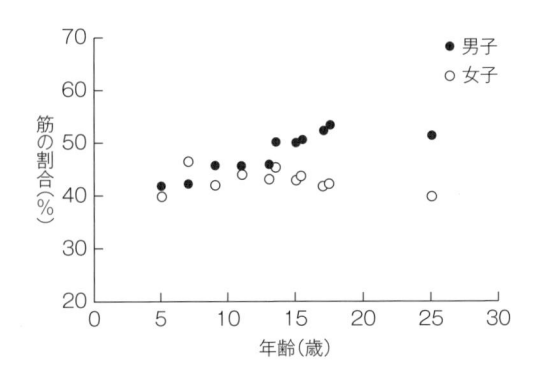

図5-6 体重に対する筋の割合(Malinaら(2004)[6]をもとに作図)

表5-1 年齢別にみた三角筋と外側広筋の筋線維径と筋線維組成

平均年齢(歳)	三角筋			外側広筋		
	筋線維径(μm)		遅筋線維の割合(%)	筋線維径(μm)		遅筋線維の割合(%)
	遅筋線維	速筋線維		遅筋線維	速筋線維	
0.3	15.2	13.5	48	12.9	11.8	40
1.0	19.3	16.7	55	17.1	16.6	53
2.3	21.3	14.9	62	25.6	21.5	53
4.7	25.9	19.8	62	33.4	27.6	56
7.5	32.1	25.8	60	38.5	33.9	54
12.4	40.0	38.3	58	48.5	45.4	47
17.5男子	52.9	56.8	54	60.6	61.0	41
17.5女子	48.5	45.4	57	60.5	53.8	43

Oertel(1988)[7]より抜粋.17.5歳未満の群については男女混合.

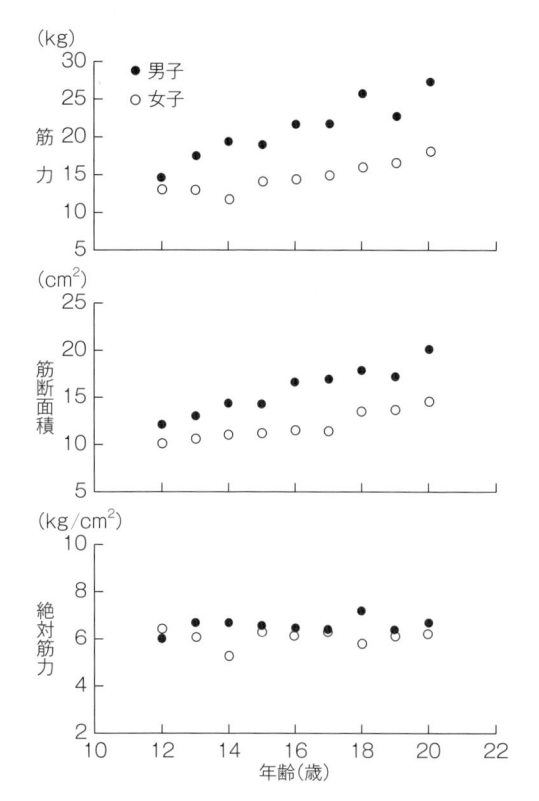

図5-7 性・年齢別にみた上腕屈筋群の筋力，筋断面積，絶対筋力（福永（1978）[8]より作図）

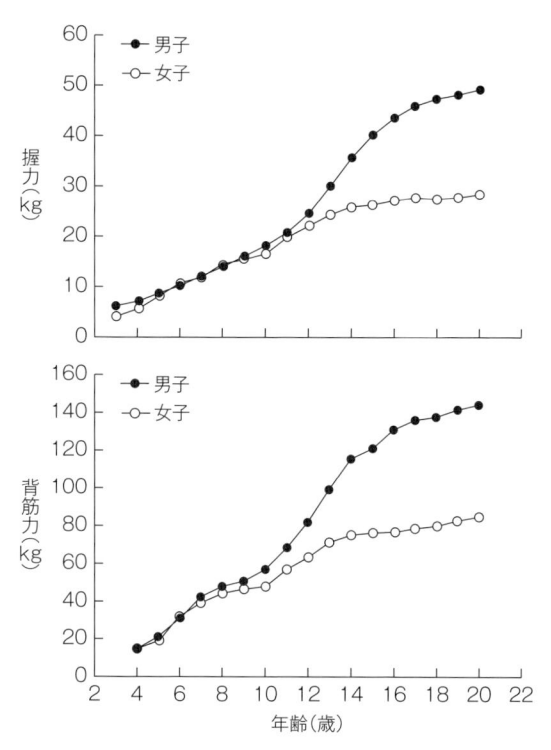

図5-8 性別・年齢別にみた筋力（東京都立大学体力標準値研究会（2000）[9]をもとに作図）

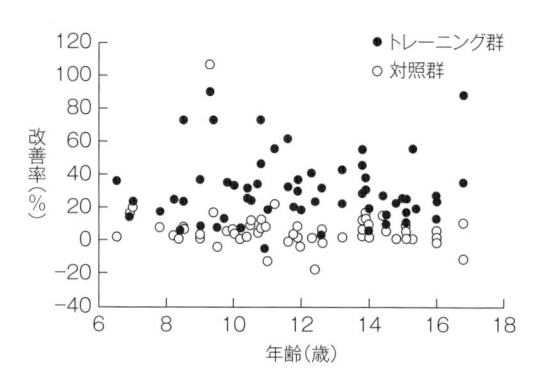

図5-9 レジスタンストレーニングによる筋力の改善率（Behringerら（2010）[10]をもとに作図）

因も関与していると思われる．筋力の年間発育量がもっとも大きい時期は，男子でPHV年齢の1年後，女子ではPHV年齢にほぼ一致する．この発育スパート期には個人差があり，早熟の子どもは同年齢（暦年齢）の子どもより筋力が優れている．このような子どもは，走跳投の運動能力にも優れておりスポーツ場面で活躍する可能性がある．スポーツや体育授業では，早熟か晩熟かについても考慮しながら指導にあたる必要があろう．

子どもでも筋力トレーニング（レジスタンストレーニング）により筋力が向上する．図5-9はレジスタンストレーニングによる筋力の改善率を示したものである．ひとつのプロットがひとつのグループの平均値を表している．対照群に比べるとトレーニング群の改善率は明らかに大きく，対照群で0％から15％の筋力向上がみられるのに対し，トレーニング群では20％から40％の改善がみられるものが多い．この改善率は年齢とともにやや大きくなる傾向があり，思春期後期のほうが筋力の改善効果が期待できる．

しかし，思春期前でも筋力の改善が認められることや，発育加速期に限定された特段の改善が認められないことも示唆される．また，こうしたトレーニング効果はディトレーニング（トレーニング中止）により消失するという．

子どもでも筋に対するトレーナビィリィティが

表5-2 子どものレジスタンストレーニングのためのガイドライン(BlimkieとBar-Or, 1996[11])

安全で効果的なレジスタンストレーニングを行うための基本事項
1. 運動禁忌の者を除外すること.
2. 事前説明や指導を受けること.
3. 体操やストレッチなどの準備運動をすること.
4. フリーウエイトやマシンを使う前に,自体重を負荷としたトレーニングから始めること.
5. フリーウエイトやマシンを使う場合には,一人ひとりに応じた負荷を設定すること.
6. すべての主要筋群について,屈筋群と伸筋群の両方をトレーニングすること.
7. 全可動範囲にわたって動かすこと.
8. 週3回以内とし,休息日をはさむこと.
9. フリーウエイトやマシンを使うときには,軽い負荷で反復回数を多くし(15回以上),少ないセット数(2〜3セット)から始め,徐々に重い負荷で少ない反復回数(6回から8回),3〜4セットへ高めて行くこと.
10. トレーニング後にストレッチを含むクーリングダウンを行うこと.
11. 機種選定に際しては,耐久性,安定性,堅牢性,安全性などを考慮すること.
12. 激しいまたは持続的な痛みに注意を払い,医学的アドバイスを受けること.

発育途上の子どもに対する配慮事項
1. さまざまな余暇活動およびスポーツ活動のひとつのバリエーションとして,思春期前ではとくにこのことを考慮して,レジスタンストレーニングを導入すること.
2. フリーウエイト,スプリング,マシン,体重などさまざまなトレーニング様式を組み合わせて行うこと.
3. 個人間の競争や自己記録の向上を,とくに思春期前では,煽るべきではない.
4. たとえば最大重量に近いような過度の負荷を,とくに思春期前では,強いるべきではない.
5. 思春期後期まで伸張性収縮のみを取り出したトレーニングは避けるべきである.
6. 呼吸循環系の効果も期待できるサーキットトレーニングを推奨すべきである.
7. ウエイトトレーニングマシンを使用する場合は,子ども用または子どもに合わせて調節可能なマシンを使うこと.
8. 経験豊富な大人の指導・管理のもとに行うこと.

あると考えられるが,思春期前の子どもを対象とした研究によると,筋力増加が認められる一方で,筋断面積の増加はみられないとするものが多く,筋力向上の背景には筋肥大よりも運動単位の参加数や発火頻度など神経系の影響が大きいと考えられている.

子どものレジスタンストレーニングについては効果が期待されるが,けがや骨格系に対する過度の負担にも注意しながら実施すべきであろう.表5-2に子どものレジスタンストレーニングに関するガイドラインを示した.

3. 呼 吸

呼吸の役割は,エネルギー代謝に必要な酸素を体内に取り込む,二酸化炭素を排出する,酸-塩基平衡を保つ,ことである.呼吸筋(内肋間筋,外肋間筋,横隔膜)の収縮-弛緩により肺内を換気し,肺胞気-血液間でガス交換が行われる.換気障害,拡散障害,換気血流比不均衡分布,右-左短絡(シャント)があると十分なガス交換を行うことができず,動脈血酸素分圧が低下する.

肺機能の基本的な検査にスパイロメトリーがある.水封型または気流型のスパイロメーターで肺容量を測定するもので,最大吸気位から最大呼気位への肺容量変化を肺活量(vital capacity:VC)という.また,最大努力で呼出した場合のそれを努力性肺活量(forced vital capacity:FVC)といい,呼出開始から1秒間で呼出した気量を1秒量(forced expiratory volume in 1 second:FEV_1),1秒量の努力性肺活量に対する割合を1秒率($FEV_{1\%}$)という.

肺気量の各分画は性,年齢,体格によって変わるため,推定式によって求めた予測値に対する比率により肺機能を判定する.子どもの肺気量分画については,表5-3の「日本人小児スパイログラム基準値」が示されている[12].

％肺活量=(実測努力性肺活量/予測努力性肺活量)×100

1秒率=(実測1秒量/実測努力性肺活量)×100

表 5-3　日本人小児スパイログラム基準値（6〜18歳）(高瀬, 2010[12])

		定数項 a	Aの係数 b	A^2の係数 c	AHの係数 d	Hの係数 e	H^2の係数 f	R^2
男子	FVC	2.108	-0.1262	0.00819	—	-3.118	2.553	0.9122
	FEV_1	3.347	-0.1174	0.00790	—	-4.831	2.977	0.9189
	MMF	3.166	-0.6008	—	0.4744	-0.957	—	0.7604
	PEF	3.987	-0.9408	0.01313	0.5811	—	—	0.8201
	$\dot{V}_{50}$	2.043	-0.4953	—	0.4063	—	—	0.7440
	$\dot{V}_{25}$	4.709	-0.4459	-0.01330	0.5593	-3.888	—	0.6845
女子	FVC	1.142	—	0.00168	—	-2.374	2.116	0.8421
	FEV_1	1.842	—	0.00161	—	-3.354	2.357	0.8572
	MMF	4.148	—	0.00269	—	-6.488	3.636	0.6598
	PEF	4.545	—	0.00429	—	-7.343	4.637	0.6382
	$\dot{V}_{50}$	3.492	—	0.00309	—	-5.337	3.267	0.6355
	$\dot{V}_{25}$	3.076	—	0.00133	—	-5.010	2.656	0.5346

予測式：$a+b\times A+c\times A^2+d\times AH+e\times H+f\times H^2$
A：年齢（歳），H：身長（m），R^2：自由度修正済み決定係数

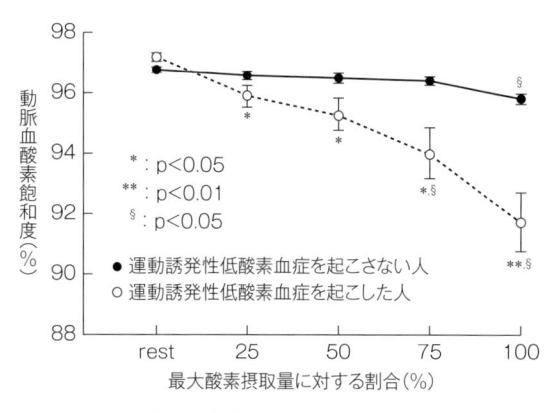

図 5-10　漸増運動負荷時の動脈血酸素飽和度（SaO_2）の変化（Nourryら，2004[13]）

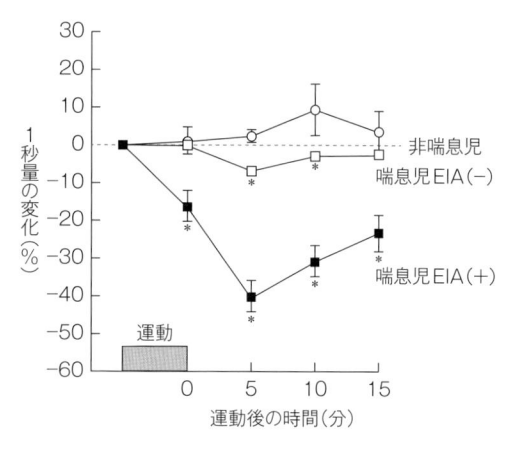

図 5-11　運動負荷後の1秒量の変化（濱崎ら，2011[14]）

　日本小児呼吸器疾患学会では小児のカットオフ値を％肺活量，1秒率ともに80％としている．％肺活量がこれを下回ると拘束性肺疾患，1秒率がこれを下回ると閉塞性肺疾患が疑われる．なお，水泳選手等の肺活量が大きいことから，かつては肺活量が有酸素性作業能の指標とされたが，体格の影響を消去すると両者間に関係がみられず，肺活量は有酸素性作業能の指標としてほとんど使われなくなった．

　軽度〜中等度運動時では，酸素摂取量の増加とともに換気量も直線的に増加する．換気閾値以上の運動になると，乳酸産生とpH低下に対応し換気量は指数関数的に増加する．子どもの換気閾値は最大酸素摂取量に対する割合（％$\dot{V}O_2max$）で表すと成人よりも高い．これは子どもの乳酸産生能力が低く，無酸素性作業閾値が高いためと考えられている．

　最大運動時の換気量は，体重当たりで比較すると成人と同じかやや多い．子どもの換気感受性は高いとみられており，呼吸数が多く浅い呼吸をしており換気過剰状態で，動脈血二酸化炭素分圧もやや低いとされている．

　運動時には心拍出量が増加し血液の肺毛細血管通過時間が短縮される．成人の持久系競技者では，とくに心拍出量が大きいためこの通過時間が短縮され，ヘモグロビンと酸素の結合が不十分になることがある．その結果，激しい運動時に動脈血酸素飽和度が低下することがあり，これを運動誘発

表 5-4　運動指導の具体的対応（濱崎ら，2011[14]）

1. 事前の情報収集
    1) 運動量や運動内容とEIAの程度や頻度の関係
    2) 運動の際に本人が注意していること，周囲が配慮しなければならないこと
    3) 運動開始前の予防薬使用の有無とその内容
    4) EIAが起きたときの対応法，周囲が配慮し実施すべきこと
2. 運動を行う際の配慮
    1) 経験が乏しく，運動が苦手な場合にも，楽しく参加できるよう配慮する
    2) 当日の発作状況，ピークフロー値を確認する
    3) 運動内容と運動強度を確認する
        (1) 無理なく参加できる運動の程度を調整する
        (2) 前夜発作があるか，当日発作がある場合には運動量を調整する
        (3) まったく運動への参加が困難と考えられる場合：体操服に着替え，記録係，計測係，審判など，何らかの方法で仲間に入れるかを確認する
    4) 開始前に使用する薬剤の使用状況を確認する
    5) EIAが起きたときの本人の対応を確認，周囲が実施すべきことを確認する
3. 運動開始の際の配慮
    1) 予防策の使用
    2) 十分なウォーミングアップを実施する
        （当初，軽くEIAを生じさせ，軽減させておくと目的とする運動の際にはEIAが起きにくい）
    3) インターバルトレーニング，レペティショントレーニングを実施する
        （緩急をつけたり，運動と休息を繰り返したりする運動方法を取り入れる）
4. EIAが起こったときの対応
    1) EIAが起こりやすい喘息児の運動中は，患児の観察に気を配り，呼吸困難の兆候が出現した場合には，早めに一時運動を中止し，腹式呼吸を行わせ，呼吸困難の回復を図る（注：仲間からさぼっていると誤解されないように，あらかじめEIAについて説明しておく）
    2) 呼吸困難が強い場合，腹式呼吸で呼吸困難が治まらない場合（たとえば，①強い陥没呼吸，②切れ切れにしか会話できない，③チアノーゼの存在など），あらかじめ準備しておいた薬剤（たとえば，β_2刺激薬の吸入など）を使用するか，医療機関に搬送する

注：学校で一般的に行われる以上の激しい運動を行う場合
全国レベルの競技会に出場するような選手にきわめて激しいトレーニングを行った場合には，喘息の悪化をきたした例や，コントロールが不十分な場合には，ごくまれには喘息死といった報告がある．したがって，一般的なレベル以上に激しい運動を行う場合には，運動量，トレーニング法，使用薬剤など，とくに主治医と密接に連携をとったうえで行う必要がある．

注：インターバルトレーニングやレペティショントレーニングについては，過度の運動とならないよう配慮することが望ましい．

性低酸素血症という．

子どもでも運動トレーニングを積んだ者の中にはこれを呈する場合があるという．Nourryら[13]は，平均年齢10.3±0.2歳の子ども24人に最大漸増運動を負荷したところ，7人に運動誘発性低酸素血症がみられたと報告している（図5-10）．このような場合には動脈血による酸素運搬量が減るので，呼吸機能が有酸素性作業能を制限することも考えられる．

文部科学省によると小学生の4.3％，中学生の2.8％，高校生の1.9％に喘息がみられるという．喘息児の中には，運動後一過性の気道狭窄を起こす者がおり，これを運動誘発喘息（exercise-induced asthma：EIA）という．運動後5分から30分後の1秒量が運動前値より15％程度低下した場合をEIA陽性とすることが多い（図5-11）[14]．寒冷・乾燥気吸入による気道冷却と水分喪失が関与するとされ，発症頻度はランニングで多く水泳で少ない．

喘息発作の不安から子ども本人，保護者，指導者とも運動に消極的になる傾向があるが，運動は子どもの望ましい身体発育に重要であるばかりでなく，自己効力感や自尊感情の発達，仲間とのふれ合い，情緒安定などにおいても重要であり，EIAへの対応に十分注意を払いながら運動参加を奨めるべきとされている（表5-4）[14]．

表 5-5　子どもと成人の左室重量および安静時心機能

	子ども男子 (n=207)	子ども女子 (n=166)	成人男性 (n=229)	成人女性 (n=164)
年齢(歳)	9.8±3.4	9.7±3.3	46±12	44±13
心拍数(拍/分)	80±14	82±13	66±11	69±11
左室重量(g)	71±32	62±25	155±33	111±25
左室重量指数(g/m$^{2.7}$)	28±6	26±6	34±7	30±7
一回拍出量(mL)	48±14	44±14	78±16	64±12
一回拍出量指数(mL/m^2)	42±9	39±9	43±8	40±7

(de Simoneら(1998)[15] より抜粋)

個人差もあるが，運動後2時間程度以内は EIA を発症しない「不応期」があり，ウォーミングアップを上手に活用することによって主運動での EIA 軽減を図ることができる．マスクの着用などで寒冷・乾燥気吸入を避け，運動強度を調整しながら運動参加を試みる．なお，運動後数時間を経過してから初期の EIA とは別に二度目の気道狭窄を起こすことがあり（late asthmatic response），注意を要するといわれている．

4．循　環

循環系は心臓と血管からなり血液を循環している．血液中には酸素，二酸化炭素，栄養素などが含まれ諸臓器に運搬されるとともに，ホルモンによる液性調節や熱の運搬による体温調節にも貢献している．血管系には動脈（抵抗血管，弾性血管），静脈（容量血管），毛細血管（交換血管）がある．酸素摂取量は次式で表され（フィックの原理），心拍数，一回拍出量，心拍出量は酸素摂取量を規定する重要な因子といえる．

酸素摂取量＝心拍出量×（動脈血酸素含量－混合静脈血酸素含量）

心 拍 出 量＝心拍数×一回拍出量

子どもの心拍出量や一回拍出量を成人のそれらと比較するには，体格差を消去しなければならない．しかし，どのような指標（身長2乗，身長3乗，体表面積，体重など）を使って体格差を補正するのがよいか結論は得られていない．

心エコー法で測定された結果によると，子ど

表 5-6　8歳から18歳男子の心容積

年齢 (歳)	体重 (kg)	心容積 (cm^3)	体重当たり心容積 (cm^3/kg)
8	28.4	282	10.0
9	30.8	312	10.3
10	32.3	328	10.1
11	35.6	362	10.3
12	38.6	395	10.3
13	44.8	444	10.1
14	49.0	503	10.3
15	56.1	551	9.8
16	63.0	603	9.6
17	66.7	646	9.7
18	66.8	671	10.1

(Malinaら(2004)[6] より抜粋)

もの左室重量は成人に比べると小さい（表 5-5）[15]．この左室重量は身長の2.7乗に比例するとされ，これで除した指数でみると子どもと成人の差はほとんどない．一回拍出量についても，絶対値（mL）では子どもと成人の間に差があるが，体表面積で除した指数（mL/m^2）では差がみられない．また，心陰影から推定された心容積も体重当たりで比較すると，8歳から18歳までほぼ一定で差はない（表 5-6）[6]．

運動時の心拍出量は酸素摂取量の増加とともに直線的に増加する．最大下運動時の心拍出量，一回拍出量，動静脈酸素較差を図 5-12 に示した．

同一酸素摂取量に対する心拍出量は，子どものほうが成人よりも低く，子どもは動静脈酸素較差（動脈血酸素含量－混合静脈血酸素含量）を増大させて酸素摂取量を維持している．一回拍出量については，子どもと成人の間に大きな差があり，これには体格の差に加えて安静時に対する運動時一回拍出量の増加率が関係している．

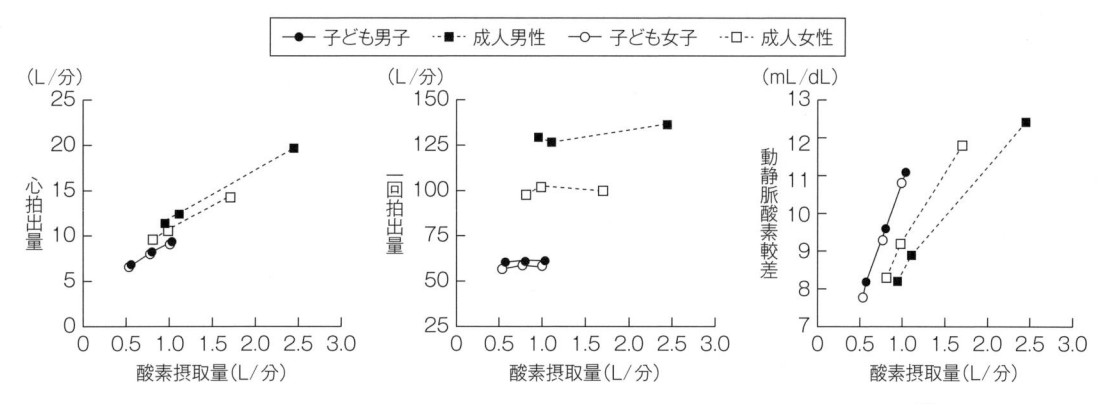

図5-12 最大下運動時の心拍出量，一回拍出量，動静脈酸素較差（TurleyとWilmore（1997）[16]をもとに作図）

表5-7 性・年齢別にみた運動強度別心拍数（拍/分）

年齢群		運動強度(%)						
		30	40	50	60	70	80	90
男子	7～12歳	111	124	137	150	163	176	189
	13～17歳	108	123	137	151	166	180	194
	18～23歳	105	120	135	149	164	179	193
女子	7～12歳	112	124	136	149	161	173	186
	13～17歳	113	126	139	152	164	177	190
	18～23歳	110	124	137	150	163	176	189

（松坂，未発表資料）

一回拍出量は，安静時から中等度運動（50～60％最大酸素摂取量）までは増加し，その後は頭打ちになる．この時の一回拍出量は，成人で安静時のおよそ2倍，子どもでは1.1～1.35倍くらいといわれており，運動時にあまり増加しない傾向がみられる．

心拍数も酸素摂取量の増加とともに直線的に増加する．子どもの最高心拍数は195～210拍/分であり成人に比べると同じかやや高い．心拍数は運動強度を表す指標としてよく使われる．表5-7に各運動強度（最大酸素摂取量に対する％）に対応する心拍数を性・年齢別に示した．子どもと成人の間に差はみられず，60％$\dot{V}O_2$maxの心拍数はどの年齢群でもおよそ150拍/分である．ランニングの運動指導などに活用できるが，精神的緊張や環境温などによって左右されるので注意しなければならない．

子どもの安静時血圧は成人値よりも低い．運動時においては，運動強度の増加とともに収縮期血圧が上昇するが，成人値に比べると子どもの運動

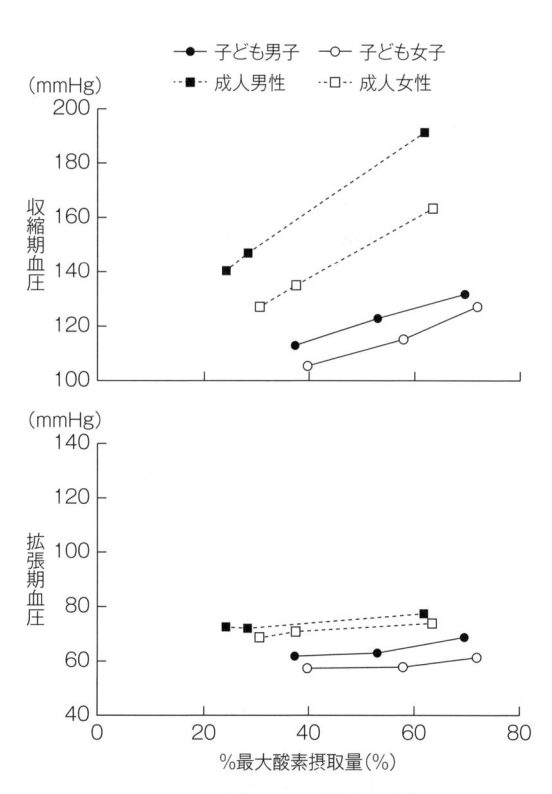

図5-13 最大下運動時の収縮期血圧と拡張期血圧
（TurleyとWilmore（1997）[16]をもとに作図）

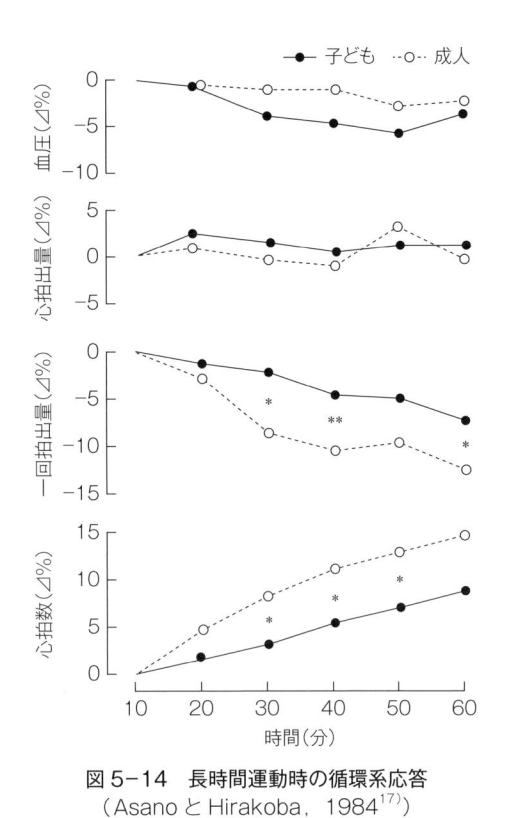

図5-14 長時間運動時の循環系応答
（Asano と Hirakoba, 1984[17]）

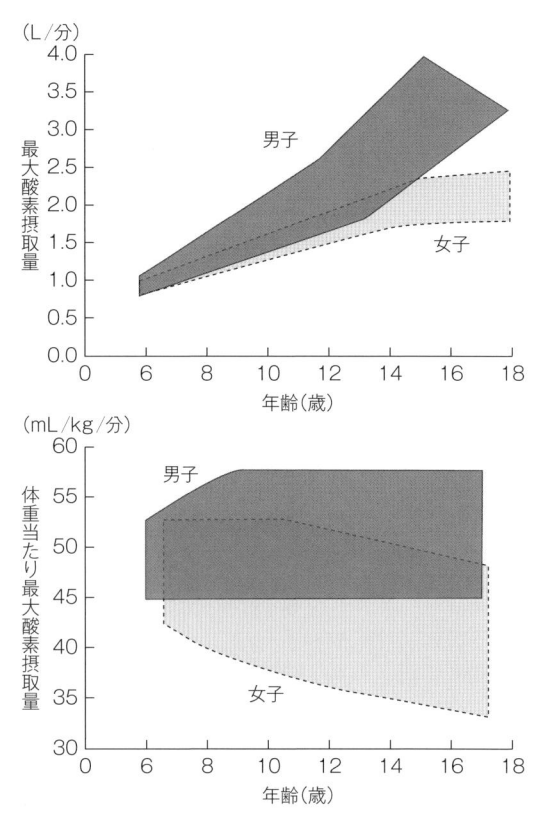

図5-15 最大酸素摂取量の年齢変化
（Bar-Or と Rowland, 2004[18]）

時の収縮期血圧は低い．拡張期血圧は運動強度が増してもほとんど変化せず，子どもと成人の差は少ない（図5-13）[16]．

子どもの心拍応答は速く，運動開始時の心拍数増加や回復期の心拍数低下は成人よりも速やかである．また，長時間運動時の心拍応答にも特徴がみられる．60％程度の最大下運動を長時間（1時間程度）続けると，心拍数が上昇し一回拍出量が低下する（cardiovascular drift）．これらの変化率は成人に比べると子どものほうが小さく（図5-14），心機能低下が軽微であることや血漿量の低下が少ないことなどが推察されている[17]．

5．有酸素性パワー

最大酸素摂取量とは単位時間当たりに摂取できる酸素量の最高値であり，酸化系によるATP再合成能を表している．呼吸循環系および筋代謝系の機能を総合評価するもので，有酸素性パワーのゴールドスタンダードとされる．

トレッドミルや自転車エルゴメータで運動を負荷し，酸素摂取量を連続測定する．最高値に達したかどうかを判定するために，レベルオフ（運動強度を増しても酸素摂取量が増加しない頭打ち状態）の有無や，最高心拍数，呼吸交換比，血中乳酸値などを確認し決定される．子どもではレベルオフが出現しにくいため，$\dot{V}O_2max$ に代って $\dot{V}O_2peak$ と表すことが多い．

最大酸素摂取量の絶対値（L/分）は年齢とともに増加し，とくに男子は思春期に急増し性差がみられるようになる（図5-15）[18]．こうした増加は，体格だけでなく諸臓器の機能向上によると考えられ，肺換気，血液量，心拍出量，血流配分，筋毛細血管密度，筋線維組成，酸化系酵素活性など多くの要因の量的発育と機能発達が最大酸素摂取量の増加に関与している．体格差を消去するためには，一般に体重で除して表すが，体重を含めてどのような指標で除すべきかについては結

表5-8 水平トレッドミル走行時の体重当たり酸素摂取量（mL/kg/分）

年齢群		走速度(m/分)						
		110	120	130	140	150	160	170
男子	7〜12歳	29	32	34	37	40	43	46
	13〜17歳	27	29	31	34	36	38	40
	18〜23歳	25	27	30	32	34	36	38
女子	7〜12歳	27	30	32	35	38	40	43
	13〜17歳	24	27	29	32	34	36	39
	18〜23歳	24	26	28	30	33	35	37

（松坂，未発表資料）

表5-9 20mシャトルラン折り返し数からみた最大酸素摂取量推定値（mL/kg/分）

男子	年齢(歳)(BMI)	10(17)	12(19)	14(20)	16(21)	18〜23(22)
折り返し数(回)	30	48				
	40	50	47	45		
	50	51	49	47	45	44
	60	53	51	49	47	46
	70	55	53	51	49	49
	80	57	55	53	51	51
	90		56	55	53	54
	100		58	57	55	56
	110			59	57	59
	120				59	61

女子	年齢(歳)(BMI)	10(17)	12(19)	14(20)	16(21)	18〜23(22)
折り返し数(回)	30	45	43	41	39	37
	40	47	45	43	41	39
	50	49	47	45	43	42
	60	51	48	47	45	44
	70	53	50	49	47	47
	80	55	52	51	49	49
	90		54	52	51	52
	100			54	53	54

カッコ内は平均的なBMIを表し，BMIに大きな差がある場合には補正が必要．
(Matsuzakaら（2004）[19]をもとに作成)

論が得られていない．体重当たり最大酸素摂取量（mL/kg/分）は，年齢とともに男子はほぼ横ばい，女子はやや低下傾向がみられる．女子の低下傾向には，体脂肪の増加や貧血，青年後期の身体活動不足などが影響している．

最大酸素摂取量は，持久走タイムを決定する重要な因子といえるが，一義的に決定するわけではない．無酸素性能力や走技術，戦術，精神的強さなども持久走タイムに影響を及ぼす．

同一ランニング速度に対する酸素摂取量の多寡をランニングの経済性（running economy）という．表5-8に水平トレッドミル走行時の酸素摂取量を示した．男女とも低年齢の子どもほど同一速度での酸素摂取量が高く，ランニングの経済性が劣る．これには拮抗筋の過緊張（co-contraction）などが原因として示唆されている．ランニング中の大腿四頭筋と大腿二頭筋は相反的に収縮するが，必要以上の同時収縮は余分なエネルギーを消費し酸素摂取量を高めることになる．

発育期の追跡研究によると体重当たり最大酸素摂取量は増加しないが，ランニングの経済性の改善とともに持久走タイムの向上がみられ，この改善には成長とトレーニングの両方が関係していると考えられている．

持久走成績から最大酸素摂取量を推定する際には，このランニングの経済性を考慮する必要がある．表5-9[19]に20mシャトルラン成績と体重当たり最大酸素摂取量の関係を示した．シャトルランの折り返し数が同じでも年齢によって最大酸素摂取量推定値が異なる．

成人では，有酸素性トレーニングにより最大酸素摂取量が10〜20％増加する．しかし，子どもではトレーニングによる最大酸素摂取量の増加幅が小さく，とくに思春期前の子どもではトレーナビリティ（被訓練性）が低いと考えられている．

表5-10[6]はトレーニングによる最大酸素摂取量の増加率を年齢群別に示したもので，10歳以下ではほとんどの研究において5％以下であ

表5-10 トレーニングによる最大酸素摂取量の変化

年　齢	報告数	≦0%	1～5%増	6～10%増	11～15%増	15%以上
10歳以下	13	4	8			1
10～13歳	12	1	2	3	2	4
14歳以上	3			1		2

年齢群別に最大酸素摂取量の変化率ごとの研究報告数を示す．
(Malinaら, 2004[6])

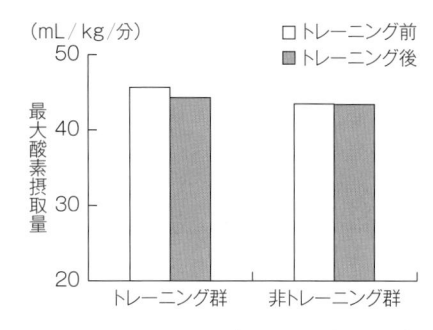

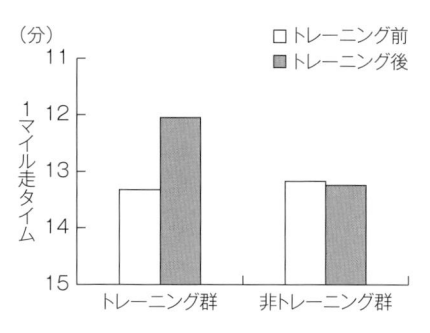

図5-16 8歳から11歳の子ども（男女）を対象としたトレーニングの効果
(IgnicoとMahon (1995)[20] をもとに作図)

る．一方，10～13歳では6%以上，14歳以上では15%以上の増加がみられた研究もある．

なお，思春期前の子どもでも有酸素性トレーニングによって，最大酸素摂取量の増加を伴わずに持久走タイムが向上することがある．それにはランニングの経済性の改善や，無酸素性能力の向上が関係していると考えられる．

図5-16[20]は，8～11歳の子ども（男女）に1日1時間，週3回，10週間のトレーニングを行った結果を示したものである．この研究ではゲームやランニング，エアロビクス，サーキットなどの有酸素性運動を，心拍数が160拍/分から180拍/分となるよう設定してトレーニングを行っている．その結果，体重当たり最大酸素摂取量には有意な改善が認められなかったが，1マイル走タイムには有意な改善がみられたとしている．有酸素性トレーニングによる改善が，持久性パフォーマンスの改善なのか最大酸素摂取量などの身体資源の改善なのか，注意して指導することが必要だろう．

6．肥　満

肥満とは身体に脂肪が過剰蓄積された状態をいう．遺伝や内分泌，視床下部の異常などによる症候性肥満と，原因疾患がなく生活習慣が関係する原発性肥満に分けられ，後者が9割を占める．脂肪，とくに内臓脂肪の蓄積から始まって糖代謝異常，脂質代謝異常，高血圧症をきたし，動脈硬化性疾患へつながること（メタボリックシンドローム）が健康上の問題となる．

体脂肪量は二重X線吸収法（dual energy X-ray absorptiometry：DXA）や体密度法で測定される．また，腹部CT法（computer tomography）で内臓脂肪面積を評価することもある．学校等で多人数の調査を行う場合には，身長と体重の相対的関係から判定する．標準体重に対する実測体重の割合や，BMI（body mass index，体重（kg）/身長（m）^{2}）を使って判定することが多い．いずれにせよ身長を考慮して体重を評価したもので，脂肪か除脂肪（筋・骨）かの見極めができないことや，性・年齢によって基準値や計算式が異なることに注意しなければならない．

図5-17にわが国の小児肥満の割合を示した．

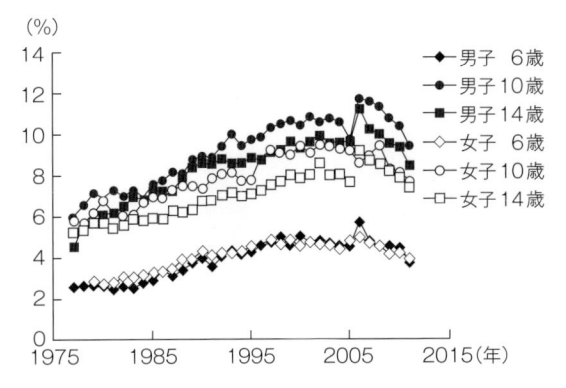

図5-17 わが国の小児肥満割合の推移(%)
学校保健統計調査年次統計をもとに作図. 2006年度に判定基準の見直しが行われた.

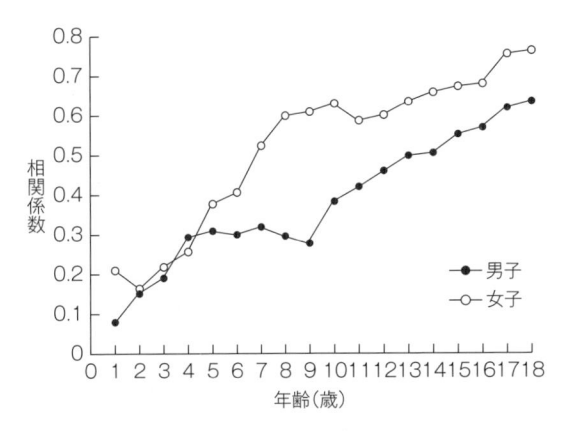

図5-18 35歳時のBMIと1歳から18歳時のBMIの相関係数(Guoら, 1994[21])

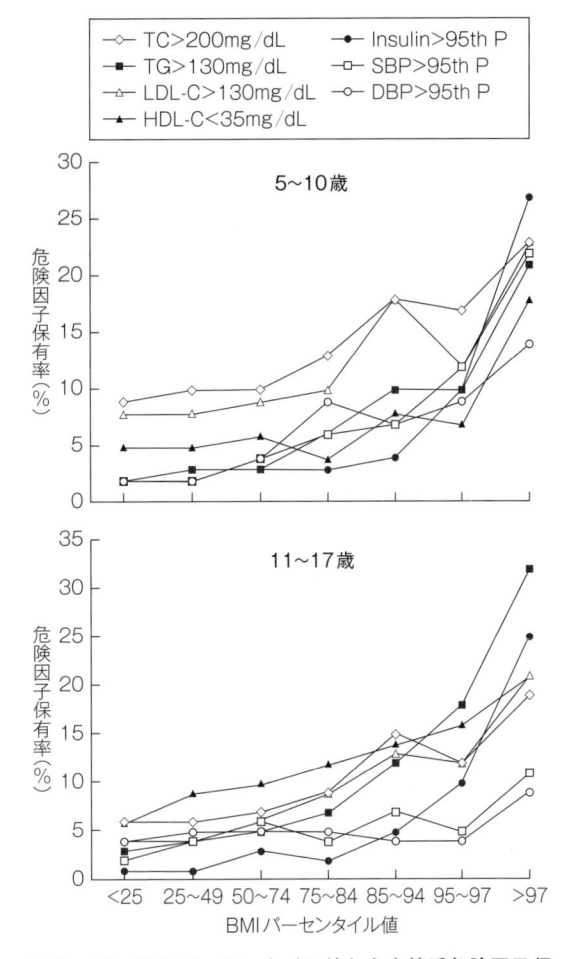

図5-19 BMIパーセンタイル値と心血管系危険因子保有率の関係(Freedmanら(1999)[22]をもとに作図)
上段：5歳～10歳の男女3,599名. 下段：11歳～17歳の男女5,568名.
TC：総コレステロール, TG：トリグリセリド, LDL-c：LDLコレステロール, HDL-c：HDLコレステロール, Insulin：インスリン, SBP：収縮期血圧, DBP：拡張期血圧

ここでは学校保健統計調査年次統計をもとに6歳（小学校1年生）, 10歳（小学校5年生）, 14歳（中学校3年生）の例を示した. 時代ともに肥満の割合が高くなってきたが, 2000年代前半から減少に転じており, 健康への関心の高まりや学校や家庭でのさまざまな取り組みが効果をあげ始めていると思われる（一方では, やせ願望の社会的流行も懸念されている）.

子どもの肥満は成人肥満へ移行しやすい. 図5-18は幼児期～青年期のBMIと35歳時のBMIの相関係数を示したもので, 思春期以降とくに女子では相関係数が高く成人肥満へつながることを示唆している[21]. また, 子どもでも高度肥満になると心血管系危険因子の保有率が高くなる（図5-19）[22]. 高度肥満児では糖代謝異常, 脂質代謝異常, 高血圧症を合併する割合が高まり, 動脈硬化性疾患の進行が懸念される.

肥満は, エネルギーバランス（＝エネルギー摂取量－エネルギー消費量）が正のとき余剰エネルギーが脂肪として体内に蓄積されたものであり, 過食とエネルギー消費不足の両方が原因とされる. 食事制限はエネルギーバランスを「負」にしやすく減量効果も大きいが, リバウンドしやすいことや, 時に必須栄養素が不足すること, 体力の向上が期待できないことが指摘されており, 発育期の子どもに適用する際にはこれらに注意する必

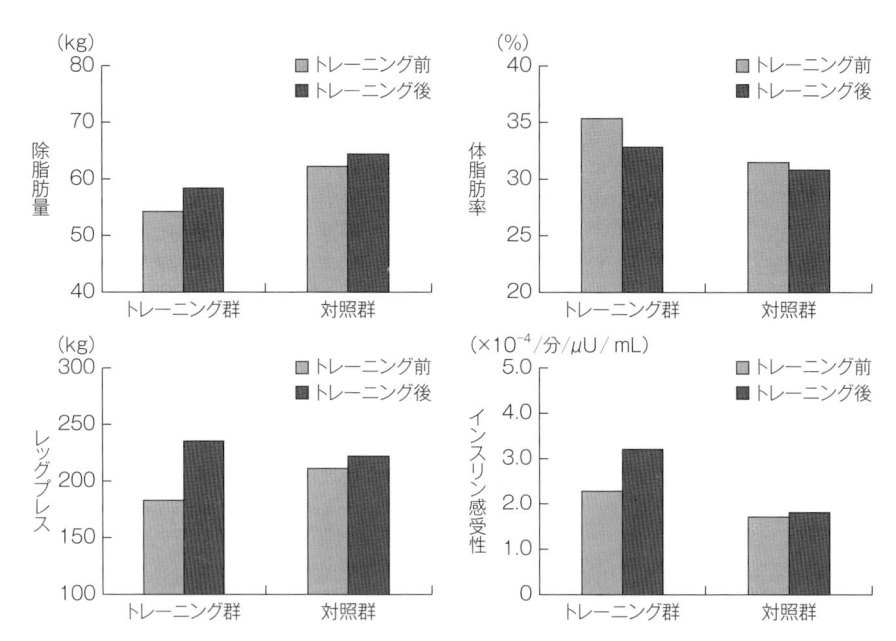

図5-20 肥満男子に対するレジスタンストレーニングの効果(Shaibiら(2006)[23]をもとに作図)

要がある.

テレビ視聴と肥満の間には正の相関関係がみられることが多い.テレビ視聴による身体活動不足(エネルギー消費の低下)が肥満につながると考えられてきたが,最近の研究によるとエネルギー過剰摂取のほうが関与するとされている.

子ども向けテレビ番組のコマーシャルでは,エネルギー密度の高い食品が取り上げられ購買を促すとともに,食物摂取のきっかけになりやすい.テレビ視聴時間の削減がエネルギー摂取量の低下につながったとする研究もあり,間食やながら食を減らし,食習慣の適正化を図ることが小児肥満の改善に役立つと考えられる.

肥満の子どもが増えてきた背景として運動不足も強く示唆され,とくに外遊びの空間・仲間・時間の減少が指摘されている.運動は肥満の予防と治療に重要である.中でも有酸素性運動はエネルギーを消費し体脂肪を減らす効果が期待されている.エネルギー消費を増やすには,高強度×短時間の運動よりも低強度×長時間の運動が望ましいとされる.

ランニングによるエネルギー消費は多くなく,体重40 kgの子どもが3 km走ってもエネルギー消費量は140 kcalほどで,ジュース300 mLを摂取すると相殺されてしまう.しかし,有酸素性運動は,①心肺持久力を高め,②生理的運動強度を下げ運動を楽に遂行できるようになり,③糖代謝や脂質代謝を改善し,④食事制限のような空腹感がなく,⑤除脂肪量の低下も防ぐことができる.

レジスタンストレーニングについては,トレーニングそのもののエネルギー消費は多くないが,除脂肪量を増やし,基礎代謝を高め,インスリン感受性を改善する効果が期待されている.Shaibiら[23]は,15歳の肥満男子に16週間のレジスタンストレーニングを実施し,筋力の増加,除脂肪体重の増加,体脂肪率の減少,インスリン感受性の改善を報告している(図5-20).肥満の子どもは有酸素性運動よりもレジスタンストレーニングを好む傾向があり,トレーニングの継続率を高め肥満改善を図るひとつの方法といえるだろう.

エネルギー消費量を多くするには,運動単独ではなく長期にわたるエネルギー消費の総計を増やすよう工夫することが大切で,処方された運動が強すぎるとそれ以外の日常身体活動量が低下する.また,週当たりの運動頻度が減ったり,トレーニングへの参加率が低下したりすることもあ

表5-11 肥満の子どもに対する運動プログラムのポイント

1. 多くのエネルギーを消費するため大筋群を使うこと.
2. 全身を移動させること（例，歩行，スケート，ダンス，水泳）.
3. 時間や距離を重視し，強度を強調しないこと.
4. 1回のトレーニングで1日のエネルギー消費量の10％から15％のエネルギー消費（200〜300kcal）をめざす.
5. レジスタンストレーニングを含めること（とくに低カロリーダイエットをプログラムに含める場合）.
6. 漸進的に頻度と量を増やすこと（1日30分〜45分をめざす）.
7. 一人ひとりの子どもについて運動の好みを考慮すること.
8. 水を利用するスポーツやゲームを活用すること.
9. 処方された運動だけでなく，ライフスタイルの変容を考えること.
10. 座りがちな生活（たとえばTV）を改めるため，保護者がかかわるよう仕向けること.
11. 報酬を盛り込むこと.
12. 肥満の子どもだけでグループをつくり，活動すること.
13. 継続の鍵は，fun, fun, fun！

(Bar-OrとRowland, 2004[18])

る．肥満の子どもは体力が低く，生理的運動強度が高くなりやすい．とくに体重移動を伴う運動や，自重を支えたり持ち上げたりする運動はきつくなる．運動能力が劣りそのことを自他ともに知るので，チームゲームに参加したがらず体育授業でも消極的になりやすい．表5-11に肥満の子どもに対する運動プログラムの要点をまとめた[18]．肥満が不活動につながりさらに肥満を助長するという悪循環に陥らないよう指導することがポイントといえる．

7. 身体活動

産業構造の変化や情報化，交通機関の発達により成人の身体活動量が減少し，生活習慣病の蔓延が問題となっている．健康保持に必要な身体活動量について世界各国で研究が進められ，国内でも「健康づくりのための運動基準2006」が公表されている．

身体活動量の測定法には，二重標識水法，酸素摂取量による方法，心拍数法，加速度計法，質問紙法などがある．二重標識水法は無拘束下でエネルギー消費量を測定できるという特徴があるが，1〜2週間の平均値が得られるだけで，子どもの日常生活に含まれるさまざまな身体活動の強度や時間を定量化することはできない．酸素摂取量による方法も呼吸マスクを装着しなければならないなど，子どもの日常生活に適用するには難がある．また，質問紙法で子どもの身体活動量を測ることには限界があるといわれている．子どもが身体活動を思い出して記録することの難しさに加えて，子どもの身体活動自体が無意識的で成人の身体活動のように質問紙に表現しにくい．

こうした中で加速度計が使われるようになってきた．数10g以下の小型機器の中に，加速度計とメモリが内蔵されており，これを腰部に装着する．上下または3軸加速度から運動強度を把握し，数週間にわたって身体活動を記録することができる．

子どもの身体活動は散発する短時間の運動から構成されている．加速度計のサンプリング周期（エポック）を1分間に設定すると，子どもの特徴といえる短時間・高強度・散発型の運動を過少評価する恐れがある（図5-21）[24]．短い時間間隔で情報を収集するには多くのメモリが必要になるが，IC技術の進歩とともに長期間にわたる記録も可能になってきた．

子どもの身体活動と健康との関係を明らかにするため，肥満，メタボリックシンドローム，有酸素性体力，メンタルヘルス，筋，骨塩量などを指標として，多くの研究が行われている．これまでのところ，「毎日，中等度以上の身体活動を60分

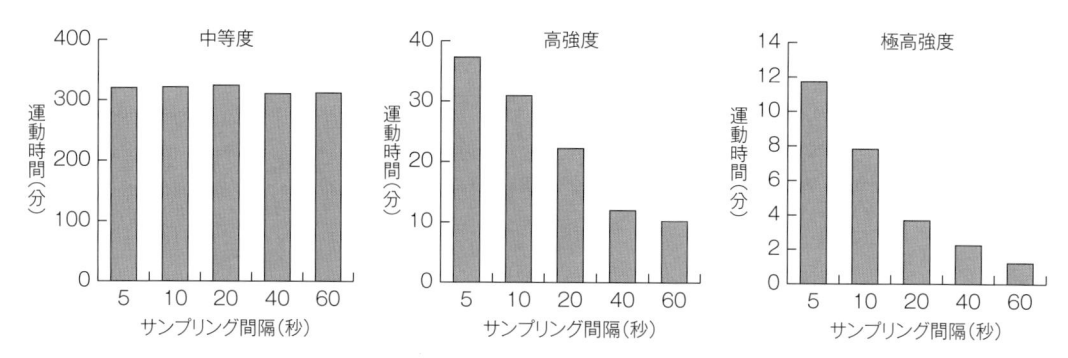

図 5-21 加速度計のサンプリング間隔を5秒, 10秒, 20秒, 40秒, 60秒にセットした時の運動時間（分）（Nilssonら, 2002[24]）
サンプリング間隔を長く設定すると高強度以上の運動時間が過少評価される.

表 5-12 身体活動推奨基準を満たす子どもの割合（％）

		小学校 1〜3年生	小学校 4〜6年生	中学校 1〜3年生	高等学校 1〜3年生
男子	中等度, 30分, 週5日	100.0	98.0	89.6	79.6
	中等度, 60分, 週5日	100.0	92.2	62.5	34.1
	高強度, 20分, 週3日	4.8	3.9	0.0	4.6
女子	中等度, 30分, 週5日	100.0	97.8	95.8	72.9
	中等度, 60分, 週5日	100.0	87.0	54.2	25.1
	高強度, 20分, 週3日	2.1	0.0	2.1	2.1

（Pateら（2002）[25]をもとに作成）

以上」を推奨している勧告が多い.

しかし, 現状では1日60分以上という身体活動推奨基準を満たす子どもは少ない. Pateら[25]は, 小学校1年生から高等学校3年生の身体活動量を調査した（表5-12）.「中等度以上, 60分以上, 週5日以上」を満たす子どもは低学年で多いが, 学年進行とともに低下し, とくに高校生で低率であることを指摘している.

Andersenら[26]は, 心血管系危険因子の重積と身体活動量の関係を調査し, 身体活動量の少ない群ほど危険因子の重複（メタボリックシンドロームの徴候）がみられるとし, その境目は9歳児で116分, 15歳児で88分とし, 現状の60分では足りないと示唆している（図5-22）. 子どもの身体活動推奨量については今後さらに改訂が進められ, 性差や発達段階を考慮した量や質が提案されていくものと思われる.

子どものころの身体活動が将来の健康にどのようにつながっていくのか, まだ明らかでない. 一般に, 子どもの時の身体活動量と成人期の身体活

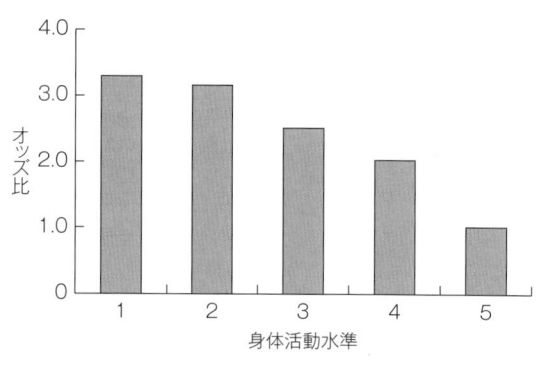

年齢	各群の身体活動量（分）				
	1	2	3	4	5
9歳	38	69	92	116	167
15歳	34	53	70	88	131

図 5-22 身体活動量別にみた危険因子重複の危険性（オッズ比）（Andersenら（2006）[26]をもとに作図）
身体活動水準は各群20％となるよう5等分されたもので, レベル5が身体活動量のもっとも多い群, レベル1がもっとも少ない群.

動量の相関係数は低い．また，子どものころに養った体力が成人期まで持ち越されるとは限らない．体力は可逆的に変化し，身体活動が減れば体力も低下する．運動技能は累積的に変化するので，子どもの時に学習した運動スキルが将来のスポーツ活動に活かせるかもしれない．こうした研究には時間がかかり，データが不足している．少なくとも不活動習慣を防ぐことと運動習慣を養うことが大切といえよう．

文 献

1) Baxter-Jones AD, Faulkner RA, Forwood MR, Mirwald RL, Bailey DA: Bone mineral accrual from 8 to 30 years of age: an estimation of peak bone mass. J Bone Mine Res, 26: 1729-1739, 2011.
2) Faulkner RA, Davison KS, Bailey DA, Mirwald RL, Baxter-Jones AD: Size-corrected BMD decreases during peak linear growth: implications for fracture incidence during adolescence. J Bone Miner Res, 21: 1864-1870, 2006.
3) Haapasalo H, Kannus P, Sievänen H, Pasanen M, Uusi-Rasi K, Heinonen A, Oja P, Vuori I: Effect of long-term unilateral activity on bone mineral density of female junior tennis players. J Bone Miner Res, 13: 310-319, 1998.
4) Fuchs RK, Bauer JJ, Snow CM: Jumping improves hip and lumbar spine bone mass in prepubescent children: a randomized controlled trial. J Bone Miner Res, 16: 148-156, 2001.
5) Gunter K, Baxter-Jones AD, Mirwald RL, Almstedt H, Fuchs RK, Durski S, Snow C: Impact exercise increases BMC during growth: an 8-year longitudinal study. J Bone Miner Res, 23: 986-993, 2008.
6) Malina M, Bouchard C, Bar-Or O: Growth, Maturation, and Physical Activity 2nd ed. Human Kinetics, 2004.
7) Oertel G: Morphometric analysis of normal skeletal muscles in infancy, childhood and adolescence: an autopsy study. J Neurol Sci, 88: 303-313, 1988.
8) 福永哲夫：ヒトの絶対筋力．杏林書院，1978．
9) 東京都立大学体力標準値研究会編著：新・日本人の体力標準値．不昧堂出版，2000．
10) Behringer M, Vom Heede A, Yue Z, Mester J: Effects of resistance training in children and adolescents: a meta-analysis. Pediatrics, 126: e1199-e1210, 2010.
11) Blimkie CJR and Bar-Or O: Trainability of muscle strength, power and endurance during childhood, pp113-129. In: Bar-Or O (ed.), The Child and Adolescent Athlete. Blackwell, 1996.
12) 高瀬真人：日本人小児スパイログラム基準値とカットオフ値．日本小児呼吸器疾患学会雑誌，21：17-22，2010．
13) Nourry C, Fabre C, Bart F, Grosbois JM, Berthoin S, Mucci P: Evidence of exercise-induced arterial hypoxemia in prepubescent trained children. Pediatr Res, 55: 674-681, 2004.
14) 濱崎雄平，河野陽一，海老澤元宏，近藤直実監修，日本小児アレルギー学会作成：小児気管支喘息治療・管理ガイドライン2012．協和企画，2011．
15) de Simone G, Devereux RB, Kimball TR, Mureddu GF, Roman MJ, Contaldo F, Daniels SR: Interaction between body size and cardiac workload: influence on left ventricular mass during body growth and adulthood. Hypertension, 31: 1077-1082, 1998.
16) Turley KR and Wilmore JH: Cardiovascular responses to treadmill and cycle ergometer exercise in children and adults. J Appl Physiol, 83: 948-957, 1997.
17) Asano K and Hirakoba K: Respiratory and circulatory adaptation during prolonged exercise in 10-12-year-old children and in adults, pp119-128. In: Ilmarinen J and Välimäki I (eds.), Children and Sport. Springer-Verlag, 1984.
18) Bar-Or O and Rowland TW: Pediatric Exercise Medicine from Physiologic Principles to Health Care Application. Human Kinetics, 2004.
19) Matsuzaka A, Takahashi Y, Yamazoe M, Kumakura N, Ikeda A, Wilk B, Bar-Or O: Validity of the

multistage 20-m shuttle-run test for Japanese children, adolescents, and adults. Ped Exer Sci, 16: 113-125, 2004.
20) Ignico AA and Mahon AD: The effects of a physical fitness program on low-fit children. Res Q Exerc Sport, 66: 85-90, 1995.
21) Guo SS, Roche AF, Chumlea WC, Gardner JD, Siervogel RM: The predictive value of childhood body mass index values for overweight at age 35 y. Am J Clin Nutr, 59: 810-819, 1994.
22) Freedman DS, Dietz WH, Srinivasan SR, Berenson GS: The relation of overweight to cardiovascular risk factors among children and adolescents: the Bogalusa Heart Study. Pediatrics, 103 (6 Pt 1): 1175-1182, 1999.
23) Shaibi GQ, Cruz ML, Ball GD, Weigensberg MJ, Salem GJ, Crespo NC, Goran MI: Effects of resistance training on insulin sensitivity in overweight Latino adolescent males. Med Sci Sports Exerc, 38: 1208-1215, 2006.
24) Nilsson A, Ekelund U, Yngve A, Sjostrom M: Assessing physical activity among children with accelerometers using different time sampling intervals and placements. Ped Exer Sci, 14: 87-96, 2002.
25) Pate RR, Freedson PS, Sallis JF, Taylor WC, Sirard J, Trost SG, Dowda M: Compliance with physical activity guidelines: prevalence in a population of children and youth. Ann Epidemiol, 12: 303-308, 2002.
26) Andersen LB, Harro M, Sardinha LB, Froberg K, Ekelund U, Brage S, Anderssen SA: Physical activity and clustered cardiovascular risk in children: a cross-sectional study (The European Youth Heart Study). Lancet, 368: 299-304, 2006.

まとめ

・骨粗鬆症を予防するうえで発育期に望ましい骨成長を促すことが大切であり，それには運動に伴う骨への物理的刺激が重要である．
・発育期には筋肥大とともに筋力が向上する．レジスタンストレーニングにより筋力は高まるが，思春期前では筋肥大を伴わないことも多い．また，トレーニングは経験豊富な指導者の下で行うべきである．
・発育期にある子どもの呼吸機能が成人より劣るということはなく，通常では呼吸機能が有酸素性作業能を制限することはない．
・子どもの運動時心拍出量はやや低く，動静脈酸素較差を増大して酸素摂取量を維持している．
・思春期前の子どもでは有酸素性トレーナビリティが低いとみられている．最大酸素摂取量の増加を伴わずに持久性パフォーマンスが向上することがある．
・肥満の予防にはエネルギー摂取量の制限とエネルギー消費量の増大が基本といえるが，発育期にある子どもには食事制限より運動習慣を育成することが望まれる．
・短時間の運動が散発するという子どもの身体活動の特性を踏まえて，その意義を明らかにし，子どもにとって望ましい身体活動のあり方を明らかにする必要がある．

設問

・骨粗鬆症予防における発育期の運動の意義について説明せよ．
・発育期における筋力，筋断面積，筋線維組成の変化について説明せよ．
・運動時における子どもの呼吸機能について説明せよ．
・運動時における子どもの循環応答の特徴について説明せよ．
・発育期における最大酸素摂取量と持久走タイムの関係について説明せよ．
・子どもの肥満を改善する方法について説明せよ．
・子どもに必要とされる身体活動量について説明せよ．

6章 運動と代謝

　運動中の糖質，脂質およびタンパク質代謝変動や，その機序および身体トレーニングによる代謝適応に焦点をあてた優れた総説がある[1]．そこで，本章では糖質代謝においては糖の処理能力に焦点を絞り，経口糖負荷試験による耐糖能，近年注目を集めてる骨格筋を中心とした末梢でのグルコース取り込みの指標であるインスリン感受性や糖輸送担体（glucose transporter：GLUT）に関して，また脂質代謝においては，抗動脈硬化因子としての高比重リポ蛋白コレステロール（HDL-c）に及ぼす有酸素性および無酸素性運動双方の一過性の影響やトレーニングの慢性的効果を要約し，さらに骨格筋の組織化学および生化学的特性と糖・脂質代謝指標との関連性を明らかにすることで，糖・脂質代謝を中心とした代謝適応能（metabolic fitness）に及ぼす運動効果とその生理・生化学的意義を解説する．

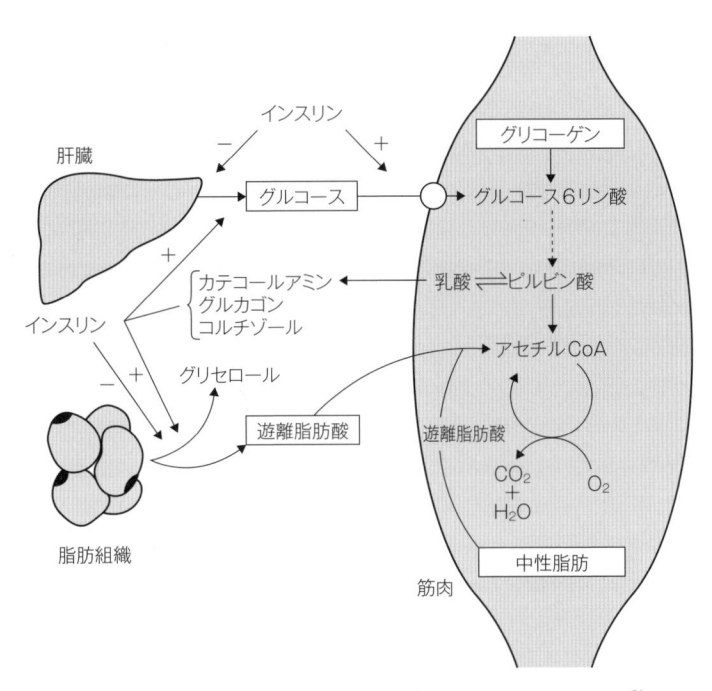

図6-1　運動中の細胞内外のエネルギー源（Suttonら，1990[2]）
脂肪と炭水化物は，それぞれ中性脂肪，グリコーゲンとして筋中に存在し，グルコースはグリコーゲン分解（glycogenolysis）によって肝臓から輸送される．脂肪組織における脂肪の分解（lypolysis）は，遊離脂肪酸（FFA）を放出する．FFAはアルブミンと結合して筋へ運搬される．カテコールアミン，グルカゴン，コルチゾール（肝臓でグリコーゲン分解や脂肪組織での脂肪分解を増強するホルモン）およびインスリン（筋へのグルコース取り込みを増強し，肝臓でのグリコーゲン分解や脂肪組織での脂肪分解を抑制する）といったホルモンの影響も示している．

1. 糖・脂質代謝とは

運動中，活動筋ではグルコースや脂肪酸の取り込みが増加するが，健常者では血糖値は一定に維持されている．これは，運動中の糖利用率の上昇に見合った糖産生が，肝臓でのグリコーゲン分解（glycogenolysis）や糖新生（gluconeogenesis）によりバランスがとれているためである（図6-1）．この調節機構には，多種のホルモンの相互作用，自律神経，それに標的臓器のホルモン応答性等が含まれる．運動に伴うインスリン分泌抑制，グルカゴン，カテコールアミンの分泌亢進が肝臓での糖産生を増大させ，インスリン分泌抑制，カテコールアミン分泌亢進が脂肪組織の脂肪分解（lypolysis）を増大させる．

2. 糖代謝

グルコースは細胞内に取り込まれ，肝臓でグリコーゲンとして合成・分解される．合成は，グリコーゲン合成酵素で進められ，分解はホスホリラーゼでグルコース1リン酸をつくる（図6-2）．

2.1 グリコーゲン代謝

グリコーゲンは，グルコースが余分になった時に合成され，グルコースが必要な時に分解される．グリコーゲンが蓄えられる主な貯蔵部位は，肝臓と筋である（表6-1）．肝臓は，グリコーゲンを分解してグルコースを生成し血糖を必要な組織に供給できるが，筋内にはグルコース6リン酸がないためにグルコースが生成できず，筋内のグリコーゲンはすべて筋で消費される．

2.2 糖取り込みとその機序

生体の安静時のグルコース利用率は約2～3 mg/kg/分とわずかであるが，運動時には運動強度に依存して7～20倍に達する．運動初期は，主に筋内のグリコーゲン分解によるグルコースをエネルギーとして利用するが，運動が長時間に及ぶと血中の脂肪酸やグルコースに依存してくる．

運動に伴う活動筋でのグルコース取り込みの増加の背景として，①血流増加や毛細血管床の拡大が筋へのインスリンおよびグルコース流量の増加に伴う主にインスリンを介してグルコース取り込

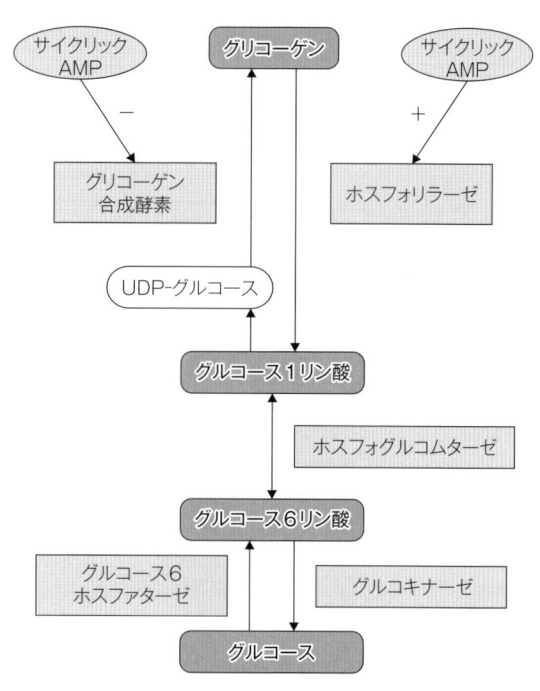

図6-2 肝臓におけるグリコーゲンの合成と分解
UDP：ウリジン2リン酸．グリコーゲンの分解と合成は，細胞がホルモンなどの刺激を受けて生成されるサイクリックAMPにより調節されている．サイクリックAMPは，グリコーゲン合成酵素を阻害し，同時にホスホリラーゼを活性化するので，グリコーゲンの分解を促進する．

表6-1 体重70 kgのヒトにおけるグリコーゲンもしくはグルコースの貯蔵部位と貯蔵量

貯蔵部位	液量もしくは組織重量	食事（グルコース/グリコーゲン量）		
		混合食	高糖質食	低糖質食
体液	12 L	9～10 g（90 mg%）	10～11 g（100 mg%）	8～9 g（70 mg%）
肝臓	1.2 kg	40～50 g	70～90 g	0～20 g
筋	32 kg	350 g	600 g	300 g

(SaltinとGollnick, 1983[3])

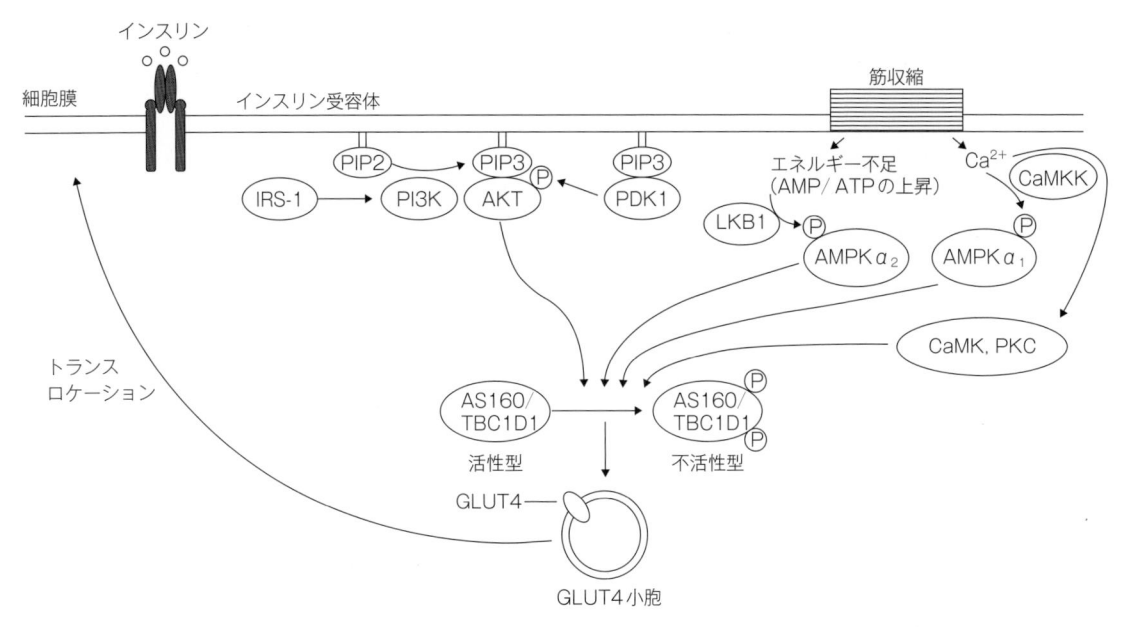

図6-3 インスリンおよび筋収縮による糖取り込みのメカニズム (川中, 2008[4])

インスリンと筋収縮はそれぞれ異なる情報伝達経路を介してGLUT4（グルコース輸送担体）をトランスロケーションさせる。これによって糖取り込みが亢進する。なお、筋収縮はインスリンによるGLUT4トランスロケーションを増強させる効果（インスリン感受性増強効果）、また、GLUT4遺伝子発現を増加させる効果も有する。

AKT：AKTタンパク質、AMPK：AMPキナーゼ、AS160：AS160タンパク質、CaMK：カルシウム・カルモジュリン依存性プロテインキナーゼ、CaMKK：カルシウム・カルモジュリン依存性プロテインキナーゼキナーゼ、GLUT4：グルコーストランスポーター4（4型グルコース輸送体）、IRS：インスリン受容体基質、LKB1：セリン/スレオニンキナーゼLKB1、PDK1：ホスホイノシチド依存性キナーゼ1、PKC：プロテインキナーゼC、PIP2：ホスファチジルイノシトール2リン酸、PIP3：ホスファチジルイノシトール3リン酸、PI3K：ホスファチジルイノシトール3キナーゼ、TBC1D1：TBC1ドメインファミリーメンバー1

みを増加させる機序、および、②筋収縮それ自体がインスリンを介した糖取り込みとは独立した機序で（インスリン受容体チロシンキナーゼ活性を亢進せずに）、糖輸送担体（GLUT4）を細胞内から細胞膜へ移動し（translocation）、また活性を亢進させ、糖輸送を促進させる機序、の2通りが存在する（図6-3）。

インスリンが骨格筋に作用してグルコースの取り込みを亢進させることは古くから知られていたが、インスリンは骨格筋や脂肪細胞に作用すると細胞内に蓄えられているGLUT4と呼ばれるタイプの糖輸送担体を細胞膜へトランスロケーションさせるはたらきがあることがわかってきた。細胞膜上のGLUT4は、促進拡散輸送（facilitated diffusion）によって細胞内のグルコース濃度差に依存してグルコースを取り込む。すなわち、GLUT4のトランスロケーションのトリガーとしては、インスリン作用と筋収縮作用の2つがある

（図6-3）。

インスリン作用に依存しないグルコースの取り込みが機構が存在することは、HolloszyとNarahara[5]によって初めて報告された。彼らは、血流の影響を除去して実験できる in vitro（生体外）の系で、カエルの縫工筋に電気刺激を加えて筋収縮させると、グルコースの取り込みが亢進することを認めた。したがって、インスリンと筋収縮の作用によるグルコース取り込み反応は加算的（additive）であり、おそらくインスリンと筋収縮の作用は別々の情報伝達経路を介したものと考えられる。

2.3 糖輸送能およびインスリン感受性

インスリン作用による糖取り込み能力（インスリン感受性・反応性）は、DeFronzoによって勘案された hyperinsulinemic euglycemic clamp（インスリンクランプ）法を用い評価できる。この

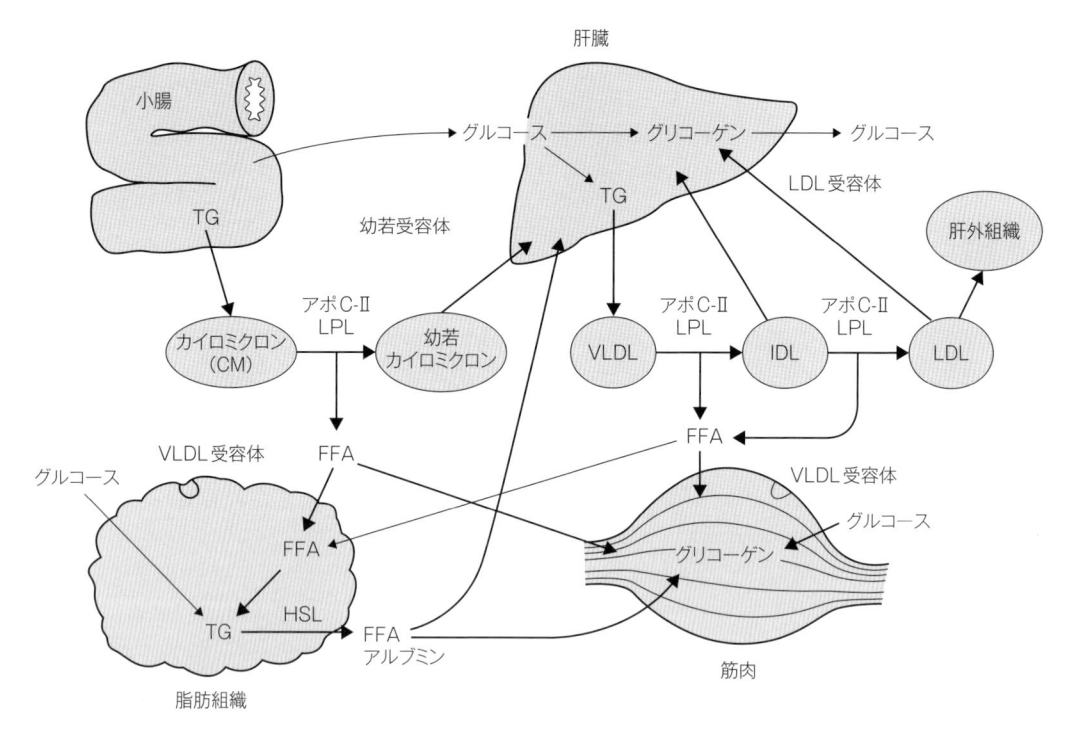

図6-4 中性脂肪（TG）と遊離脂肪酸（FFA）の代謝
HSL：ホルモン感受性リパーゼ，LPL：リポ蛋白リパーゼ，IDL：中間比重リポ蛋白

方法は，一定量のインスリン注入量を保ちながら，同時に血糖動態監視装置を用いて2～5分毎に測定した血糖値を基にグルコースを持続注入し（フィードバック方式），血糖値を空腹時水準に固定（clamp）する．一定量のインスリン持続注入によって肝臓からの糖放出は抑制され，体内のグルコース利用率と注入率との平衡状態が保たれた時点でのグルコース注入量（glucose infusion rate：GIR, mL/kg/分）によってインスリン感受性を評価する方法である．インスリン濃度とGIRとの量-反応曲線から，インスリン感受性およびインスリン反応性の評価が可能となる．なお，インスリン反応性の評価には，他段階のインスリン濃度でのクランプ測定を行う必要がある．

3．脂質代謝

脂肪の貯蔵型としての中性脂肪（TG）は，リパーゼの作用を受けて遊離脂肪酸（FFA）とグリセロールに分解される．脂肪酸は，血液を介して筋ではアデノシン三リン酸（ATP）産生のエネルギー源として使用される他，肝臓に運ばれ再びTGの材料となる．血清中でTGは主にカイロミクロンと超低比重リポ蛋白（VLDL）に存在する．カイロミクロンやVLDL中のTGは，リポ蛋白リパーゼ（LPL）の作用を受けて分解されFFAを筋や脂肪組織に供給する（図6-4）．

LPLは，体内の毛細血管壁に存在するが，心筋，骨格筋および脂肪組織に豊富に分布している．LPL活性が亢進すると筋組織ではそのエネルギー源を供給する方向に，脂肪組織では脂肪蓄積の方向に作用する．運動により血清のLPL活性は上昇し，血清TGやHDL-c（とくにHDL$_2$-c）の増加と有意に相関している．

一方，脂肪組織に貯蔵されているTGは，ホルモン感受性リパーゼ（HSL）の作用を受けて，FFAとグリセロールに分解され，FFAはアルブミンと結合して循環している．脂肪酸の代謝調節には，インスリンが重要な役割を担っている．インスリンは，HSL活性を抑制したり，脂肪組織のTG分解を抑制することでFFAの放出を低下させる．一方，TGの分解を促進しFFA放出を促

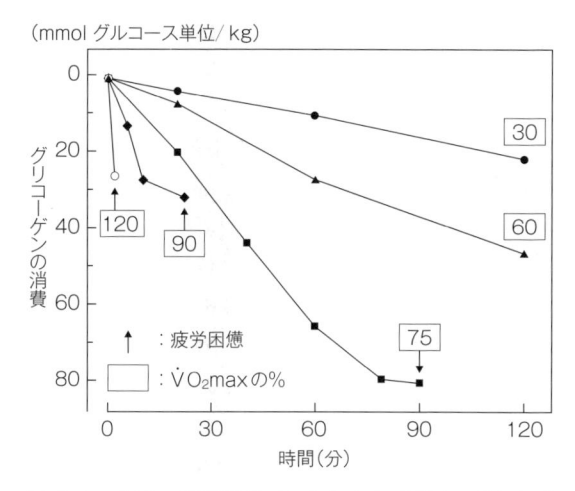

図6-5 種々の運動強度での自転車をペダリングした時の大腿直筋中のグリコーゲンの枯渇 (Hermansen ら, 1967[6])
75%$\dot{V}O_2$max の運動では筋グリコーゲンの枯渇によって作業継続が中断される

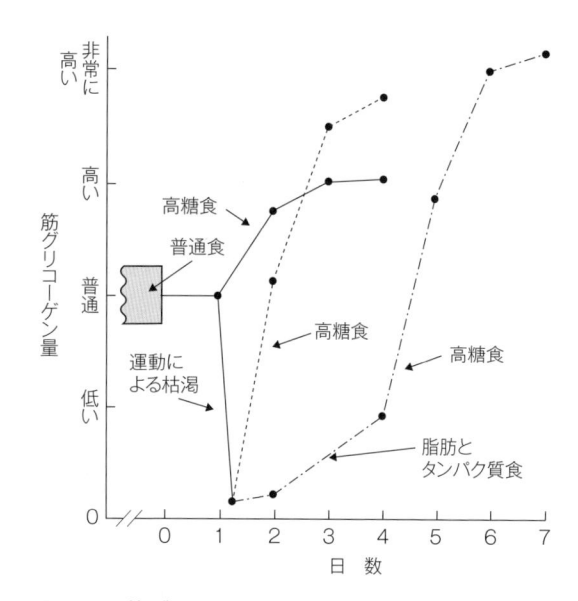

図6-6 筋グリコーゲン量を増加する方法 (Saltin と Hermansen, 1967[7])
第1：高糖食
第2：運動により筋グリコーゲンを枯渇させた後の高糖食
第3：運動により筋グリコーゲンを枯渇させた後3日間，高脂・高タンパク食，それから高糖食

進するホルモンとしては，アドレナリン，ノルアドレナリン，グルカゴン，副腎皮質刺激ホルモン（ACTH），成長ホルモン，甲状腺刺激ホルモン（TSH）などがあげられる．

持久性トレーニングに伴い in vitro で評価された脂肪細胞の脂肪分解能は有意に上昇し，肥満の改善や予防に効果的であるだけではなく，持久的な運動時のエネルギー代謝におけるグリコーゲン節約効果をもたらす．

4. 糖・脂質代謝と運動および骨格筋

4.1 糖代謝と運動

4.1.1 グリコーゲン代謝と運動

運動中のグリコーゲン消費は，運動強度と時間の関数として変化する（図6-5）．75%$\dot{V}O_2$max 強度の運動では，グリコーゲンの枯渇が運動継続を中断させると考えられている．一方，運動によって枯渇したグリコーゲンの効果的な合成に関する研究成績は，全身持久性競技パフォーマンスの向上を目的とした，グリコーゲンローディング（グリコーゲン負荷）法という方法論をもたらした．その基礎になった成績を，図6-6に示している．

4.1.2 解糖系と運動

漸増運動負荷に伴い，筋および血中の乳酸濃度は指数関数的に増加する．その背景としては，乳酸の除去率よりも産生率のほうが増加するためと考えられている（図6-7）．血中乳酸濃度が安静水準以上に増加する直前のポイントは，乳酸性閾値（lactate threshold：LT）と呼ばれ，最大酸素摂取量が最大の有酸素的作業能力を反映する尺度であるのに比べ，LTは最大下での筋の代謝能力を反映している指標として注目を集めている．

持久性トレーニング後には，最大下運動中の血中乳酸濃度は低下するが，その背景としては，乳酸の除去率の増加と産生率の低下の双方，あるいは一方の変化によってもたらされていると考えられる．

4.1.3 糖輸送能と骨格筋

外側広筋における速筋線維の割合（%FT線維）と空腹時血糖，インスリンおよび75g経口糖負荷試験（OGTT）でのグルコースおよびC-peptideの合計値との間に有意な正相関が肥満女性で報告されている．その後，糖尿病ではないPima

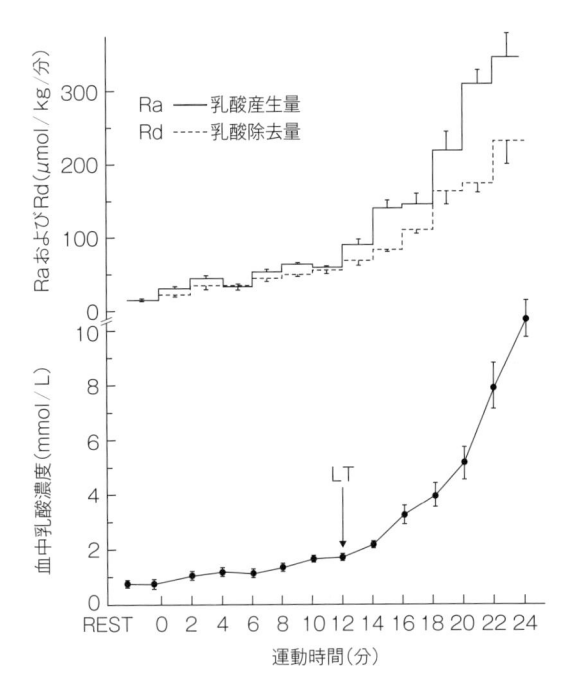

図6-7 漸増運動負荷中の血中乳酸と乳酸産生量（Ra）および除去量（Rd）の変化（Stanleyら，1985[8]）
HLaはRaとRdの差として決定される．LT強度以上のHLaは，RaのほうがRdに比べ高いことに起因する．

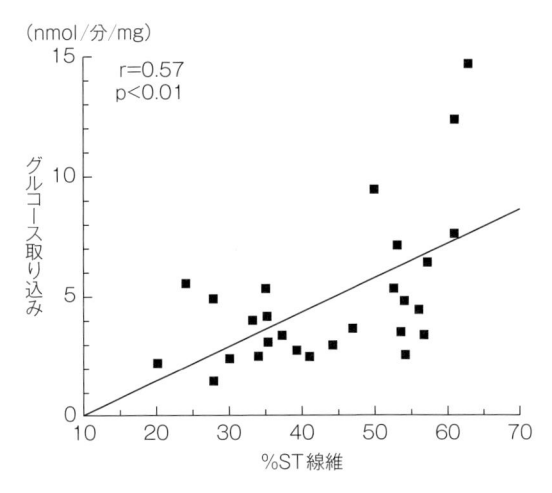

図6-8 腹直筋の *in vitro*（生体外）におけるグルコース取り込みと％ST線維との関連性（Hickeyら，1995[9]）
in vitro におけるグルコース輸送は，100 nMのインスリン濃度での輸送率として計算．

IndianおよびCaucasianの男性を対象に，遅筋線維の割合（％ST線維）とインスリン感受性の指標であるインスリンクランプ法で評価されたGIR（グルコース取り込み）との間に有意な正相関が報告された．さらに，GIRは毛細血管密度や体脂肪分布との間にも有意な相関を認めた．

近年，2型糖尿病を伴う肥満者および非糖尿病の肥満者における腹直筋と外側広筋において，糖輸送担体（GULT）が，非肥満者に比べて，それぞれ23％，18％減少していることが報告されている．ラット骨格筋のGULT4含量は，FT線維よりもST線維に高濃度に存在し，GULT4のトランスロケーションには筋線維による差はなく，さらにGLUT4のexpressionは筋線維の収縮特性よりも代謝特性に依存することが明らかにされている．Hickeyら[9]は，*in vitro* の系で測定された腹直筋のグルコースの取り込み量と％ST線維との間の有意な正相関を同一筋で初めて明らかにした（図6-8）．

男性のPima Indianを対象にした研究では，GIRと外側広筋の％FTb線維との間に有意な負の相関を，またクエン酸合成酵素とは有意な正相関が認められている．また，個々の筋群における糖の取り込みとGULT4との関連性をラットを対象に検討した結果，％ST線維とインスリン作用によるグルコース取り込み量とGULT4との間に有意な正相関が認められた．

4.1.4 耐糖能，インスリン感受性と体力

75 g経口糖負荷試験（OGTT）で評価した耐糖能は，$\dot{V}O_2max$で評価した体力よりも体脂肪率や体脂肪分布との関連性が高いことを座位がちな中高齢者を対象に報告されたが，その後，相反する結果が広範囲な体力を有する高齢者を対象に報告された．おそらく，この矛盾した結果の背景には，体力評価や被検者特性といった方法論的な問題が関与している可能性が高い．

これらの点を補う目的でKumagaiら[10]は，健常な肥満男性（n＝207）を対象に，耐糖能と体力および体脂肪分布との関連性を再検討した．体力は，％ST線維，酸化系の酵素活性や毛細血管密度との間に有意な正相関が認められているOBLA（onset of blood lacatate accumulation：血中乳酸濃度が4 mmol／L）に相当する酸素摂取量（OBLA-$\dot{V}O_2$）で評価した．その結果，OBLA-$\dot{V}O_2$は体脂肪率（水中秤量法）の影響を考慮した後で

も，体脂肪分布，年齢，体脂肪率とは独立して75gOGTTに伴うインスリン曲線下面積と関連することを明らかにした．

有酸素性パワーの指標である$\dot{V}O_2max$と糖取り込み，非酸化的ブドウ糖利用率および前腕血流量との間にも有意な正相関が認められている．高い$\dot{V}O_2max$を有する陸上長距離選手の高いインスリン感受性の背景としては，脚血流量および外側広筋中のGULT4含量が高いことが指摘されている．したがって，身体トレーニングに伴うインスリン感受性の改善や，持久性競技者の高いインスリン感受性の背景としては，血流量の増加，GLUT4蛋白量およびそのmRNA濃度の増加，糖代謝酵素活性（グリコーゲン合成酵素など）の増加，さらには筋組成の変化および筋重量の変化などがあげられる．

しかし，筋組成の変化が糖代謝に及ぼす影響に関しては，不明な点も少なくない．ただし，身体トレーニングに伴う耐糖能改善とST線維における毛細血管密度の増加との間には有意な関連性も認められている．毛細血管密度や筋血流量の増加は，グルコースやインスリンの筋への供給を高める．また，GULT4の増加は最大糖輸送量を増加させる．さらに，グリコーゲン合成酵素活性の増加は，非酸化的糖利用を増大させる．おそらく，有酸素性トレーニングは，上記のような骨格筋の適応を通して，インスリン抵抗性の改善に貢献しているものと考えられる．一方，脱トレーニングに伴うクエン酸合成酵素およびGLUT4蛋白量はパラレルに低下する．

4.1.5 耐糖能，インスリン感受性とトレーニング効果

耐糖能に及ぼす有酸素性トレーニングの効果に関する多くの研究が報告されている．また，同様な成績は一過性の有酸素性運動の急性効果としても認められている．耐糖能に及ぼす有酸素性トレーニングの効果は，一過性の有酸素性運動での改善効果よりも少ないようである．

一般的に，有酸素性トレーニング後の75gOGTTで評価された血糖は，減少あるいは不変であり，多くの研究でインスリン反応の低下が報告されていることから，末梢（とくに，骨格筋）でのインスリン感受性の改善や膵臓からのインスリン分泌の低下が指摘されている．

さらに，持久性トレーニングは，多段階インスリンクランプ法で評価されたインスリン感受性および反応性双方の増加をもたらす．逆に，持久性ランナーの6日間の不活動に伴い，インスリンクランプ法で評価されたグルコース取り込みは低下し，さらにクランプ中のインスリンアクションから計算されたインスリンクリアランスは，有意に減少したことより，持久性運動はインスリンクリアランスを増加させる可能性がある．

一方，耐糖能やインスリン感受性改善へのレジスタンストレーニングの影響も検討されている．男子大学生を対象に10週間にわたる筋力トレーニングに伴う耐糖能の改善が報告され，その改善の背景として筋量の増加を指摘されている．また同様な成績は，青年や高齢者を対象に実施された12週間の高強度のレジスタンストレーニング実験でも認められている．

75gOGTTで評価した耐糖能に及ぼす一過性のレジスタンス運動の影響を，青年，高齢の2型糖尿病患者および年齢でマッチされた高齢者を対象に比較検討した研究では，血糖およびC-peptide反応には3群ともに有意な改善を認めなかったが，青年と高齢2型糖尿病患者のインスリン反応の低下を認めたことより，一過性のレジスタンス運動はインスリンのクリアランスを増加させる可能性がある．

運動形態の違い（一過性の運動・慢性的な運動，有酸素性運動・無酸素性運動）に関係なく，筋へのグルコース取り込みの増減に伴い骨格筋中のGLUT4のパラレルな変化が認められる．ヒトを対象にした研究では，運動後のグリコーゲン貯蔵量とGLUT4との間に有意な正相関を認めている．

また，ラットの滑車上筋を用い，筋収縮（電気刺激）に依存して増加する糖取り込み量とグリコーゲン濃度との関連性に及ぼすトレーニング効果を比較検討した結果，両群の糖取り込み量は，筋収縮後のグリコーゲン濃度に依存して増加する

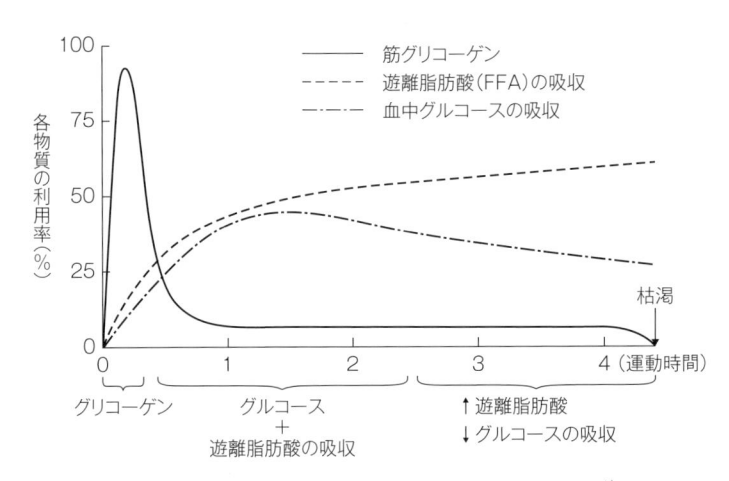

図6-9 運動強度と糖質・脂質の利用（山田ら，1990[1]）

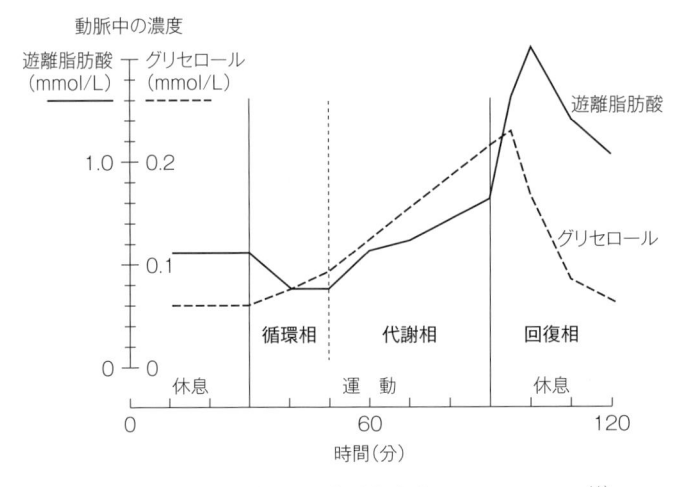

図6-10 遊離脂肪酸動員の経時的変化（Carson，1967[11]）

ことや，同一グリコーゲン濃度であってもトレーニングされた筋へのグルコース取り込み量が有意に高いことも明らかにされている．さらに，安静状態のグルコース取り込み量とグリコーゲン濃度との間には有意な関連性は認めないことから，筋グリコーゲンの分解それ自体は，GLUT4のトランスロケーションを誘発する主要因ではない可能性が示された．

4.2 脂質代謝と運動
4.2.1 運動と脂質の動員

脂肪組織のTGの分解は，運動強度依存性を認めない．また，75%$\dot{V}O_2$maxの運動中，脂肪の動員は生じない．すなわち，運動強度が強い場合は，血中乳酸濃度の増加，血糖の上昇，インスリンの増加は，TGの分解を抑制する方向に作用する．一方，運動強度が低く（50%$\dot{V}O_2$max）かつ長時間の運動では，FFAの動員が起こり，脂肪組織のTGの分解は促進される（図6-9）．

低強度での長時間運動中の脂肪酸の動員の経過には，3つの相があるとされる（図6-10）．運動の初期にはFFAの減少が起こる（循環相）．これは，運動に伴うFFAの動員が十分起こらない内に，循環系が促進することによって，各組織へのFFAの取り込みが生じるためと考えられる．次に出現するのが代謝相である．すなわち，循環相とFFAの動員が生理的な定常状態になり，多くの脂肪酸の動員が起こる相である．運動終了後

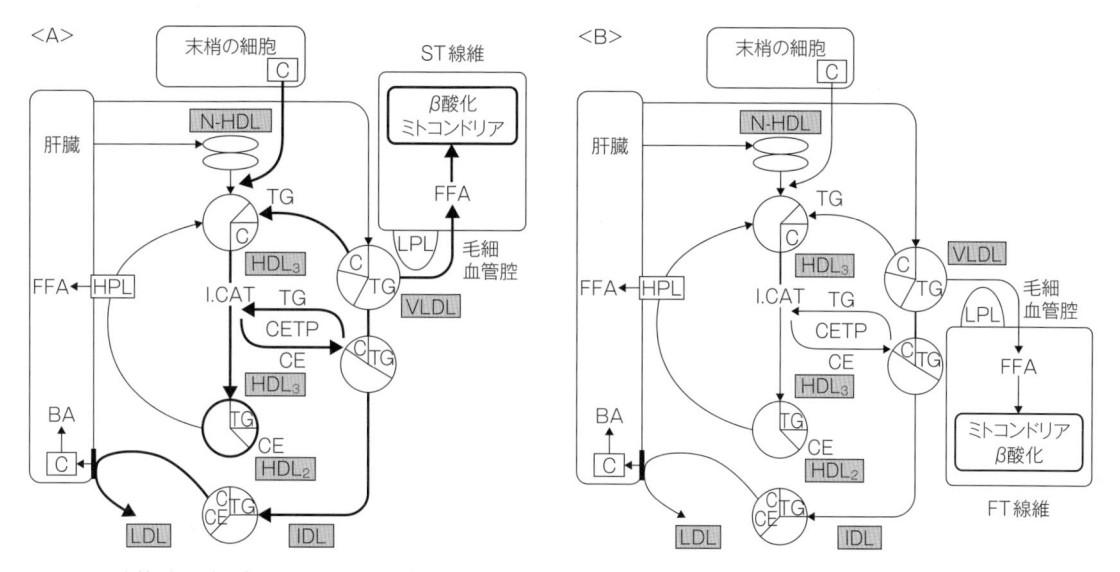

図6-11 高比重リポ蛋白コレステロール（HDL-c）水準と代謝に及ぼす異なる2つの筋線維組成の影響を示したモデル
(Tikkanen ら, 1996[14])

高い比率のST線維（％ST）を有する個人は，少ない比率の人に比べ，筋中のLPL活性が高く，中性脂肪（TG）から多くの脂肪酸を得ることができる．TGを豊富に含んだリポ蛋白であるVLDLは，HDL-c（HDL_2）産生の重要な要因である．
(A)脂質代謝に及ぼすST線維の影響．太い線の矢印は，流量の増加を表現しており，HDL_2粒子の周りの太い線は数の増加，つまりHDL_2粒子の濃度増加を意味している．ミトコンドリアの周囲の太い線はミトコンドリア密度の増加とβ酸化の促進を意味している．
(B)脂質代謝に及ぼすFT線維の影響．N-HDL：幼若HDL，LCAT：レシチンコレステロールアシルトランスフェラーゼ，HPL：肝性リパーゼ，CETP：コレステロールエステル輸送蛋白，C：コレステロール，CE：コレステロールエステル，TG：中性脂肪，FFA：遊離脂肪酸，IDL：中間比重リポ蛋白コレステロール，LDL：低比重リポ蛋白コレステロール

には急激に各組織でのFFAの取り込みが中断されるが，持続的にFFA動員が継続することによって，FFAには一過性の増加を認め（回復期），その後次第に安静時に回復していく．

4.2.2 脂質代謝と骨格筋

運動時に利用されるTGは，循環血液中と筋細胞内で脂肪滴として貯蓄されている．骨格筋の脂肪滴は，FT線維よりもST線維のほうが大きいことや，運動後の骨格筋TG含量の減少率はST線維のほうが多いことも明らかにされている．

Tikkanen ら[12]は，骨格筋の線維組成と脂質代謝との関連性を初めて明らかにした．すなわち，％ST線維とHDL-c，およびその主要なアポ蛋白であるアポ蛋白A1（Apo A1）との間には有意な正相関，一方TGとの間には有意な負の相関が存在することを認めた．おそらく，この背景としては，ST線維における高いLPL活性がTG-richなリポ蛋白の異化作用を促進させ，HDL前駆物質の増加をもたらすためと考えられる．これを裏付ける証拠として，骨格筋のLPL活性とHDL-cとの間に有意な正相関が報告されている．

LPLは，毛細血管の内皮表面でその作用を発現するが，ST線維の酸化的代謝は，骨格筋への酸素と脂肪酸を供給する筋周囲にある毛細血管によって支援されている．通常，筋線維組成別にみた毛細血管数は，ST線維が多いことが知られている．すなわち，持久性トレーニング後に生じる高いLPL活性は，豊富な毛細血管床の増加が一部には貢献しているのかもしれない．

これらの成績を示したTikkanen ら[12]は，遺伝的に規定された筋線維の分布は，骨格筋内の毛細血管床でTG-richリポ蛋白の末梢におけるクリアランスを変化させ，おそらくHDL-c代謝に影響する重要な要因のひとつではないかと指摘している．

また，KiensとLithel[13]は，トレーニングによるHDL-c改善への骨格筋適応の重要性を，片脚でのトレーニング実験を用い明らかにした．すな

表6-2 脂質代謝に及ぼす運動およびトレーニングの影響（DesprésとLamarche，1994[15]）

	CHD危険因子	持久性競技者[注1]	パワー系競技者[注2]	持久性トレーニング	パワー系トレーニング
Total-c	↑	↓, =	↑, =	—	—
VLDL-c			↓[b]	↓	?
LDL-c	↑	?	↑[a], =	↓, =	↓, =
HDL-c	↓	↑, =	↓[a], =	↑, =	↑, =
HDL$_2$-c	↓	↑	↓[a]	↑	↓, =
HDL$_3$-c		?	?	↓, ↑	?
Apo A1	↓	↑	?	↑, =	?
Apo B	↑	↓	?	?	?
LPL		↑	↓, =[a, b]	↑	?
HTGL		↓, =	?	↓	?
LCAT		↑	?	↑, =	?

注1)：非鍛錬者との比較，注2)：持久性競技者との比較
↓：低下，↑：上昇，=：不変，[a]：パワーリフティング選手，[b]：ボディビルディング選手
LPL：リボ蛋白リパーゼ，HTGL：肝性トリグリセリドリパーゼ，LCAT：レシチンコレステロールアシルトランスフェラーゼ

わち，トレーニング脚におけるVLDL-TGの異化やHDL$_2$-cの産生は，非トレーニング脚に比べ有意に亢進していることを認めた．図6-11は，血清HDL-c水準と代謝に及ぼす骨格筋線維分布の影響を表現したモデルを示している（詳細は図中の説明を参照）[14]．

4.2.3 脂質代謝に及ぼす運動およびトレーニング効果

表6-2には，脂質代謝指標と冠動脈疾患危険因子との関連性，脂質代謝に及ぼす運動形態の違いに関する横断的・縦断的研究，および異なる運動形態の短期・長期のトレーニングによる介入研究での成績を要約している[15]．一般的に，有酸素性のスポーツ競技者は，非鍛錬者に比べ良好な脂質特性が認められる．これらの横断的研究での成績は，健常者や肥満者を対象とした有酸素性トレーニングで得られた成績とほぼ一致するものである．

一方，スピードやハイパワー系といった無酸素性のスポーツ競技者では，有酸素性競技者に比べ，総コレステロール（Total-c），LDL-cは高く，HDL-cやLPL活性は低いとされている．とくに，パワーリフティングのようなハイパワー系の競技者の脂質プロファイルは持久性競技者や健常者に比べ悪いようである．無酸素的なトレーニングでは，有酸素性トレーニングほどに明らかな脂質代謝への影響は観察されていない．また，脂質代謝

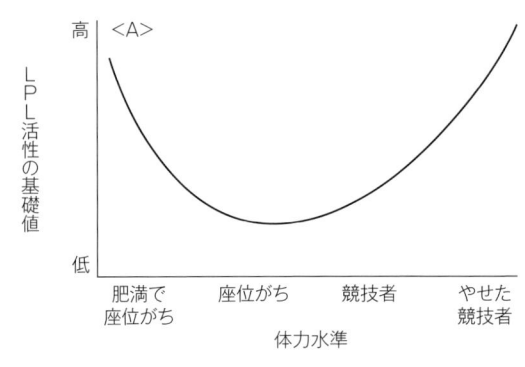

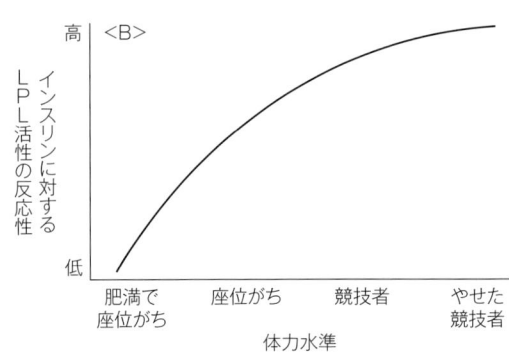

図6-12 体力水準別にみた脂肪組織のLPL（AT-LPL）活性の基礎値（A）とインスリンに対するAT-LPL活性の反応性（B）（Lamarcheら，1993[16]）

の改善は，体力依存性（有酸素的作業能力）ではなく，むしろ身体活動量依存性に変化しうる可能性が高いことが指摘されている[15]．

男性の筋組織中のLPL活性は，長距離ランナーは短距離ランナーやコントロール群に比べ有意に

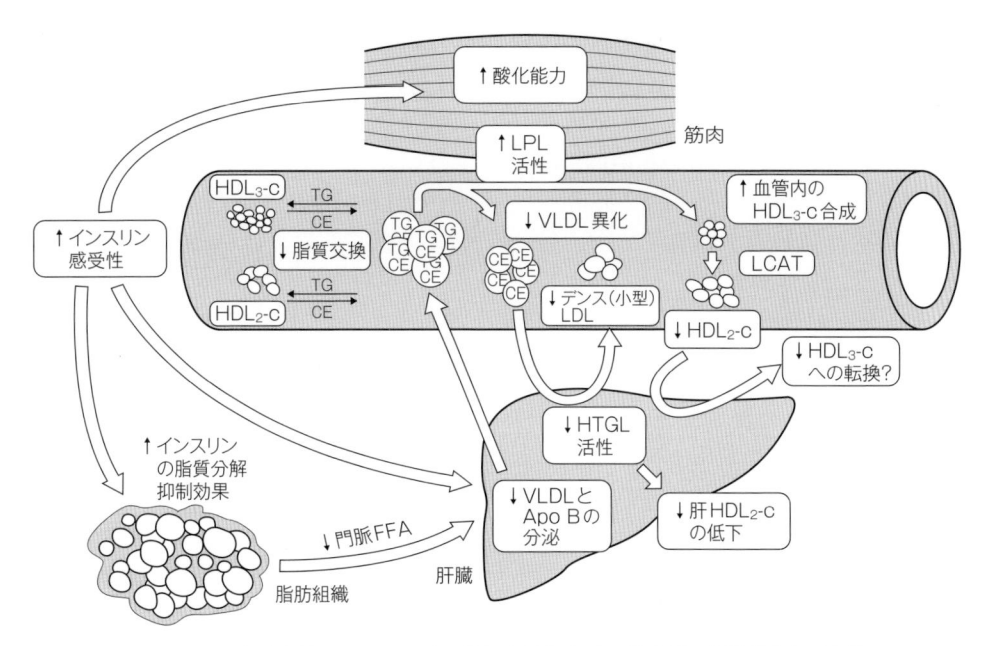

図6-13 有酸素性トレーニングに伴う脂質およびアポリポ蛋白代謝適応の要約
（Després と Lamarche, 1994[15]）

高値である．さらに，筋および脂肪組織でのLPL活性は，ボディビルダーや体重でマッチされたコントロールとの間に有意差を認めない．これらの事実は，筋のLPL活性にはトレーニング特異性があり，有酸素性運動によって筋のLPL活性は促進されることを示唆している．事実，有酸素性トレーニングに伴い，筋のLPL活性の増加も報告されている．

とくに，Kiens と Lithell[13]は，健常男性を対象にした片脚での持久性トレーニングによって，トレーニングされた筋でのLPL活性の増加やHDL-c産生の増加を認め，さらにVLDL-TGの動静脈較差と筋のLPL活性との間に有意な正相関を認め，HDL-c代謝への骨格筋適応の重要性を指摘している．また，運動による脂肪組織でのLPL活性の増加は，カイロミクロンやVLDL-TGの分解を促進し，リポ蛋白の改善に貢献しているものと考えられる．

脂肪組織のLPL活性とHDL-c水準との間には，有意な正相関が認められる．身体活動および体力段階からみた，脂肪組織のLPL活性の基礎値およびインスリンに対する脂肪組織のLPL活性の反応性の違いを図6-12に示す[16]．

たとえば，肥満者では，LPL活性の基礎値は高いが，反応性が低い．トレーニングに伴い，前者は低下し，後者は増加する．一方，高度にトレーニングされた痩せた競技者では，脂肪組織のLPL活性の基礎値は肥満者と同程度に高いが，インスリンへのLPL活性の反応性も高い．持久性競技者の低TG血症は，脂肪組織や骨格筋の血管内皮表面に位置するLPL活性の増加によるTG-richリポ蛋白のより効率的な分解の結果であるように思われる．

また，リポ蛋白の変化に関与する重要な因子としては，持久性競技者でみられるインスリン感受性の改善があげられる（図6-13）[15]．この適応は，インスリンによる筋への糖取り込みを増加させ，インスリンによるantilipolitic effect（脂質分解抑制効果）を改善させる．門脈系を介してのFFA輸送の低下や血中のインスリン水準の低下で，肝臓でのVLDLおよびApo B分泌の低下をもたらす．

HTGL活性は，日常生活が非活動群に比べ活動的な群で有意に低く，血中HTGL，体力，HDL-cの間には，有意な負の相関が認められる．さらに，トレーニング状態，食事および形態学的特性に差

を認めない持久性ランナーで，HDL-c 水準のみが異なる2群を対象に，血中 LPL，HTGL 活性，HDL-c の関連性を検討し，HDL-c は LPL 活性と正相関し，一方 HTGL 活性とは負の相関関係が認められている．

長期の座位状態で認められる高 HTGL 活性は，TG-rich リポ蛋白の分解低下の結果として，HDL_2-c 産生低下をもたらす．一方，身体的に活動的な状態では，HDL_2-c の産生増加に貢献しているLPL 活性は高く，HTGL 活性は低いことから，座位がちな人よりも高い HDL_2-c 濃度をもたらすと考えられる（図6-13）．

以上を要約すると，主として持久性運動は，脂肪酸の利用率，LPL 活性および LCAT 活性の増加，HTGL 活性および CETP 活性の低下をもたらし，TG-rich リポ蛋白の異化亢進を活性化することで，血中 TG や LDL-c の低下を生じさせ，HDL_2-c の増加をもたらすものと考えられる．

文　献

1) 山田　茂，跡見順子，富野士良，原田邦彦，岩垣丞恒，渡辺雅之，堤　達也，平田耕三共著：運動生理生化学．pp47-166，培風館，1990．
2) Sutton JR, Farrell PA, Harber VJ: Hormonal adaptaion to physical activity, pp217-257. In: Bouchard C, Stephens T, Sutton JR, McPherson BD（eds.）, Exercise, Fitness, and Health. Human Kinetics, 1990.
3) Saltin B and Gollnick PD: Skeletal muscle adaptability: significance foe metabolic and performance, pp554-631. In: Peachey LD, Adrin RH, Geiger SR（eds.）, Handbook of Physiology. 1983.
4) 川中健太郎：生活習慣病の機序-運動によるインスリン抵抗性の改善-．臨床スポーツ医学，25：1149-1154，2008．
5) Holloszy JO and Narahara HT: Studies of tissue permiability. X. Changes in permiability to 3-methylglucose associated with contraction of isolated frog muscle. J Biol Chem, 240: 3493-3500, 1965.
6) Hermansen L, Hultman E, Saltin B: Muscle glycogen during prolonged severe exercise. Acta Phisiol Scand, 71: 129-139, 1967.
7) Saltin B and Hermansen L: Glycogen stores and prolonged severe exercise, p32. In: Brix J（ed.）, Nutrition and Physical Activity. Almpvist and Wiksell, 1967.
8) Stanley WC, Gestz EW, Wisneski JZ, Morris DL, Neese RA, Vrooks GA: Systematic lactate kinetics during graded exercise in man. Am J Physiol, 249: E595-E602, 1985.
9) Hickey MS, Carey JO, Azevedo JL, Houmard JA, Pories WJ, Israel RG, Dohm GL: Skeletal muscle fiber composition is related to adiposity and in vitro glucose transport rate in humans. Am J Physiol, 268: E453-E457, 1995.
10) Kumagai S, Tanaka H, Kitajima H, Kono S, Ogawa K, Yamauchi M, Morita N, Inoue M, Shindo M: Relationships of lipid and glucose metabolism with waist-hip ratio and physical fitness in obese men. Int J Obes Relat Metab Disord, 17: 437-440, 1993.
11) Carson LA: Plasma lipids and lipoproteins and tissue lipids during exercise, p16. In: Brix J（ed.）, Nutrition and Physical Activity. Almpvist and Wiksell, 1967.
12) Tikkanen HO, Härkönen M, Näveri H, Hämäläinen E, Elovainio R, Sarna S, Frick MH: Relationship of skeletal muscle fiber type to serum high density lipoprotein cholesterol and apolipoprotein A-I levels. Atherosclerosis, 90: 49-57, 1991.
13) Kines B and Lithell H: Lipoprotein metabolism influenced by training-induced changes in human skeletal muscle. J Clin Invest, 83: 558-564, 1989.
14) Tikkanen HO, Näveri H, Härkönen M: Skeletal muscle fiber distribution influences serum high-density lipoprotein cholesterol level. Atherosclerosis, 120: 1-5, 1996.
15) Després JP and Lamarche B: Low-intensity endurance exercise training, plasma lipoproteins and the risk of coronary heart disease. J Intern Med, 236: 7-22, 1994.
16) Lamarche B, Després JP, Moorjani S, Nadeau A, Lupien PJ, Tremblay A, Thériault G, Bouchard C: Evidence for a role of insulin in the regulation of abdominal adipose tissue lipoprotein lipase response to exercise training in obese women. Int J Obes Relat Metab Disord, 17: 255-261, 1993.

まとめ

- 肝臓は，グリコーゲンを分解してグルコースを生成し血糖を必要な組織に供給できるが，筋内にはグルコース6リン酸がないために，グルコースが生成できず，筋内のグリコーゲンはすべて筋で消費される．
- インスリン作用による糖取り込み（インスリン感受性および反応性）は，hyperinsulinemic euglycemic clamp 法で評価できる．
- 生体には，インスリン作用に依存しない筋収縮の作用による糖取り込み機構が存在する．
- カイロミクロンや超低比重リポ蛋白中の中性脂肪は，リポ蛋白リパーゼ（LPL）の作用を受けて分解され，遊離脂肪酸を筋や脂肪組織に供給する．
- インスリン感受性（糖処理能力）や脂質代謝の中でも高比重リポ蛋白コレステロール（HDL-c）と遅筋線維の割合（%FT線維）との間には，有意な正相関を認める．
- 脂質代謝の改善に及ぼす運動の影響は，無酸素性トレーニングよりも有酸素性トレーニングのほうが効果が大きい．糖代謝の改善に関しては，運動形態の違いはさほど影響しない．
- 血中の HDL-c 濃度は，筋組織中の LPL 活性と正相関を，一方肝性のトリグリセリドリパーゼ（HTGL）活性との間には負の相関を認める．
- 漸増運動負荷に伴い，筋および血中の乳酸濃度は指数関数的に増加する．その背景としては，乳酸の除去率よりも産生率のほうが増加するためと考えられている．
- 有酸素性トレーニング実施者は，インスリン感受性に優れており，このことは脂質代謝，とくに彼らの高い HDL-c 水準にも影響を及ぼしている．

設問

- グリコーゲンローディングとは何か説明せよ．
- 糖取り込みの機序を説明せよ．
- インスリン感受性とは何か説明せよ．
- 脂肪組織に貯蔵されている中性脂肪の分解機構について説明せよ．
- 中性脂肪の分解と運動強度・時間との関連性について説明せよ．
- 高比重リポ蛋白コレステロールの調節に影響している酵素の名称と役割について説明せよ．
- 骨格筋の線維組成と糖・脂質代謝指標との統計的関連性について述べよ．
- インスリン感受性に及ぼす急性と慢性運動の効果の違いを説明せよ．

7章 運動と内分泌

1. 内分泌の基礎事項

1.1 内分泌とホルモン

内分泌（endocrine）とは，特定の臓器において産生される化学物質が血液中に分泌される現象のことをいう．この化学物質はホルモン（hormone）と呼ばれ，その微量の濃度変化が遠隔にある各所の組織や器官の発達，機能を調節する．

この調節系は血液を介していることから液性調節と呼ばれるが，その作用はもう一方の調節系である神経系調節と比較すると緩やかで長時間にわたることが特徴である．他方，神経性調節は神経線維のネットワーク，つまり神経系において神経インパルスを介した迅速かつ局所的な情報伝達を行っている．

内分泌の対義語にあたるものとして外分泌（exocrine）があるが，これは消化液や汗のように，体腔もしくは体外に導管を介して分泌物が放出する現象を指し，内分泌とは区別する．

1.2 ホルモンの種類と分泌様式

ホルモンはステロイドホルモンと非ステロイドホルモンの2つに大別できる．さらに，非ステロイドホルモンは化学構造からアミノ酸誘導体ホルモンとペプチドホルモンに分類される．

ホルモンは，内分泌腺（endocrine gland）または内分泌器官（endocrine organ）より分泌され，遠隔の標的器官（target organ）または標的細胞（target cell）まで血行によって運ばれ，少量で特異的な生理作用を及ぼす．主要な内分泌腺を図7-1[1]に示す．

近年，新しいホルモンの発見に伴い，ホルモンが分泌された部位の隣接した細胞や，分泌細胞自体に作用する物質があることもわかってきた．これらのホルモンは一括して局所ホルモンと呼ばれ，分泌細胞の隣接に作用する分泌様式は傍分泌（paracrine），同様に分泌細胞自体に作用するものは自己分泌（autocrine）という．さらに，局所ホルモンと類似した物質に，主に免疫に関係する細胞から分泌されるサイトカイン（cytokine）がある．しかし，広義で両者は同様に扱われることもあり，またホルモンとサイトカインの境界は必ずしも厳格化されていない．

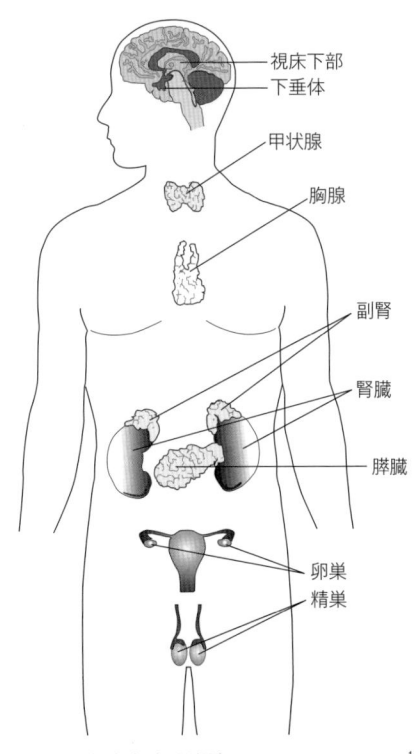

図7-1 おもな内分泌腺（Wilmoreら，2008[1]）

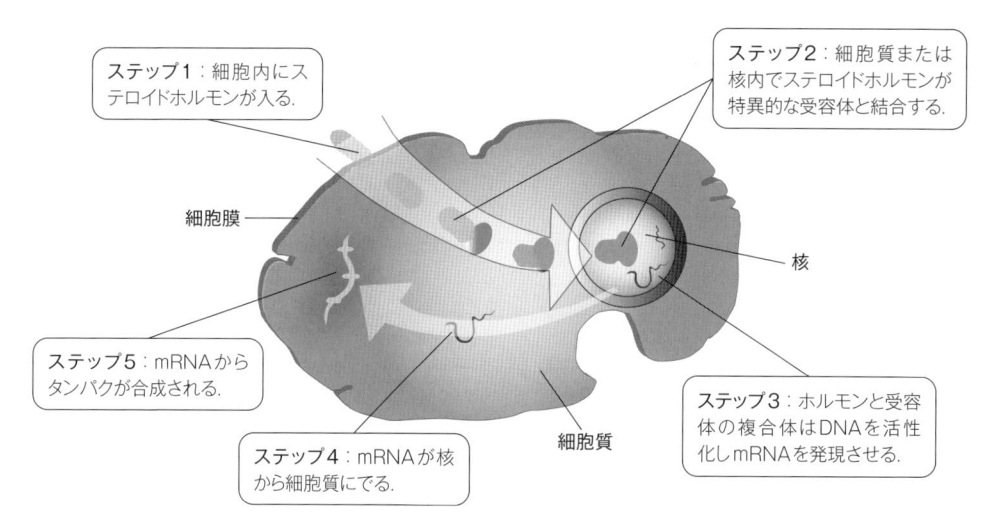

図7-2 ステロイドホルモンの作用機序（WilmoreとCostill，2004[2]）

1.3 ホルモンの役割

ホルモンの主要な役割は次の4つに大別される．まず，細胞の機能維持のために細胞を取り巻く環境条件（温度，浸透圧，血糖値など）を一定にするはたらき，すなわち「内部環境の恒常性（homeostasis）維持」をつかさどっていることである．次に，生体に加わる「ストレスに対する防御反応」に関与していることがあげられる．たとえば，外科手術などのような負荷が生体にかかる時，いくつかのホルモンの作用により糖代謝や血圧の維持にはたらく．また，「個体の完成」や「生殖機能の発達」といった形態や機能的成熟にもホルモンの作用が大いに活躍している．

この他にもホルモンは，認知，学習，記憶などの高次中枢神経機能や免疫反応など，多岐にわたる生理機能にかかわっているという．しかし，その全貌は未だ明らかになっていない．

1.4 ホルモンの作用機序

血中には多数のホルモンが同時に存在している．そのため，ひとつのホルモンが特定の部位にのみ生理作用を発揮するためには，標的器官・細胞がそのホルモンを認識できる必要がある．これを可能とするのがリガンド（ligand）と受容体（receptor）の対応関係である．リガンドとは，特定の受容体に特異的に結合する物質のことを指す．ホルモンは受容体に対するリガンドにあたり，特定の受容体にのみ結合することで限局した標的器官・細胞においてその生理作用を発揮する．

1個の細胞には2,000～10,000個もの受容体があるというが，受容体には細胞膜表面にある膜（貫通型）受容体と，細胞質や核にある細胞内受容体の2種類がある．

たとえば，ステロイドホルモンは細胞内受容体と結合する（図7-2）[2]．これはステロイドホルモンが脂溶性の性質を有し，細胞膜を容易に通過できることと関係する．他方，非ステロイドホルモンのほとんどは細胞膜を通過できない．したがって，この種のホルモンの受容体は細胞膜上に存在する．この場合，ホルモンと細胞膜受容体とが結合した情報は，細胞内情報伝達物質であるセカンドメッセンジャー（second messenger）を介し細胞内に伝達され，ホルモンに応じた細胞の応答を惹起する（図7-3）[3]．

セカンドメッセンジャーとしてはたらく物質には，サイクリックAMP，イノシトール3リン酸，サイクリックGMP，カルシウム，などが知られているが，いくつかのホルモンにはセカンドメッセンジャーを介さない細胞内情報伝達によりホルモンの作用が発揮されるものもある．

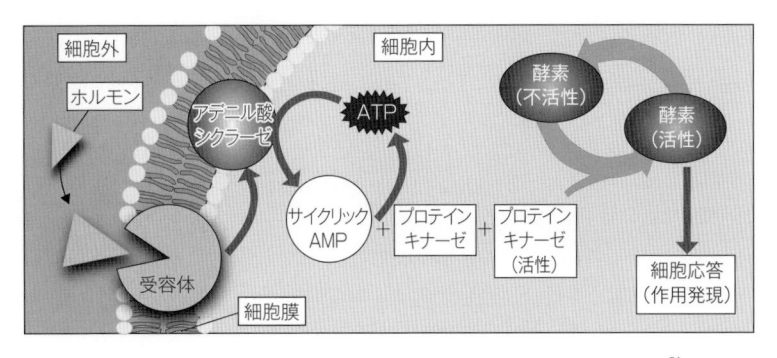

図7-3 非ステロイドホルモンの作用機序（McArdleら，2010[3]）
非ステロイドホルモンが細胞膜上の特異的な受容体に結合すると，アデニル酸シクラーゼ（adenylate cyclase）の作用でATPからサイクリックAMP（cyclic AMP）が産生される．サイクリックAMPはセカンドメッセンジャーとして細胞内のプロテインキナーゼを活性化する．これにより，酵素の活性化などのホルモン作用（細胞応答）が発現される．

1.5 ホルモンの分泌調節

多くのホルモンの分泌調節は負のフィードバック機構（ネガティブフィードバック・システム，negative feedback system）に基づいている．ネガティブフィードバック・システムは，ちょうどクーラーなどの空調装置のサーモスタットの作用と類似している．すなわち，サーモスタットは室温と設定温を常時監視し，空調装置のスイッチのオン・オフを切り替えることで室温を一定に保つはたらきをしている．

生体では，ホルモンに固有の刺激が惹起された時に血中へのホルモン分泌が促され，のちにそのホルモンの作用が十分に発揮されて刺激が消失すると分泌が抑制される（ネガティブフィードバック調節）．たとえば，インスリン（insulin）の分泌は血糖値が高いと刺激されるが，インスリンの作用により血液から細胞内へのグルコース（glucose）の取り込みが促進して血糖値が正常値まで下がると，それがインスリンの分泌を抑制して血糖値が正常に保たれる．

ネガティブフィードバック・システムは，上位ホルモンと呼ばれる「ホルモン分泌を刺激するホルモン（刺激ホルモン）」の分泌調節の機序でもある．たとえば，血中の甲状腺ホルモンが過剰になると，下垂体前葉からの甲状腺刺激ホルモン（TSH，上位ホルモンにあたる）の分泌が抑制され，さらに視床下部では，甲状腺刺激ホルモンの分泌を促す甲状腺刺激ホルモン放出ホルモン

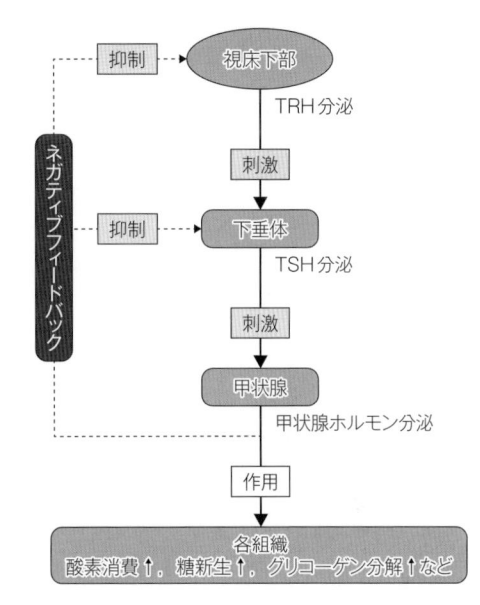

図7-4 ネガティブフィードバック・システムの例
甲状腺ホルモンの分泌が，TSH（甲状腺刺激ホルモン）とTRH（甲状腺刺激ホルモン放出ホルモン）の分泌を抑制する．

（TRH，最上位ホルモンにあたる）の合成も抑制される（図7-4）．

一方，このような機序とは別に，自律神経により直接分泌が制御されるホルモンもある．たとえば，カテコールアミン（catecholamine）の分泌は，副腎髄質への交感神経の支配を受けている．

1.6 ホルモン感受性の調節

ホルモンの作用は，ホルモン分泌が一定であっても標的細胞側のホルモン感受性により大きく変

表7-1　視床下部ホルモン

放出ホルモン(releasing hormone)	抑制ホルモン(inhibiting hormone)
ACTH放出ホルモン(副腎皮質刺激ホルモン放出ホルモン) (corticotropin-releasing hormone：CRH) ゴナドトロピン放出ホルモン (gonadotropin-releasing hormone：GnRH) (またはluteinizing hormone-releasing hormone：LHRH) 甲状腺刺激ホルモン放出ホルモン (thyrotropin-releasing hormone：TRH) 成長ホルモン放出ホルモン (growth hormone-releasing hormone：GHRH) プロラクチン放出ホルモン[a] (prolactin-releasing hormone：PRH)	ソマトスタチン(成長ホルモン抑制ホルモン) (growth hormone-inhibiting hormone：GHIH) プロラクチン抑制ホルモン[a,b] (prolactin-inhibiting hormone：PIH)

[a]：特定の物質名ではなくプロラクチン分泌にかかわるホルモンの総称である.
[b]：ドーパミンが知られている.

わる．この感受性を決定する要因のひとつが，標的細胞にある受容体の数である．

通常，あるホルモン量の増加は，そのホルモンが結合できる標的細胞の受容体数を減少させる．ホルモンと結合できる受容体数が減少することを感受性の減少と表現し，受容体のダウンレギュレーション（downregulation）という．この最たる例は，肥満（obesity）した者に多くみられるインスリン受容体のダウンレギュレーション（臨床ではインスリン感受性の低下，もしくはインスリン抵抗性の増加という）である．

この場合，健常者と同程度のインスリン量では血糖値のコントロールができないため，膵臓（pancreas）のランゲルハンス島β細胞より分泌されるインスリン量を増やす必要に迫られる．このような状態が長く続けば，膵臓のインスリン分泌機能が疲弊してしまい，ひいては糖尿病（diabetes mellitus：DM）を招くこととなる．

一方，少数ではあるが，ホルモン量の増加が受容体数を増加させ，感受性を高めることもある．これを受容体のアップレギュレーション（upregulation）という．

2．内分泌腺と分泌ホルモン

2.1　視床下部と下垂体

下垂体（pituitary gland）のホルモン分泌の大部分は，視床下部（hypothalamus）と密接に連絡して調節されている．

下垂体は，前葉，中葉（中間部），および後葉の3つの部分からなる．このうち，前葉と後葉はとりわけ視床下部からの調節を受けやすい環境となっている．すなわち，前葉には視床下部を経由する動脈（下垂体門脈）が通っている．視床下部の神経細胞で産生され，下垂体門脈血液に放出されたホルモン（視床下部ホルモン）は，一般循環に入ることなく前葉まで到達し，前葉で分泌されるホルモン（下垂体前葉ホルモン）の分泌を調節する．

後葉には視床下部にある神経細胞の軸索終末が分布しており，この神経細胞で産生されたホルモンが後葉で血中に放出される．このホルモンは下垂体後葉ホルモンと呼ばれ，視床下部ホルモンとは区別される．

視床下部と下垂体の連絡によるホルモン分泌の調節系を視床下部-下垂体系という．この系は，自律神経機能の中枢が多く集まる視床下部からの神経性の指令を内分泌系にリレーし，そして実行するといった重要な役割を担っている．

2.1.1　視床下部ホルモン

視床下部ホルモンは，下垂体前葉ホルモンの分泌を刺激する放出ホルモン（releasing hormone）と，逆に分泌を抑える抑制ホルモン（inhibiting hormone）の2種類がある（表7-1）．

2.1.2　下垂体前葉

いくつかの末梢にある内分泌腺の機能は，4種

表7-2 刺激ホルモンとその上位ホルモン

名　称	上位ホルモン
副腎皮質刺激ホルモン （adrenocorticotropic hormone：ACTH）	ACTH放出ホルモン （副腎皮質刺激ホルモン放出ホルモン）
甲状腺刺激ホルモン （thyroid-stimulating hormone：TSH）	甲状腺刺激ホルモン放出ホルモン
性腺刺激ホルモン 　卵胞刺激ホルモン 　　（follicle-stimulating hormone：FSH） 　黄体形成ホルモン 　　（luteinizing hormone：LH）	ゴナドトロピン放出ホルモン

の下垂体前葉ホルモンの支配を受けている．これらのホルモンは，その作用特性から刺激ホルモン（tropic hormone）と呼ばれる（表7-2）．他に，下垂体前葉からは乳腺にはたらき，乳汁の産生・分泌を促すプロラクチンと成長ホルモン（growth hormone：GH）が分泌される．

　成長ホルモンは，骨や筋の成長を促進し，また中性脂肪の分解を促して脂質代謝を高める一方，細胞へのグルコースの取り込みを減少させ糖代謝を抑制する．さらには，細胞増殖促進作用があるインスリン様成長因子（insulin-like growth factor：IGF）の肝臓での産生・分泌を増加させる．絶食や運動を含むストレスは，成長ホルモンの分泌を増加させる．

2.1.3 下垂体後葉

　下垂体後葉からは，視床下部の神経細胞で産生されたホルモンが，後葉に達した軸索終末に貯蔵され，必要に応じ放出される．このような，神経細胞からの分泌様式を神経分泌（neurosecretion）という．

　ここでは，抗利尿作用および末梢血管収縮作用をもつバソプレッシン（vasopressin，もしくはantidiuretic hormone：ADH）と，乳汁放出作用および子宮収縮作用をもつオキシトシン（oxytocin）の2種類のホルモンが神経分泌される．バソプレッシンの分泌は血漿浸透圧の増加と血圧の減少に比例して増加する（図7-5）[4]．心身のストレスはバソプレッシンの分泌を促進し，逆にアルコールは抑制する．

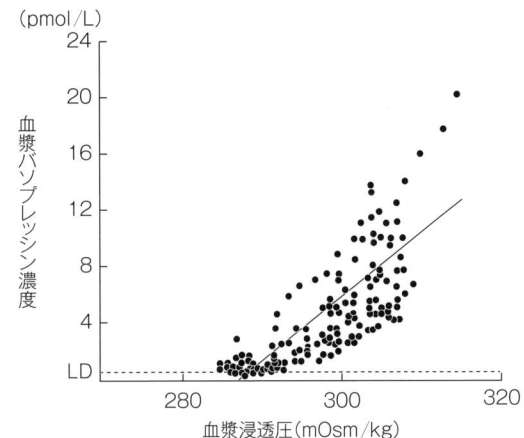

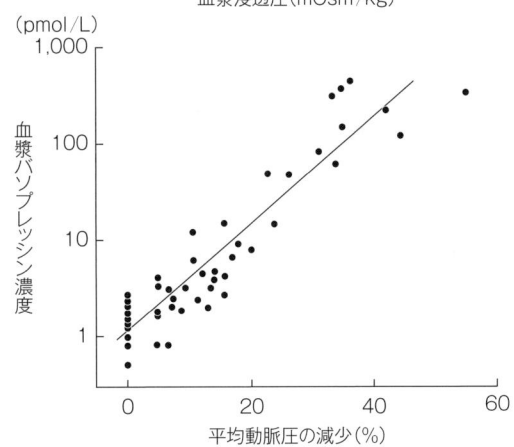

図7-5　血漿バソプレッシン濃度に及ぼす血漿浸透圧（上段）と平均動脈圧減少（下段）の影響（Baylis，1987[4]）

2.2 甲状腺

　甲状腺は前頚部にある甲状軟骨の下方に位置し，右葉と左葉からなるH型の内分泌器官である．ここでは，トリヨードサイロニン（T3）とサ

イロキシン（T4）という2つのホルモンが分泌される．これらは，まとめて甲状腺ホルモン（thyroid hormones）と呼ばれる．

甲状腺ホルモンは，ほとんどの組織での酸素消費量を増加させ，また，糖新生，グルコースの腸管からの吸収，肝臓でのグリコーゲン分解，脂肪酸の合成・酸化，コレステロール代謝を亢進させる．これらは代謝熱による体温の維持・上昇に大きくかかわっている．さらに，これらのホルモンは，タンパクおよび核酸の合成を促進させる．

甲状腺ホルモンの分泌は，下垂体前葉から分泌されるTSHの調節を受ける．TSHは視床下部で合成されるTRHにより調節されているが，この分泌もまた甲状腺ホルモンによるネガティブフィードバック調節を受けている（図7-4）．

他に，甲状腺からはカルシウム代謝を補助するカルシトニン（calcitonin）が分泌されるが，これは甲状腺ホルモンには含まれない．

2.3　副腎

副腎（adrenal gland）は，腎臓の上方に隣接していることから腎上体という別名がある．副腎は大きく髄質と皮質の2層からなる（図7-6）[5]．両側の皮質全摘出は死につながるが，これはとりわけ皮質機能の重要性を表している．

2.3.1　副腎髄質

副腎髄質（adrenal medulla）からは，アドレナリン（adrenaline）とノルアドレナリン（noradrenaline）の2つの副腎髄質ホルモンが分泌される．アドレナリンとノルアドレナリンはカテコールアミンと総称され，それぞれエピネフリンとノルエピネフリンとも呼ばれる．副腎髄質から放出されるカテコールアミンの多くはアドレナリンである．ノルアドレナリンは，交感神経終末からも放出され，副腎髄質からの分泌量は少ない．副腎髄質由来のカテコールアミンは，神経分泌されるものと同等の作用があるが，血中からの退出速度が遅い（2〜3分）ため作用時間は比較的長い．

カテコールアミンの作用は，アドレナリンが血中グルコースの上昇や脂肪の分解など代謝調節が顕著であるのに対し，ノルアドレナリンは末梢血

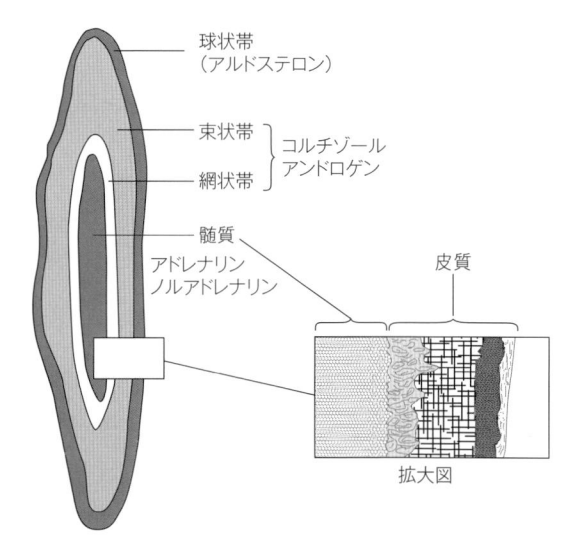

図7-6　副腎の構造と各ホルモンが分泌される部位
（GuytonとHall（2000）[5]より引用改変）

管収縮が中心となる．これらの特徴はあれども，両者はともに，心拍出量，代謝率，グリコーゲン分解，遊離脂肪酸の放出，中枢神経の刺激，末梢血管抵抗，血圧，呼吸数などを調節している（一部に相反する作用がある）．

副腎髄質ホルモンの分泌は，延髄および視床下部からの調節を受け，副腎髄質への交感神経終末より放出される神経伝達物質のアセチルコリンがクロム親和性細胞を刺激することで起こる．

一般に，カテコールアミンは心身に強いストレスが加えられた際，つまり非常事態に直面した時に分泌が増加する．その要因には，精神的ストレス，運動，酸素欠乏，寒冷，などがあげられるが，単に伏臥位から立位に姿勢を変化させただけでもカテコールアミン分泌は増加する．

2.3.2　副腎皮質

副腎皮質（adrenal cortex）は，球状層，束状層，および網状層の3層からなり，それぞれ電解質代謝にかかわる鉱質コルチコイド（mineralocorticoids），糖代謝にかかわる糖質コルチコイド（glucocorticoids），および性ホルモン（sex hormonesもしくはgonadocorticoids）と総称される副腎皮質ホルモンを分泌する．これらはすべてコレステロールから合成されたステロイドホルモンであり，現在まで分離された副腎皮質ホルモ

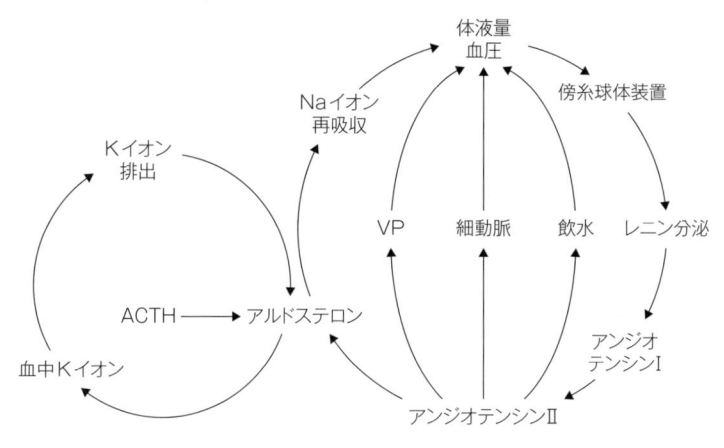

図7-7 レニン-アンジオテンシン系による体液量(血圧)調節機構(小澤と福田, 2009[6])

ンは約50種にのぼる．

　主要な鉱質コルチコイドはアルドステロン（aldosterone）であり，体液の電解質バランスをとる重要な役割を担っている．すなわちアルドステロンは，主として腎尿細管におけるナトリウム再吸収とカリウム排泄を促し体液の浸透圧を調節する．体液中のナトリウムの増加は水分量を増加させるため，アルドステロンは体液量の調節にもはたらいているといえる．

　糖質コルチコイドには，コルチゾール（cortisol），コルチコステロン，コルチゾンの3種類がある．これらの中でホルモン作用が強いのはコルチゾールであり，分泌量も糖質コルチコイド全体の90％近くを占める．糖質コルチコイドは，さまざまな組織のタンパク質をアミノ酸に分解し，肝細胞へ貯蔵させる作用がある．絶食時には，このアミノ酸が糖新生によりグルコースに合成され糖代謝が維持される．同時に，脳へのグルコース供給を維持するように骨格筋におけるグルコースの細胞内への取り込みを抑制する．

　また，糖質コルチコイドには抗炎症作用や抗アレルギー作用もある．さらに，アルドステロンより弱い（1/400）ものの，腎尿細管におけるナトリウム再吸収とカリウム排泄を促進させる作用がある．この血中濃度はアルドステロンの約200倍と高いため，糖質コルチコイドはアルドステロンを補助し電解質バランスを保つはたらきをしていると考えられる．

　他に，副腎皮質からは3種のアンドロゲン（androgen）が放出される（副腎アンドロゲン）．ただし，男性ホルモンとしての作用は弱く，女性では恥毛や腋毛の成長に関与している．

　副腎皮質ホルモンは，下垂体前葉ホルモンである副腎皮質刺激ホルモン（ACTH）により分泌が促進される．ACTHは，ACTH放出ホルモン（副腎皮質刺激ホルモン放出ホルモン），またはコルチコトロピン放出ホルモン（corticotropin-releasing hormone：CRH）と呼ばれる視床下部ホルモンによる分泌調節を受けている．つまり，副腎皮質ホルモンは，視床下部-下垂体前葉-副腎皮質系のネガティブフィードバック・システムで制御されている．ただし，アルドステロン分泌のほとんどはレニン-アンジオテンシン(-アルドステロン)系（図7-7）[6]による調節に依存している．

　直接アルドステロンを刺激するのはアンジオテンシン（angiotensin）Ⅱである．アンジオテンシンⅡは，アンジオテンシンⅠが肺毛細血管の内皮細胞に存在するアンジオテンシン変換酵素（angiotensin converting enzyme：ACE）によって変換された生理活性物質である．アンジオテンシンⅠはアンジオテンシンⅡの前駆物質であり，肝臓で合成され血中に存在するアンジオテンシノーゲン（angiotensinogen）の作用でレニン（renin）から変換される．レニンは，腎血流の低下が端緒となり腎傍糸球体細胞から分泌されるタンパク分

解酵素である．

アンジオテンシンⅡには強力な血管収縮作用があり，血圧を上昇させる．この他にも，飲水行動を促進し，さらに抗利尿作用があるバソプレッシンの分泌を促す作用がある．つまり，アンジオテンシンⅡの作用は，いずれも体液の保持と血圧の維持にはたらくものである．なお，アンジオテンシンⅡと同様の作用がアンジオテンシンⅢにも認められるが，その生理活性はアンジオテンシンⅡよりもはるかに低い．

2.4 膵　臓

膵臓（pancreas）は，消化酵素を産生し，それを膵液の成分として腸管へ分泌する外分泌腺としてのはたらきをしているのと同時に，血糖の調節にきわめて重要なホルモンを分泌する内分泌腺としての機能を有している．この機能は，膵臓の中に島状に存在するランゲルハンス島（膵島）という細胞集団が担っている（図7-8）[5]．

ランゲルハンス島から分泌されるホルモンは少なくとも4種類あるが，このうち重要なホルモンはインスリンとグルカゴン（glucagon）の2つである．インスリンは，ランゲルハンス島の全体の60～75％ともっとも細胞数が多いβ細胞（B細胞）から分泌され，他方グルカゴンは，β細胞に次いで多いα細胞（A細胞）から分泌される．

インスリンは，細胞内へのグルコースの取り込みを促進する唯一のホルモンである．糖代謝に対する作用としては，他にもグリコーゲン（glycogen）合成の増加，解糖の促進，糖新生の抑制などがある．また，インスリンにはタンパク質と脂肪の合成・貯蔵を促進する作用がある．すなわち，インスリンは，細胞内へのアミノ酸の取り込みを促進してタンパク質合成を増加させ，同時に脂肪酸の合成を増加させる一方，脂肪動員を抑制する．さらに，インスリンには他の成長因子（growth factor）と共同で細胞増殖を促進する作用もある．

インスリンの分泌は，血液中のグルコース濃度によるネガティブフィードバック調節により制御されているが，他にも消化管ホルモンや自律神経

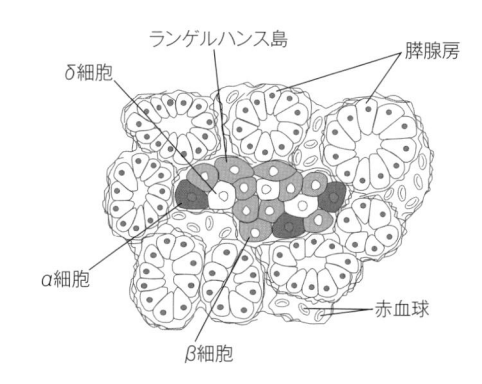

図7-8　ランゲルハンス島（GuytonとHall，2000[5]）

系による調節も受けている．

グルカゴンは，肝臓でグリコーゲンを分解してグルコースを得る糖原（グリコーゲン）分解と，乳酸やアミノ酸などからグルコースを産生する糖新生を促進して血糖値を上昇させる．

2.5 性　腺

精巣，卵巣，および胎盤で合成・分泌されるホルモンを性腺（gonad）ホルモンという．精巣から分泌される精巣ホルモンはアンドロゲンであり，そのほとんどはテストステロン（testosterone）である．

精巣ホルモンの作用は，胎児期の性の分化にかかわり，二次性徴での生殖器の発達を促進し，それを機能化することである．また，タンパク同化作用により，骨格筋を発達させて男性的な体型や骨格を発達させるとともに，体毛発生，のどぼとけ突出，変声などを起こす．さらに，精子の形成・成熟を促進する．

卵巣から分泌される卵巣ホルモンは，卵胞ホルモンと黄体ホルモンである．前者をエストロゲン（estrogen），後者をプロゲステロン（progesterone）という．エストロゲンは，エストラジオール，エストロン，エストリオールの総称である．

エストロゲンの作用は，二次性徴における女性の身体特徴の形成（乳腺・乳房の成長，皮下脂肪の増加，骨格の女性化など）を促し，また子宮筋を肥大させ，その興奮性を高めることである．他

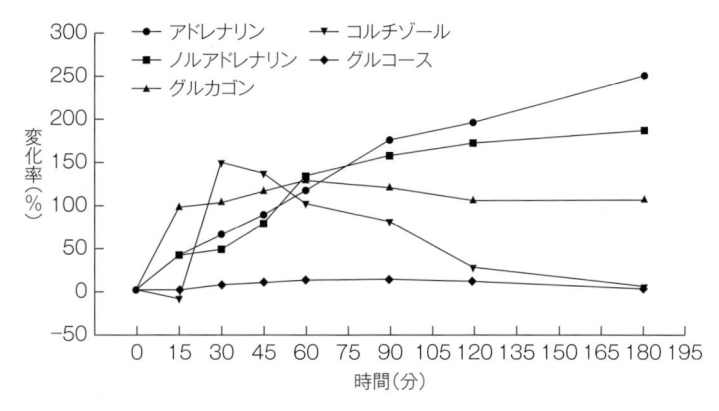

図7-9 中等度強度での自転車運動中における血漿中のアドレナリン，ノルアドレナリン，グルカゴン，およびグルコース濃度の変化（WilmoreとCostill，2004[2]）

方，プロゲステロンは乳腺の発達を促進するほか，子宮に作用し月経前期の変化を起こす．また，プロゲステロンは子宮筋の興奮を低下させて，オキシトシンに対する子宮筋の反応を抑制する．排卵直後の高体温期は，プロゲステロンが視床下部に作用し基礎体温を上昇（約0.5℃）させるために起こる．

性腺ホルモンの分泌は，下垂体前葉から分泌され各性腺ホルモンに特異的に作用する性腺刺激ホルモンにより促進される．性腺刺激ホルモンのことをゴナドトロピン（gonadotropin）という．下垂体前葉から分泌されるゴナドトロピンには，黄体形成ホルモン（luteinizing hormone：LH）と卵胞刺激ホルモン（follicle-stimulating hormone：FSH）の2つがある．他の刺激ホルモンと同様に，これら自体の分泌も，視床下部から分泌されるゴナドトロピン放出ホルモン（gonadotropin-releasing hormone：GnRH）により調節されている．つまり，性腺ホルモンは，視床下部−下垂体前葉−性腺系のネガティブフィードバック・システムにより制御されている．

3．運動に対する内分泌応答

運動時には，さまざまな生理応答が惹起される．たとえば，運動時には活動筋での需要に見合うエネルギーを産生する必要があり，糖代謝や脂質代謝を大幅に亢進する．これらの代謝を維持するには，エネルギー源を確保し，その細胞内への輸送を促進しなければならない．また，運動時には活動筋組織での代謝産物の蓄積が血液から水分を奪い，長時間の運動では発汗による体液損失も重なる．このようなケースでは，過度に血漿量の減少が進行しないように体液を保持する機序をはたらかせなければならない．

一方，身体トレーニングの継続は，活動筋を中心とする臓器の機能的・器質的な変化をもたらし，ひいては運動能の改善という恩恵を与えてくれる．これら運動に特有な急性および慢性の応答には，種々のホルモンが連動してはたらいている．

3.1 糖代謝に関係するホルモン応答
3.1.1 血中グルコース

血中グルコース濃度は，血液から活動組織へのグルコースの取り込みと，肝臓から血液へのグルコースの放出のバランスにより決定される．運動時は活動筋でのエネルギー需要が高まるため，組織へのグルコースの取り込みが増加する．しかし，中等度強度の運動では組織でのグルコース需要の増加分が，肝臓から血液へ放出されるグルコースの増加により完全に相殺されるため，血中グルコース濃度はほぼ一定に保たれる（図7-9）[2]．

運動時には血中のグルカゴン濃度が上昇する（図7-9）[2]．これにより，肝臓でのグリコーゲン分解と糖新生が亢進してグルコース供給量が増加する．運動によるグルカゴンの分泌は，鍛

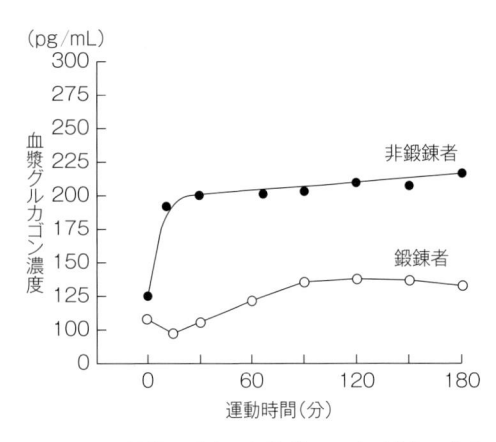

図7-10 持続運動中の血漿グルカゴン濃度の変化（WilmoreとCostill，2004[2])）

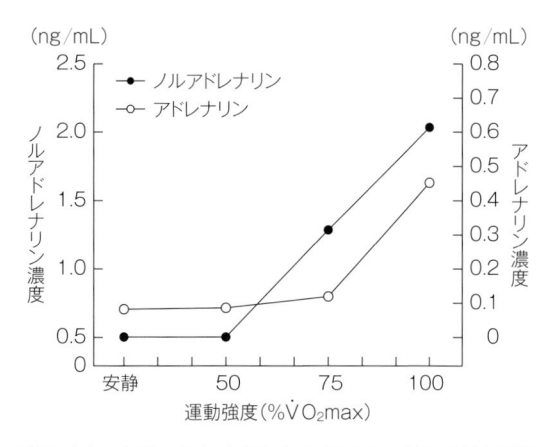

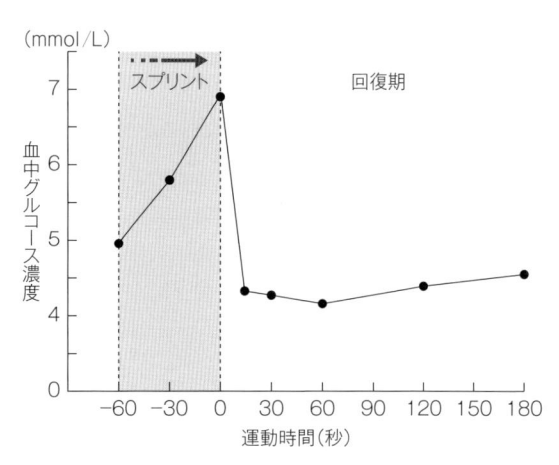

図7-11 血漿アドレナリンおよびノルアドレナリン濃度に及ぼす運動強度の影響（WilmoreとCostill，2004[2])）
運動強度は最大酸素摂取量の相対値（%$\dot{V}O_2$max）で示した．

図7-12 1分間のスプリント運動による血中グルコース濃度の変化（WilmoreとCostill，2004[2])）

錬者よりも非鍛錬者のほうが顕著である（図7-10)[2])．この理由には，鍛錬者では筋グリコーゲン貯蔵量が多く，またエネルギー源としての脂質利用能も高いことから，肝臓からのグルコース供給に依存しなくても運動時のエネルギー代謝を維持しやすいことや，膵臓からのグルカゴン分泌を刺激するアドレナリンの運動時の分泌量が非鍛錬者よりも少ないことがあげられる．

運動時におけるアドレナリンの分泌量は，ノルアドレナリンと同様に運動強度に依存し（図7-11)[2])，同じ絶対運動強度の運動であれば鍛錬者は非鍛錬者よりも少ない．また，一定強度の運動では運動時間が長くなるにつれて両者の分泌量は増加する（図7-9)[2])．さらに，運動時には糖新生の原材料（基質）となるアミノ酸の増量作用があるコルチゾールの血中濃度も増加する（図7-9)[2])．このような運動時のホルモン応答が，とりわけ長時間運動時における活動筋の需要に見合うグルコース供給を可能にしている．

一方，短時間のスプリント運動は血中グルコース濃度を著しく増加させる（図7-12)[2])．これは，運動強度依存性に増加するカテコールアミン分泌により，肝臓から血液へのグルコース放出が刺激されることのほか，活動筋では血中グルコースよりも，むしろ筋に保存されているグリコーゲンが優先的に用いられるためである．つまり，短時間運動ではエネルギー供給のスピードが重要で

あるため，近場のエネルギー源が優先して消費される．その結果，血中グルコースは活動筋に取り入れられることなく血中に留まることになる．この過剰なグルコースは，運動後に筋グリコーゲンの再合成に使用される．

3.1.2 筋へのグルコースの取り込み

運動時には，活動筋組織でのグルコースの需要が大幅に増すので，運動により血中インスリン濃度が上昇して組織へのグルコースの取り込みが促進されれば好都合，との見方ができる．しかし，ほとんどの運動は血中インスリン濃度を減少させる．これは，運動により分泌されるカテコールアミンが，膵臓ランゲルハンス島β細胞に存在する

αアドレナリン受容体と結合し，インスリン分泌を抑制するために起こる．運動時のカテコールアミン分泌量は運動強度に依存する（図7-11）[2]）ため，運動時の血中インスリン濃度の低下も（少なくとも中等度強度までは）これに追随することになる．また，運動時間の延長も血中インスリン濃度を低下させる．

通常，インスリンの低下は細胞内へのグルコースの取り込みを減少させるが，運動ではインスリンが減少しているにもかかわらず，活動筋組織へのグルコースの取り込みは逆に増加する．これは，運動時はインスリンの量的変化とは別の機序により，グルコースの細胞内への取り込みが促進されるからである．そのひとつには，活動筋血流が増大することがあげられるが，他にインスリンに対する筋細胞の感受性が高まることが関係する．すなわち，運動時はインスリンが受容体に結合しやすくなる．また，運動により細胞内へのグルコースの取り込みを促進するグルコーストランスポーター4（glucose transporter 4：GLUT4）の細胞膜への移動（トランスロケーション）が促進する．さらに，詳細は解明されていないが，一酸化窒素やカルシウムに依存した機序の存在も知られている[7]．

持久性トレーニングはインスリン感受性を改善するとともに，筋のGLUT4含量を増量する．これらの慢性適応は，比較的早く（2週間）獲得されるが，トレーニングを中止すると3～6日で消失する．

3.2 脂質代謝に関係するホルモン応答

長時間運動中，とりわけ血中グルコースと筋グリコーゲンが低下した際には，遊離脂肪酸（free fatty acid：FFA）が主要なエネルギー源となる．FFAは，主に脂肪組織と筋組織に蓄積されている中性脂肪（triglyceride）が脂肪分解酵素リパーゼ（lipase）により分解される過程で得られる．

運動時の脂肪分解は，血中インスリン濃度の低下や，カテコールアミンおよび成長ホルモン濃度の上昇により促進される．さらに，コルチゾールと甲状腺ホルモンもFFAの産生を刺激する．ただし，運動時の脂質代謝においてはこれらの貢献はさほど大きくなく，カテコールアミンや成長ホルモンの作用を補助する程度である．

3.3 体液の量と浸透圧の調節に関係するホルモン応答

運動時の体液の量と組成を正常範囲に保つことは，代謝系，心血管系，体温調節系の機能維持の基盤となるため，生命維持のほか運動能の低下を防止するうえでもきわめて重要である．この調節機構に重要なホルモンは，下垂体後葉から分泌されるバソプレッシンと副腎皮質より分泌されるアルドステロンである．これらは最終的に腎臓に作用し，水分とナトリウムの再吸収を促進することで体液の量と浸透圧を一定に保持するはたらきをする．

3.3.1 バソプレッシン

長時間の運動時には，体内での水分移動や脱水により血漿量が減少するため，血液の浸透圧が上昇する．血液浸透圧の上昇は，視床下部にある浸透圧受容器で感知されて，下垂体後葉からのバソプレッシン分泌が刺激される（図7-5）[4]）．バソプレッシン分泌は血漿量の減少によっても促進される．これは心房や頸動脈洞などにある伸展受容器により感知され，この情報が視床下部に送られることによる．

運動時のバソプレッシン分泌は，同負荷の運動であれば脱水の程度に依存し，運動時間の延長によっても増加する．なお，身体トレーニングを継続しても運動時におけるバソプレッシン分泌応答は変化しない．

3.3.2 アルドステロン

アルドステロンは，血漿中のナトリウムの減少やカリウム濃度の上昇のほか，血圧の低下や血漿量の減少などの刺激により分泌が促進される．先述したように，アルドステロン分泌のほとんどはレニン-アンジオテンシン（-アルドステロン）系による調節を受けている．

運動時のレニン分泌は，カテコールアミンの作用により腎血流が低下することが端緒である．そのため，持続性運動（20分〜）によるアルドステ

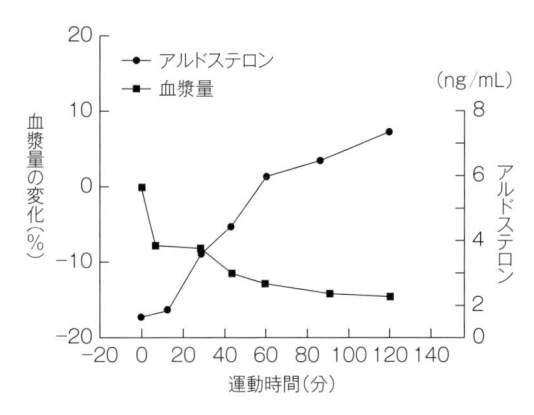

図7-13 長時間運動中の血漿量と血漿アルドステロン濃度の変化（WilmoreとCostill, 2004[2]）

ロンの分泌は，カテコールアミン分泌の運動応答の影響を強く受け，運動強度依存性に増加する[7]．運動時間の延長はアルドステロン分泌を促進する（図7-13）[2]が，脱水や体温上昇が伴う長時間運動時にはアルドステロン分泌は大幅に促進される．運動や脱水によるアルドステロン分泌に対する身体トレーニングの影響はみられない．

3.4 筋の成長に関係するホルモン応答
3.4.1 成長ホルモン

成長ホルモンは，おおむね運動強度に依存して増加する．その分泌は，持続性運動よりもレジスタンス運動で促進する．成長ホルモンの分泌は，持続性の運動形式よりもインターバル形式の運動のほうが増加すると考えられてきた．しかし，これは運動形式の違いよりも，むしろ運動強度の影響が強く反映された結果のようである[7]．

成長ホルモンの分泌と運動時間の関係をみると，個人差の存在も指摘されているが，運動60分までは時間の延長とともに増加し，それ以降は頭打ちになる．このような持続性運動時の成長ホルモン分泌の増加は，もっぱら脂質代謝の亢進とグルコースの節約のためであり，筋の成長や肥大との関連はほとんどないと考えられる．

身体トレーニングで用いる運動強度の違いで，安静時の成長ホルモン分泌量が大きく変わる．乳酸閾値以上の強度を用いた身体トレーニングのみが安静時の成長ホルモン分泌量を増加させる効果があり，これ以下の強度では変化しないという[8]．持続性トレーニングにより，タンパク同化作用があるIGFの安静量も増加することから，安静時の成長ホルモン分泌量の増加は，筋，骨，結合組織の保持や成長に貢献していることが示唆される．なお，短時間の高強度運動は持続性運動よりも成長ホルモンの分泌を増大させる．

3.4.2 成長因子

成長因子（増殖因子）の中でもIGFは，成長ホルモンとのかかわりもあり，筋の成長や肥大といった臓器の器質的変化の機序に含まれる重要な因子と考えられている．とりわけ，IGFの中でもIGF-1は運動との関連で重要視されている．しかし，IGFが関与する筋肥大は，血中に内分泌されたIGFによるものではなく，活動筋組織で傍分泌あるいは自己分泌されたIGF，つまりサイトカインとしてのIGFの作用である．IGFと類似の作用を持つサイトカインには，線維芽細胞成長因子（fibroblast growth factor：FGF）がある．

IGF-1分泌に対する持続性運動の刺激は弱いようである．ヒトではほとんど影響がみられず，しかもレジスタンス運動の場合も同様である．ただし，運動によりIGFと受容体との結合力が改善することが動物実験で示されており，運動によりIGF分泌が増量しなくても，IGFの作用が増強する可能性が指摘されている[7]．

文献

1) Wilmore JH, Costill DL, Kenney WL: Physiology of Sport and Exercise, 4th ed. pp46-77, Human Kinetics, 2008.
2) Wilmore JH and Costill DL: Physiology of Sport and Exercise Presentation Package (CD-ROM, 3rd ed.). Human Kinetics software, 2004.
3) McArdle WD, Katch FI, Katch VL: Exercise Physiology, Nutrition Energy, and Human Performance, 7th

ed. pp400-443, Lippincott Williams and Wilkins, 2010.
4) Baylis PH: Osmoregulation and control of vasopressin secretion in healthy humans. Am J Physiol Regul Integr Comp Physiol, 253: R671-R678, 1987.
5) Guyton AC and Hall JE: Textbook of Medical Physiology, 10th ed. pp836-966, Saunders, 2000.
6) 小澤瀞司, 福田康一郎 (総編集): 標準生理学 第7版. pp901-985, 医学書院, 2009.
7) McMurray RG and Hackney AC: Endocrine responses to exercise and training, pp135-162. In: Garrett WE Jr, Kirkendall DT (eds.), Exercise and Sport Science. Lippincott Williams and Wilkins, 2000.
8) Weltman A, Weltman JY, Schurrer R, Evans WS, Veldhuis JD, Rogol AD: Endurance training amplifies the pulsatile release of growth hormone: effects of training intensity. J Appl Physiol, 72: 2188-2196, 1992.

まとめ

- 内分泌とは, 内分泌腺もしくは内分泌器官からホルモンと総称される化学物質が血中に分泌される現象のことである.
- ホルモンの主要な役割には, 内部環境の恒常性維持, ストレスに対する防御反応, 個体の完成, および生殖機能の発達などがあげられる.
- 視床下部ホルモンには, 下垂体前葉ホルモンの分泌を刺激する放出ホルモンと分泌を抑制するホルモンとがある.
- 下垂体後葉からは, 視床下部の神経細胞で産生されたホルモンが後葉に達した軸索終末から神経分泌される. そのホルモンには, 抗利尿作用および末梢血管収縮作用があるバソプレッシン (別名ADH) が含まれる.
- 副腎髄質からはアドレナリンとノルアドレナリンというカテコールアミンが分泌されるが, その多くはアドレナリンである. 他方, ノルアドレナリンの多くは交感神経終末より放出される. 両者の血中濃度は, ともに運動強度依存性に増加し多くのホルモンの分泌を刺激する.
- 副腎皮質ホルモンは, 下垂体前葉ホルモンの副腎皮質刺激ホルモン (ACTH) により分泌が促進されるが, アルドステロン分泌はレニン-アンジオテンシン系による調節が強い.
- 膵臓から分泌される主要なホルモンはインスリンとグルカゴンであり, 両者はともに血中グルコース濃度の調節に重要な役割を担っている. ただし, インスリンにより血中グルコース濃度は下がるが, グルカゴンでは逆に上昇する.
- 持続的運動中の血中グルコース濃度はほぼ一定に保たれるが, スプリント運動では上昇する.
- 運動中は膵臓β細胞からのインスリン分泌が低下するものの, 細胞内へのグルコースの取り込みは増加する. その機序のひとつには, 運動によりグルコーストランスポーター4のトランスロケーションが促進されることがある.
- 持続性運動によるアルドステロンの分泌は, カテコールアミン分泌の影響を強く受け運動強度依存性に増加する. 運動時間の延長もまたアルドステロン分泌を促進する.

設問

- 生体内の主要な内分泌腺（内分泌器官）をあげよ．
- 液性調節と神経性調節の違いについて説明せよ．
- ホルモンの種類と，その受容体について説明せよ．
- 視床下部－下垂体系について説明せよ．
- ホルモンの分泌調節における負のフィードバック機構（ネガティブフィードバック・システム）について，具体的な例をあげて説明せよ．
- レニン－アンジオテンシン（－アルドステロン）系について説明せよ．
- 運動時のカテコールアミン分泌の特徴について説明せよ．
- 運動時の糖代謝の維持にはたらくホルモン応答について説明せよ．
- 運動の脂肪分解にかかわるホルモン応答について説明せよ．
- 運動時の体液調節にはたらくホルモン応答について説明せよ．

8章 運動と栄養・水分

1. 栄養・栄養素とは

われわれは，食事などによって摂取した物質を利用して生きている．この時，口から摂取された物質は，消化・吸収を経て体内に取り込まれ，必要な物質に変換されるなどして臓器や組織の形成やそれらの活動の調節に利用されたり，代謝されてATP再合成のエネルギー源として利用されたりしている．その後，代謝によって生じた不要な物質（老廃物）は体外へ排泄される．栄養とは，摂取から排泄に至るこれら一連の過程および現象をさす．一方，栄養素とは，摂取されて利用される物質のことをいう．一般に栄養価という語も用いられるが，これは食物100g中に含まれるエネルギーや栄養素の量を指す．

栄養素は，炭水化物（糖質），脂質，タンパク質，ビタミン，ミネラルの5つに分類され，これらをまとめて五大栄養素という．これらのうち，ATP再合成のエネルギー源となる糖質，脂質，タンパク質の3つを三大栄養素という．日本人の食事摂取基準（2010年版）では，食物繊維を栄養素のひとつに分類している．また，水分は生命や正常な生理機能の維持に必須であるため，水分を栄養素のひとつと捉える場合もある．

1.1 炭水化物（糖質）

1.1.1 分類

炭水化物は，糖質と食物繊維に大別される．食物繊維は，ヒトの消化酵素では消化されない食物中の難消化成分，つまり，消化されない炭水化物である．食物繊維は，消化器官のはたらきや生体の代謝にさまざまな影響をもたらす可能性があり，大腸がんの予防，便秘の解消，血糖値や血清コレステロール値の是正などの作用がある．糖質は，その最小単位（これ以上の消化作用を受けない）の単糖，2～20個程度の単糖が連なった少糖類（オリゴ糖），多数の単糖が連なった多糖類に分類される（表8-1）．化学式では，ほとんどの単糖は$C_6H_{12}O_6$，炭水化物は$C_mH_{2n}O_n$で表され，炭素原子（C）に水（H_2O）が結合したようにみえることから炭水化物と呼ばれる．

単糖は天然に200種類以上存在するが，食物中

表8-1 糖質の分類

分類		主な物	特徴
単糖類		グルコース（ブドウ糖） フルクトース（果糖） ガラクトース	根菜類や甘味のある果物に多く含まれる 果汁や蜂蜜に多く含まれ，単糖の中でもっとも甘味が強い 乳糖として乳汁中に含まれる
少糖類	二糖類	マルトース（麦芽糖） シュクロース（ショ糖） ラクトース（乳糖）	グルコース＋グルコース グルコース＋フルクトース，家庭で使われる白砂糖の主成分 グルコース＋ガラクトース，乳汁中に存在する
	三糖類以上の少糖類	デキストリンなど	デンプンと麦芽糖の中間にあたり，多糖類に分類される場合もある
多糖類		デンプン（スターチ） グリコーゲン	穀物や芋類の主成分（植物の貯蔵糖質） 肝臓や筋に存在する（動物の貯蔵糖質）

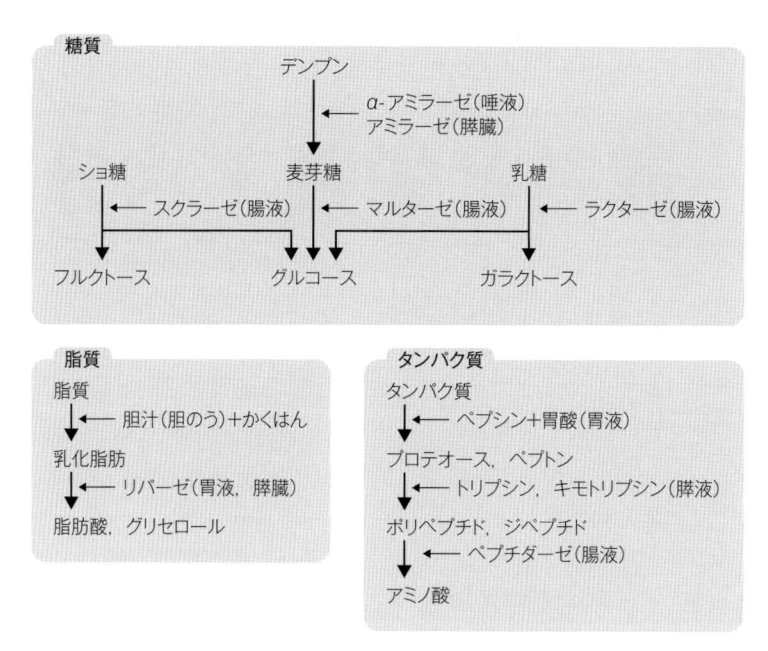

図8-1 糖質，脂質，タンパク質の消化作用

に多いのはグルコース（ブドウ糖），フルクトース（果糖），ガラクトースである．少糖類は，連結している単糖の数が2つの場合は二糖類，3つの場合は三糖類などと分類される．二糖類の主なものは，グルコースが2つつながった麦芽糖，グルコースとフルクトースがつながったショ糖，グルコースとガラクトースがつながった乳糖である．多糖類の主なものは，いずれもグルコースが多数連なったデンプンおよびグリコーゲンであり，前者は植物，後者は動物の貯蔵糖質である．一般に糖類という語も用いられるが，これは糖質のうち単糖類と二糖類（吸収されにくい糖アルコールを除く）を指す．

1.1.2 消化・吸収

糖質は，口腔内から消化が始まり，胃と小腸で単糖まで消化され，小腸で吸収される（図8-1）．吸収された単糖は，門脈を通り肝臓に運ばれる．グルコースの一部は肝臓でグリコーゲンに合成されて貯蔵されるが，ほとんどがそのまま血液中に放出される．

1.1.3 代謝・生体内での役割

糖質の主な役割は，①エネルギー源，②エネルギー貯蔵，③空腹時の血液中のグルコース濃度（血糖値）の維持である．①については，血液中のグルコースは，図8-2に示す経路で代謝され

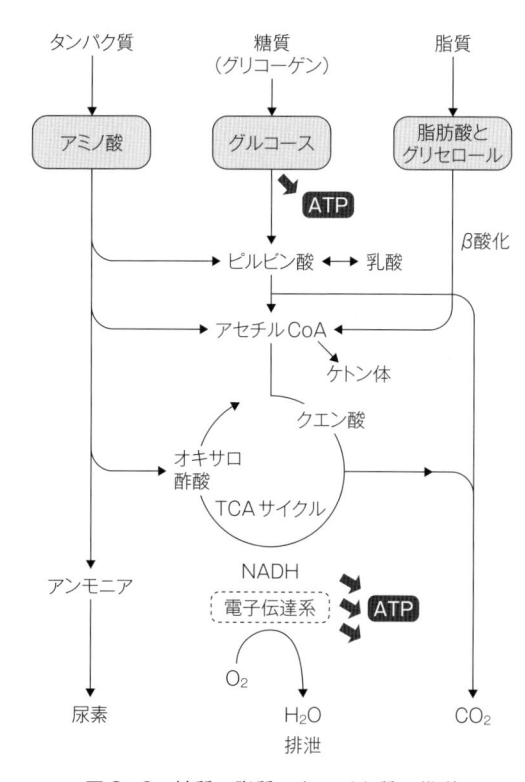

図8-2 糖質，脂質，タンパク質の代謝

表8-2 脂質の分類

分 類	特 徴
中性脂肪 (トリグリセリド, トリアシルグリセロール)	貯蔵エネルギー源となる 中性脂肪＝グリセロール＋脂肪酸×3
リン脂質	脂質二重層を形成し, 細胞膜の主要な構成成分となる リン脂質＝グリセロール＋脂肪酸×2＋リン酸
コレステロール	細胞膜, ホルモン, 胆汁酸の構成成分となる
脂肪酸	主にエネルギー源として利用される 細胞膜の構成成分でもある
不飽和脂肪酸 　　単価不飽和脂肪酸 　　多価不飽和脂肪酸 　飽和脂肪酸	常温で液体, 植物由来の油や魚油に多く含まれる 　不飽和結合を1個だけもつ 　2個以上の不飽和結合をもつ 常温で固体, 動物由来の脂に多く含まれる

て1g当たり約4kcalのエネルギーを産生し, 最終的にH_2Oと二酸化炭素(CO_2)に分解される.

②については, 肝臓で脂質やタンパク質に二次的に変換されるほか, 肝臓や筋でグリコーゲンに合成されて蓄えられる. ヒト生体内のグリコーゲン量は, 体重60kgの成人では通常400g(筋300g, 肝臓100g)で, そのエネルギー量は約1,600kcal程であるが, その量は食事や運動によって大きく増減する. このように変換や貯蔵される量, および, すぐにエネルギー源として使用される量を越えて摂取された糖質は, 皮下や内臓などの脂肪組織で中性脂肪に変換されて蓄えられる.

③については, 肝臓に蓄えられたグリコーゲンによって調節される. 筋に蓄えられたグリコーゲンは, 筋活動のエネルギー源としてのみ利用され, 血糖値の調節には利用されない. 通常, 脳・神経系はグルコースを唯一のエネルギー源として利用しているので, 血糖値の低下は中枢性疲労をもたらす.

単糖類および少糖類は, 多糖類に比べて消化・吸収スピードが速いため, 摂取後に血糖値が上昇しやすく, 中性脂肪も合成されやすい. また, フルクトースは, 肝臓に運ばれて約2/3がグルコースに変換されるが, それ以外はピルビン酸となり代謝される. そのため, フルクトースを多量に摂取すると, ピルビン酸の有気的代謝が追いつかず, 多量の乳酸が生成され, また, ピルビン酸からアセチルCoAを経て脂肪酸が合成されるため, 中性脂肪の生成が促進される.

1.2 脂 質

1.2.1 分類

脂質は, 中性脂肪, リン脂質, コレステロールに大別される(表8-2). 中性脂肪は, 3価のアルコールであるグリセロール(グリセリン)に3つの脂肪酸が結合したもの, リン脂質は, グリセロールに2つの脂肪酸と1つのリン酸が結合したものである. 中性脂肪は脂肪細胞中などに存在する貯蔵エネルギー源であり, 必要に応じて脂肪酸とグリセロールに分解され, 脂肪酸はATP再合成のエネルギー源となる.

グリセロール($C_3H_5(OH)_3$)と脂肪酸(C_nH_mCOOH)は, ともにC, 水素原子(H), 酸素原子(O)からなるが, HとOの比率は炭水化物とは異なり2:1ではない. 脂肪酸には多数の種類があり, 不飽和脂肪酸と飽和脂肪酸(S)がある. 不飽和脂肪酸には, 不飽和結合を1個だけもつ単価不飽和脂肪酸(M)と2個以上もつ多価不飽和脂肪酸(P)がある. 飽和脂肪酸と単価不飽和脂肪酸は体内で合成できるが, 多価不飽和脂肪酸は合成することができないため, 食物から必ず摂取しなければならない. そのため, 必須脂肪酸と呼ばれ, リノール酸, リノレン酸, アラキドン酸, エイコサペンタエン酸, ドコサヘキサエン酸がこれにあたる. それぞれの脂肪酸は, S:M:P=3:4:3の比率で摂取することが推奨されている.

1.2.2 消化・吸収

食物に含まれる脂質の大部分は中性脂肪である. 中性脂肪は, 小腸でグリセロールと脂肪酸ま

で消化され吸収される（図8-1）．吸収されると，腸の細胞内で中性脂肪に再合成され，コレステロールなどの脂質や脂溶性ビタミンとともにカイロミクロンを形成してリンパへ取り込まれ，最終的に胸管リンパを経て血中に運ばれる．糖質に比べて消化吸収に時間を要するため満腹感を得やすい．

1.2.3 役割

脂質の主な役割は，①エネルギー貯蔵およびエネルギー源，②構造的役割，③臓器や器官の外傷からの保護，④脂溶性ビタミンの保持と運搬媒体などである．①については，皮下，内臓，腹腔，骨格筋，血管の周辺，乳腺付近などの脂肪組織に中性脂肪として蓄積され，必要に応じて利用される．脂質はもっとも効率がよいエネルギー貯蔵体であり，図8-2に示す経路で代謝されて1g当たり約9 kcalのエネルギーを産生する．脂肪酸は，β酸化によってアセチルCoAに変換されてTCAサイクルに入り，最終的にH_2OとCO_2に分解される．

しかし，グルコースが枯渇しているような絶食時，激しい運動時，あるいは，高脂肪食時には，アセチルCoAが多量に生成されるため，一部がケトン体となり，血中や尿中にケトン体が増加する．通常，体脂肪は他の物質を含むため，おおむね1g当たり7 kcalのエネルギーに相当する．体重60 kg，体脂肪率20％の成人では，体脂肪によるエネルギー量は84,000 kcal程であるが，体脂肪量の増加とともに貯蔵エネルギー量が増加することになる．

②については，コレステロールやリン脂質は，細胞膜の構成成分であり，また，ステロイドホルモンや性ホルモンを合成する際の材料になる．③については，皮下や内臓の周囲に蓄えられた脂肪組織は，衝撃に対する緩衝体として機能している．また，脂肪が熱の不良導体であることから，寒冷環境下においては体温保持の断熱体として機能している．

表8-3 アミノ酸の分類

分類	種類
必須アミノ酸（9種類）	バリン，ロイシン，イソロイシン，スレオニン，リジン，メチオニン，フェニルアラニン，トリプトファン，ヒスチジン
非必須アミノ酸（11種類）	グリシン，アラニン，セリン，アスパラギン酸，グルタミン酸，アスパラギン，グルタミン，アルギニン，システイン，チロシン，プロリン

1.3 タンパク質

1.3.1 分類

タンパク質は，アミノ酸が数百〜数万個も複雑につながったものである．つながったアミノ酸の数が少ない（おおむね50〜100個以下）場合には，ペプチドと呼ばれる場合が多い．アミノ酸がつながる順番をアミノ酸配列といい，遺伝子によって決められている．アミノ酸はわずか20種であるが，そのアミノ酸配列によってさまざまな構造や機能をもつタンパク質が体内で合成される．アミノ酸は，必須アミノ酸と非必須アミノ酸に分けられる（表8-3）．

必須アミノ酸は，体内で合成することができない，あるいは，合成されてもそれが必要量に満たないために，食物から必ず摂取しなければならない．非必須アミノ酸は，他のアミノ酸から体内で合成することができるため，必ずしも食物から摂取する必要はない．ある必須アミノ酸が少量しかなかった場合には，それを必要とするタンパク質はその量で合成できる量しか合成されないことになる．

食品のタンパク質の品質の評価として，アミノ酸スコアが用いられる．これは，生体にとって理想的な必須アミノ酸の比率と食品タンパク質中の必須アミノ酸の比率との相対比を比較し，100％未満のアミノ酸（制限アミノ酸）のうちもっとも低い比率を表す数値であり，すべての必須アミノ酸が理想的な比率で存在する場合には100点となる．一般に動物性タンパク質はスコアが高く，植物性タンパク質はスコアが低い場合が多い．

1.3.2 消化・吸収

タンパク質は，胃と小腸でアミノ酸まで消化さ

表8-4 ビタミンの種類と化学名，主な作用と欠乏症

種類		化学名	主な生理作用	主な欠乏症
水溶性ビタミン	ビタミンB_1	チアミン	糖質，脂質，アミノ酸の代謝	脚気，ウェルニッケ脳症，多発性神経炎，疲労，頭痛
	ビタミンB_2	リボフラビン	糖質，脂質，アミノ酸の代謝 赤血球の形成	疲労，虚弱，成長停止，口角炎，皮膚炎，舌炎，角膜炎
	ナイアシン	ニコチン酸，ニコチン酸アミド	糖質，脂質，アミノ酸の代謝	皮膚炎，舌炎，口内炎，下痢
	ビタミンB_6	ピリドキシン，ピリドキサル，ピリドキサミン	アミノ酸の代謝，神経伝達	皮膚炎，けいれん，貧血
	ビタミンB_{12}	コバラミン	脂質，アミノ酸の代謝 造血作用，タンパク質，核酸の合成 葉酸の合成	巨赤芽球性貧血（悪性貧血）
	葉酸	—	造血作用，タンパク質，核酸の合成	巨赤芽球性貧血（悪性貧血）
	パントテン酸	—	糖質，脂質の代謝	成長停止，皮膚炎，免疫力低下
	ビオチン	—	糖質，脂質，アミノ酸の代謝	皮膚炎
	ビタミンC	アスコルビン酸	抗酸化作用，鉄の吸収促進，抗凝固因子，コラーゲンの合成，副腎髄質ホルモンの合成	壊血症，疲労
脂溶性ビタミン	ビタミンA	レチノール	視覚，成長，生殖能，感染抵抗性，上皮組織の分化（皮膚や角膜の保護）	夜盲症，角膜乾燥，皮膚の角化，成長停止，免疫力低下【過剰症】脳圧上昇による頭痛，嘔吐，食欲不振，不眠
	ビタミンD	コレカルシフェロール，エルゴカルシフェロール	骨・歯牙形成，カルシウムの恒常性の維持 カルシウムとリンの腸管吸収促進	くる病，骨軟化症，骨粗鬆症【過剰症】高カルシウム血症，肝機能障害，腎障害
	ビタミンE	トコフェロール	抗酸化作用，細胞膜の安定化	不妊症，筋肉の萎縮，貧血（溶血性貧血）
	ビタミンK	フィロキノン	止血，血液凝固	血液凝固能の低下【過剰症】血液凝固能の亢進，溶血性貧血

れ，小腸で吸収される（図8-1）．吸収されたアミノ酸は，門脈を通り肝臓に運ばれる．

1.3.3 役割

タンパク質の主な役割は，①構造的役割，②機能的役割，③エネルギー源である．①はタンパク質のもっとも重要な役割であり，骨，筋，皮膚，臓器，血液，結合組織などの構成成分となる．とくに，筋については，その70～80％が水分で，残りのほとんどはタンパク質である．②については，生体内の化学反応を触媒する酵素，物質運搬タンパク質（ヘモグロビンやトランスフェリンなど），生体防御タンパク（免疫グロブリン，血液凝固因子など），ペプチドホルモン（インスリンやグルカゴンなど）などの役割がある．③については，必要以上に供給されたタンパク質のうち，一部は貯蔵タンパク質として筋，肝臓あるいは血液などに保存されるが，それ以外の余剰分はエネルギー源として利用される．

タンパク質が糖質や脂質と大きく異なる点は，C，H，OのほかにN（窒素）を必ず含んでいることである．そのため，エネルギー源として代謝されると，H_2OとCO_2に加えてアンモニアが産生される（図8-1）．アンモニアは肝臓で尿素に変換されて腎臓から尿中に排泄される．

タンパク質を多量に摂取すると腎臓に負担がかかるため，腎疾患などでは制限する場合がある．エネルギー源として代謝される場合，1g当たり約4 kcalのエネルギーを産生するが，一般的にエネルギー源としてのタンパク質の関与は，糖質および脂質に比べて小さい．多くのアミノ酸は肝臓で代謝されるが，バリン，ロイシン，イソロイシンの3つ（分岐鎖アミノ酸）は筋で代謝される．これらの分岐鎖アミノ酸は，筋グリコーゲンの少ない条件下で運動する場合や長時間運動時にはエネルギー源として利用される．

1.4 ビタミン

ビタミンは，それ自体はエネルギー源でも身体の構成成分でもないが，代謝や生理機能を正常に維持するために欠くことのできない栄養素である．体内でほとんど合成されないか，合成されても必要量に満たないため，必ず体外から摂取しなければならない．現在，ビタミンと呼ばれているものは13種類で，水に溶解する水溶性ビタミン9種類と，そうでない脂溶性ビタミン4種類に分類される．

脂溶性ビタミンは，脂肪組織中に溶けて生体内に蓄積されるため，毎日摂取する必要はないが，過剰に摂取した場合は過剰症を引き起こすことがある．一方，水溶性ビタミンは生体内に蓄積されないため，毎日十分に摂取しなければ欠乏症を引き起こす．また，過剰に摂取した場合には尿中に排泄される．ビタミンの種類と化学名，主な生理作用と欠乏症状を表8-4に示した．ビタミンB群は，エネルギー産生の観点からとくに重要である．図8-2に示した代謝過程では，種々の酵素が必要であり，ビタミンB群はこれらの補酵素としてはたらく．

1.5 ミネラル

ミネラルは，身体を構成する物質のうち，O，C，H，Nを除いた無機成分であり，体内で合成されないため必ず体外から摂取しなければならない．摂取が不足した場合には排泄を抑制し，過剰摂取した場合には排泄を促進するように調整されているが，尿や汗から常に一定量が排泄されているため，欠乏症を起こしやすい．カルシウム，リン，マグネシウムなどは，骨や歯の構成，エネルギー代謝，神経の興奮と伝達などに関与している．ナトリウム，塩素，カリウムなどは，体液の量および浸透圧の調節や細胞内外の電位差の形成に関与する．鉄，亜鉛，銅などはヘモグロビンやミオグロビンの合成に関与する．その他のミネラルも酵素，ホルモン，ビタミンの構成要素となったり，代謝を調節する因子としてはたらいたりしている．

日本人の食事摂取基準（2010年版）では，1日

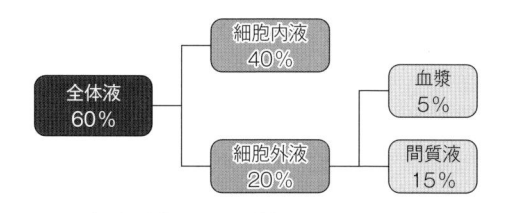

図8-3 体液の構成および体液成分の体重に対する割合

の摂取量が100 mg以上の多量ミネラル5つ（ナトリウム，カリウム，カルシウム，マグネシウム，リン）と，それ未満の微量ミネラル8つ（鉄，亜鉛，銅，マンガン，ヨウ素，セレン，クロム，モリブデン）の推奨量などが示されている．

1.6 水分

生体内の水分を体液という．体液量は成人男性では体重の約60％であるが，水分をほとんど含まない体脂肪の量によって個人差が大きい．成人女性では男性より体脂肪率が高いため，体重の約55％が体液である．また，子どもは高く（新生児で約80％）高齢者では低い（約50％）．体液量は慢性疾患や脱水で低下するが，一方，暑熱順化や運動トレーニングで増加する．

体液は細胞の中に存在する成分（細胞内液）と外に存在する成分（細胞外液）とに分けられ，後者はさらに，血管内に存在する血漿と血管外に存在する間質液に分類される（図8-3）．生体内における代謝，あるいは，物質や熱の運搬は水を溶媒あるいは媒体として行われるため，水分は生体にとって必要不可欠であり，正常な生理機能のためには，体液の量と浸透圧が適正な範囲内に保たれなければならない．

体液の量と浸透圧は，容量調節系と浸透圧調節系によって，水の摂取量と尿量（水とナトリウムの排泄量）が増減することで調節される．通常，1日の水分摂取量は，食物中の水分あるいは飲料水の形で経口摂取される水分で約2,100 mLに加え，栄養素の代謝によって生成される水分で約200 mLの合計約2,300 mLである．一方，1日の水分損失量は，皮膚や肺からの不感蒸泄で約700 mL，汗で約100 mL，糞便中に約100 mL，尿中に約1,400 mLの合計約2,300 mLである

表8-5　1日の水の摂取量と損失量（mL/日）

		通常	長時間の激しい運動時の例
摂取	経口摂取	2,100	?
	代謝水	200	400
	合計	2,300	?
損失	皮膚からの不感蒸泄	350	350
	肺からの不感蒸泄	350	650
	発汗	100	5,000
	糞便	100	100
	尿	1,400	500
	合計	2,300	6,600

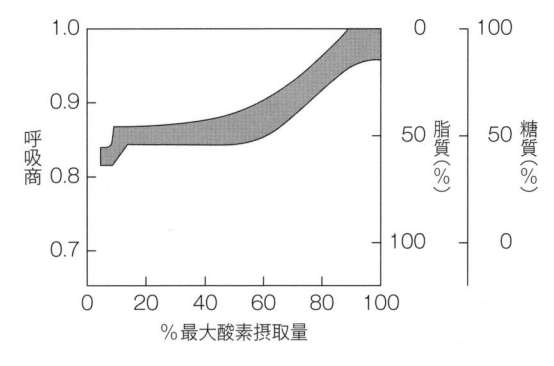

図8-4　相対運動強度（％最大酸素摂取量）と糖質および脂質がエネルギー源として用いられる割合（Åstrandら（2003）[1]より引用改変）

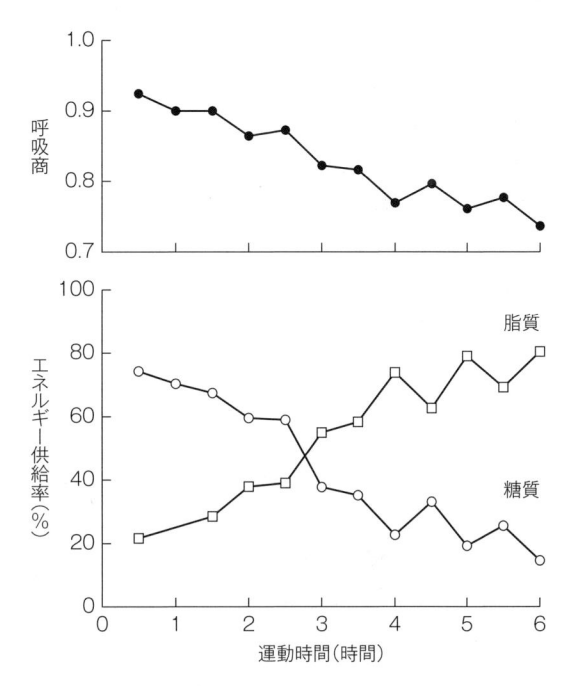

図8-5　運動継続による呼吸商と糖質および脂質がエネルギー源として用いられる割合の変化（McArdleら（2001）[2]より引用改変）
酸素摂取量2.36L/分の運動を6時間継続.

（表8-5）.

これらの量は個人差が大きく，同じ人でも体調，気候，習慣，身体活動量などによって大きく変動する．とくに，汗による水分損失量は，暑い環境下や激しい運動時には1時間に2L以上にもなり，飲水量が増加しないと体液量の低下を招く．

1.7　特異動的作用

三大栄養素を含む食物を摂取すると，数時間にわたり一過性にエネルギー消費が増加するが，これを特異動的作用，あるいは，食事性熱産生と呼ぶ．特異動的作用によるエネルギー消費は，タンパク質では摂取エネルギーの約30％，糖質で約6％，脂質で約4％であり，日本人の通常の混合食では約8～10％程度になる．発生したエネルギーは体温を上昇させるのに役立つが，その必要のない場合には無駄なエネルギー消費となる．機序は十分に明らかではないが，栄養素の消化吸収における消化管の運動，消化液の分泌，吸収された栄養素の代謝に伴う熱発生と考えられている．

2．運動時のエネルギー代謝と栄養

2.1　運動時のエネルギー代謝

安静および運動時のエネルギー源は，主に糖質と脂質である．運動強度が上昇するとエネルギー消費量も増加するが，糖質と脂質の用いられる割合は常に一定ではなく，運動強度によって大きく変化する．通常，脂質の用いられる割合は安静時には約60％であるが，運動強度の上昇に伴って低下し，相対強度60％程度までの低強度運動時には約50％，相対強度80％を越えるような高強度運動時には約20％以下となる．最大運動に至ると脂質はほとんど用いられず，糖質が唯一のエネルギー源となる（図8-4）．とくに，高強度運動時に増加する乳酸は，筋細胞への脂肪酸の取り込みを阻害して脂質代謝を低下させる．

また，糖質と脂質の用いられる割合は運動時間，

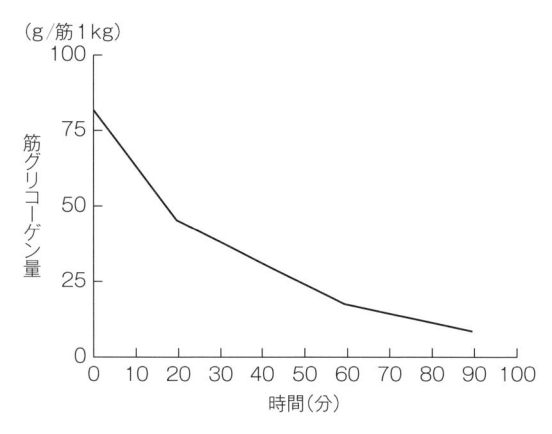

図8-6 運動前および運動中（サイクリング運動，最大酸素摂取量の77％強度）20分毎に大腿四頭筋から採取した筋のグリコーゲン量の変化（Åstrandら（2003）[1]より引用改変）

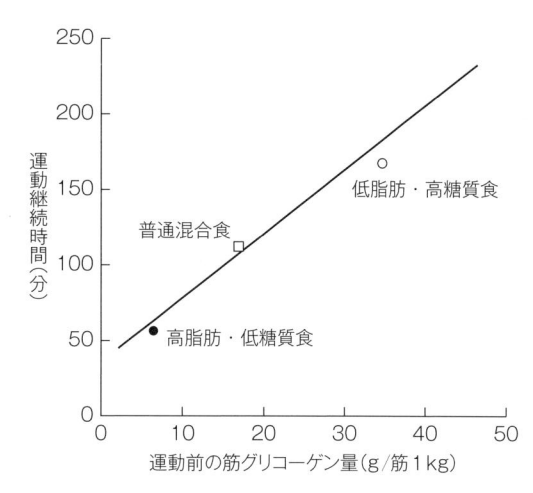

図8-7 運動前の大腿四頭筋のグリコーゲン量と運動（サイクリング運動，最大酸素摂取量の75％強度）継続時間に及ぼす普通混合食，高脂肪・低糖質食，低脂肪・高糖質食の影響（Åstrandら（2003）[1]より引用改変）
運動3日から普通混合食，高脂肪・低糖質食，低脂肪・高糖質食を摂取．

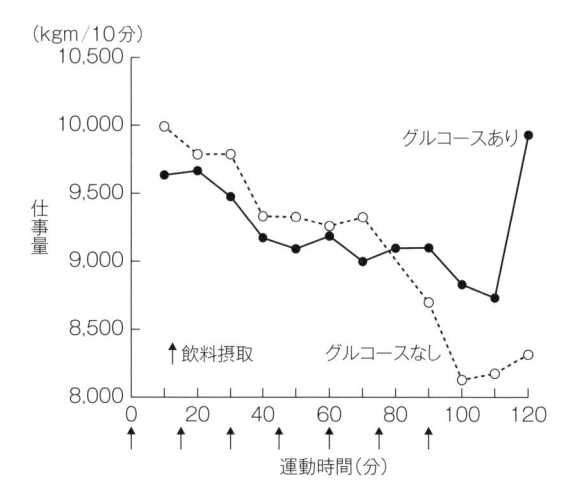

図8-8 運動中のグルコース摂取による運動パフォーマンスの向上（Fossら（1998）[3]より引用改変）
2時間の運動中の90分目まで15分毎に12.5gのグルコース入り飲料を摂取．

持久性トレーニング，あるいは，食事によって大きく変化する．運動強度が一定であっても，運動時間が長くなるほど脂質の用いられる割合は徐々に高くなる（図8-5）．

持久性トレーニングによって最大酸素摂取量が増加すれば，同一絶対強度での運動時において相対強度は低下するため，脂質の用いられる割合は高くなり，また，同一相対強度での運動時においても乳酸濃度が低下（乳酸性作業閾値が上昇）すれば，筋細胞への脂肪酸の取り込みとともに脂質

代謝が増加する．食事の影響については，脂質の用いられる割合は，高脂肪・低糖質食で高く，低脂肪・高糖質食で低くなる．

いずれにしても，運動によって糖質が消費されるが，筋に貯蔵されたグリコーゲンは，運動継続とともに徐々に低下し，疲労困憊まで運動するとほぼ枯渇する（図8-6）．血糖も筋細胞に取り込まれて消費されるが，肝臓からグルコースが放出・供給されるため，通常，血糖値は維持される．しかし，肝臓に貯蔵されたグリコーゲンが枯渇すると，血糖値が低下して低血糖症状（筋力低下，めまい，吐き気，意識障害など）や中枢性疲労を引き起こし，運動中止の原因となる．

これらのことから，長時間運動のパフォーマンスは，運動前の筋や肝臓のグリコーゲン量を高めれば，あるいは，運動中に糖質を補給すれば向上することが容易に想像できよう．実際に，一定強度の運動の継続時間は，運動前の筋グリコーゲン量と正の相関関係にある（図8-7）．

2.2 運動時の糖質の補給

運動中の糖質摂取は，1時間以上に及ぶような高強度運動のパフォーマンスを改善する（図8-

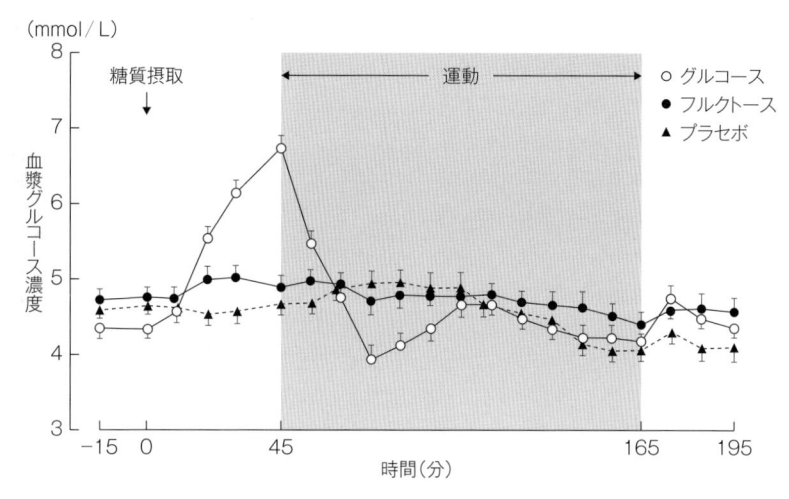

図8-9 運動前のグルコース,あるいは,フルクトース摂取が運動中の血漿グルコース濃度に及ぼす影響(下村(2010)[4]より引用改変)
運動45分前に250mLに75gを溶解した糖溶液,もしくは味付けした水(プラセボ)を摂取し,2時間の運動(最大酸素摂取量の55%)を実施.

8).上記のように,安静および運動時の主なエネルギー源は糖質と脂質であるが,体内のグリコーゲン量が低下すると,それに比例して体タンパク質が分解されてエネルギー源として利用される.そのため,運動中に十分な糖質を摂取すれば,体タンパク質の分解を防ぐこともできる.運動中にもっとも簡単に糖質を摂取する方法は,糖質を含む飲料を摂取することである.1時間当たり0.7g/kg体重(30〜60g)の糖質を,4〜8%の糖質飲料で摂取するとよい.

一方,運動前に糖質を摂取する場合には注意が必要である.運動30〜40分前に高濃度のグルコースを摂取すると,血糖値とともに血中インスリン濃度が上昇するため,組織へのグルコース取り込みが上昇する.その状態で運動を開始すると,運動によって筋へのグルコース取り込みが上昇する結果,運動開始後数分で低血糖を生じる(図8-9).また,インスリンによって脂肪組織からの脂肪酸の放出が抑制され,筋での脂肪酸の代謝が低下するため,筋グリコーゲンの利用はむしろ亢進してしまう.その結果,運動前の糖質補給がパフォーマンスの低下を招くことになる.消化吸収スピードの遅い多糖類を摂取する場合では,このような現象は軽減される.運動前にグルコースを補給する場合,運動前約2時間までの補給に限ることや低濃度にすることなどを考慮すべきである.

グルコースと同じ単糖のフルクトースでは,高濃度であっても血糖値および血中インスリン濃度の上昇が少なく,運動前に摂取してもグルコースのように運動開始後に低血糖や脂肪酸代謝の低下を起こさず,筋グリコーゲンを浪費することがないとされる.また,運動中に摂取する場合においても,グルコースは血中遊離脂肪酸濃度を低下してしまうが,フルクトースはそれを起こさない.これらを背景とし,市販のスポーツドリンクには,フルクトースを含んだものも多い.しかし,上記のように,フルクトースはグルコースに比べて,中性脂肪の生成を促進することなどから,運動時以外で高齢者や生活習慣病患者が摂取する場合には注意が必要であろう.

2.3 グリコーゲンローディング

グリコーゲン(カーボハイドレート)ローディングは,運動前の筋や肝臓のグリコーゲン量を増加する方法であり(6章図6-6,p87参照),マラソンなど1時間以上継続する運動のパフォーマンスを向上する.競技の1週間前に激しい運動を

実施して筋グリコーゲンを枯渇させ，その後，低糖質（高脂肪・高タンパク質）食を3日間摂取させた後，高糖質食（糖質によるエネルギー比率が全体の70％以上）を3日間摂取すると，筋や肝臓のグリコーゲン量は約2倍に増加する．この機序については，激しい運動，および，筋や肝臓のグリコーゲンの減少によってグリコーゲン合成酵素の活性が高まり，その後の高糖質食の摂取時にグリコーゲン合成が増大するためである．

しかし，競技の1週間前の激しい運動や低糖質食の摂取によって，競技まで疲労が蓄積したり体調を崩したりすることもある．そのため，この方法を用いる場合には，事前に試行を行う必要があろう．競技の2〜3日前から高糖質食を摂取するだけでも，筋や肝臓のグリコーゲン量の増加が期待でき，競技に向けてテーパリング（トレーニング量を減らすこと）と合わせて実施すれば，一定の効果が期待できる．

たとえば，マラソンなどの走運動に必要なエネルギー量は走行距離（km）×体重（kg）で概算でき，体重60 kgの成人が通常の体内のグリコーゲン量（筋300 g，肝臓100 g）で走れる距離は26.7 kmとなる．グリコーゲンローディングでグリコーゲン量が1.5倍になった場合，走れる距離は13.3 kmのびて40 kmとなる．

グリコーゲン1 gは，2.7 gの水とともに蓄積されるため，たとえば，グリコーゲンが300 g増加すれば，水810 gがともに蓄積され，体重が1,110 g増えることになる．そのため，体重がパフォーマンスに大きく影響する，あるいは，体重制限のある競技種目においてグリコーゲンローディングを実施する場合には，この点に注意する必要がある．

2.4 運動時の分岐鎖アミノ酸の補給

上記のように，分岐鎖アミノ酸は筋グリコーゲンの少ない条件下で運動する場合や長時間運動時にはエネルギー源として利用される．そのため，運動中に分岐鎖アミノ酸を摂取すると，筋タンパク質の分解が抑えられ，筋肉痛や筋疲労が減少することが報告されている．また，最近，分岐鎖ア

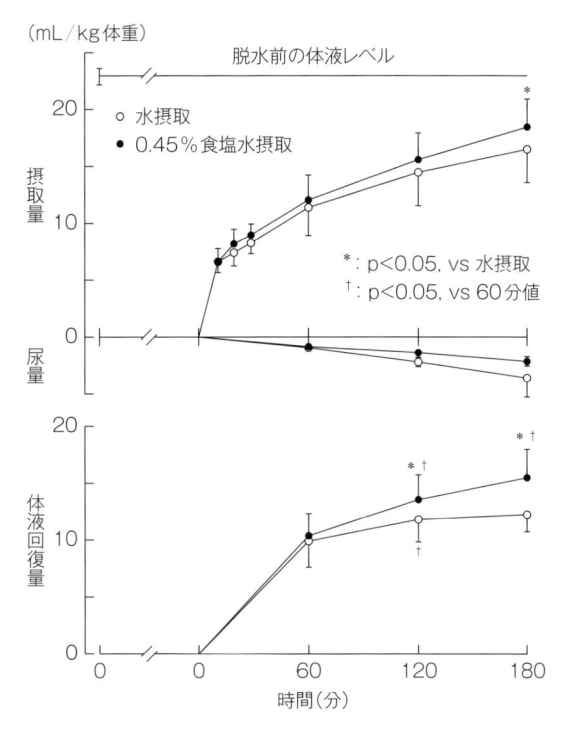

図8-10 体重の2.3％脱水後に水および0.45％食塩水を自由摂取させた場合の摂取量，尿量，および，体液回復量（Noseら（1988）[5]より引用改変）

ミノ酸に運動時の中枢性疲労を軽減する効果のあることが報告されている．

運動時の中枢性疲労の発生機構のひとつは，脳内のセロトニン濃度の上昇である．脳内のセロトニン生成の基質であるトリプトファンと分岐鎖アミノ酸は，血液-脳関門で同一のアミノ酸輸送体で輸送されるため，アミノ酸がエネルギー源として利用されて血液中の分岐鎖アミノ酸の濃度が低下すると，トリプトファンの脳内輸送が亢進して脳内のセロトニン濃度が上昇し，中枢性疲労をもたらす．分岐鎖アミノ酸を補給すると，この機構を抑制すると考えられている．実際に，運動前に分岐鎖アミノ酸を摂取すると，運動中の主観的運動強度が軽減することが報告されている．

2.5 運動時の水分の補給

暑い環境下や激しい運動時などで発汗すると，その分，体液量が低下（脱水）する．持久性運動のパフォーマンスは脱水の程度が進むほど低下

表8-6 運動強度および時間と水分補給の目安（日本体育協会，2006[6]）

運動強度		水分摂取量の目安		
運動の種類	運動強度（最大強度の％）	持続時間	競技前	競技中
トラック競技 バスケット サッカーなど	75～100%	1時間以内	250～500mL	500～1,000mL
マラソン 野球など	50～90%	1～3時間	250～500mL	500～1,000mL／1時間
ウルトラマラソン トライアスロンなど	50～70%	3時間以上	250～500mL	500～1,000mL／1時間 ※必ず塩分を補給

注意
1. 環境条件によって変化するが，発汗による体重減少の70～80％の補給を目標とする．気温の高い時には15～20分ごとに飲水休憩をとることによって，体温の上昇が抑えられる．1回200～250mLの水分を1時間に2～4回に分けて補給する．
2. 水の温度は5～15℃が望ましい．
3. 食塩（0.1～0.2％）と糖分を含んだものが有効．運動量が多いほど糖分を増やしてエネルギーを補給．とくに1時間以上の運動をする場合には，4～8％程度の糖分を含んだものが疲労の予防に役立つ．

し，体重の2％以上になると明らかに低下する．脱水するとその量の10％程度が血漿の水分から失われて循環血液量が低下する．そのため，循環器系への負担が増す一方，活動筋への血流量が制限され，さらに，体温調節能（発汗や皮膚血流量の増加）も制限されて体温上昇が顕著になり，運動パフォーマンスの低下を招く．当然，脱水の程度が進むほど，熱中症を発症する危険性も増加する．一方，運動時に適切に水分を補給すると，脱水を防止し運動パフォーマンスの低下や熱中症の発症の危険性を低下することができる．

脱水を回復・防止するためには，何をどれ位飲めばよいのだろうか．汗には水に加えて塩分（NaCl）が含まれているが，汗の塩分濃度は体液の塩分濃度（0.9％）に比べて1/5～1/2程度低い．そのため，発汗量が多くなるほど体内から水と塩分が失われ，体液の塩分濃度（浸透圧）は上昇する．

体液量の減少と浸透圧の上昇によって，容量調節系と浸透圧調節系を介し，喉の渇きが増して飲水量が増加する．しかし，脱水時に水のみを摂取させた場合，体液量が脱水前のレベルまで回復する前に体液浸透圧のみが回復してしまうため，喉の渇きが低下して飲水量が減少するうえ，摂取した水分の多くが尿として排泄されてしまう（図8-10）．

このように，水を自由摂取しても体液量が回復しないことを自発的脱水という．汗の塩分濃度に近い食塩水，あるいは，生理食塩水を摂取すれば，脱水からの回復が促進される（図8-10）．また，マラソンなど長時間に及ぶ運動時や多量に発汗する時に水や塩分濃度の低い溶液のみを摂取し続けると，血液のナトリウム濃度が低下して，熱けいれん，浮腫，嘔吐，意識障害などを起こすばかりか，死に至る危険性がある．とくに，発汗量以上に水や塩分濃度の低い溶液を摂取すると危険性が高い．

水分と同時に糖質を補給する場合，糖質濃度が高くなるほど水分が胃から小腸へ排出される速さ（胃排出速度）が遅くなる．つまり，飲んだ水分が胃に溜まってしまい，吸収が遅くなる．水分と糖質の補給を考慮した場合，糖質濃度は8％以下がよい．また，胃排出速度は，温かい溶液より5～15℃の冷たい溶液が速く，一度に多量に飲むより少量（150～250mL／回）を頻回に分けたほうが速い．また，食塩水と一緒に糖質を摂取すれば，小腸での塩分と水分の吸収が促進され，体液量回復に有効である．

以上のように，水分，塩分，糖質を適切に摂取すると，脱水の回復・防止に有効である．これらの背景に嗜好性も考慮し，市販のスポーツドリン

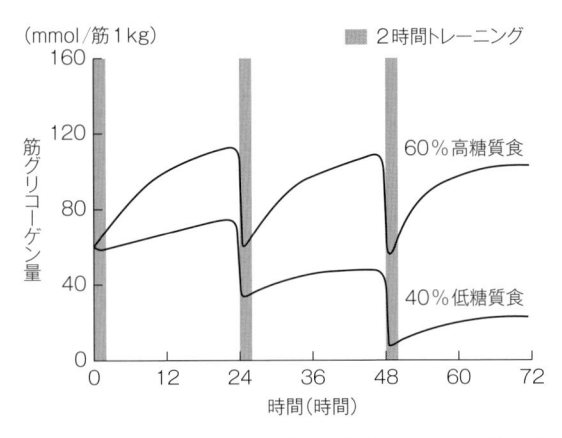

図8-11 運動トレーニング時の筋グリコーゲン量に及ぼす高糖質食および低糖質食の影響（WilmoreとCostill（1994）[7]より引用改変）

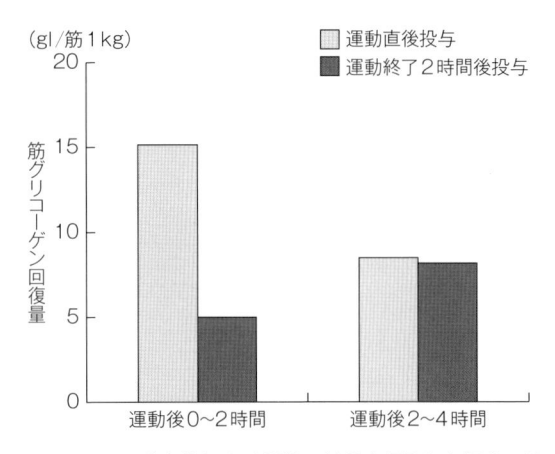

図8-12 運動直後と2時間後に糖質を摂取した場合の筋グリコーゲン回復量の違い（下村（2010）[4]より引用改変）

クは0.1～0.2％程度の食塩水に4～8％程度の糖分を加えた物が主流となっている．ちなみに，ナトリウム量（mg）×2.54で塩分量（mg）を算出できる．スポーツドリンクは，発汗量の多くない場合に日常的に摂取すると，塩分・糖分の摂取過多になる場合もある．

一方，長時間に及ぶ運動時や多量に発汗する時には，さらに塩分や糖質を加える必要もある．摂取量については，運動前後の体重の変化から脱水量を把握し，1時間以内の運動では発汗量の70～80％を，それより長時間の運動では運動中に体重の2％以上の脱水を起こさない十分な量を摂取する．

運動時の水分補給の目安を表8-6に示した．運動後，速やかに体液レベルを回復したい場合には，運動による脱水量の1.5倍の水分を食事や塩分と一緒に摂取するとよい．高齢者は若年者に比べて，同程度に脱水した時に喉の渇きを感じにくい．そのため，暑い環境下では日常生活時や屋内においても，とくに注意が必要である．

3. 運動トレーニングの効果と栄養

3.1 運動後の体内グリコーゲン量の回復と栄養

激しい運動で筋グリコーゲンは消費されるが，その後の食事に低糖質（高脂肪・高タンパク質）食を摂取すると，筋グリコーゲン量は翌日までに回復しない．このような状況が数日続くと，ついには筋グリコーゲンが枯渇してしまい，試合において高いパフォーマンスは期待できず，また，練習においても疲労感が増すばかりで効果的なトレーニングができなくなる（図8-11）．つまり，激しい運動が連日続く試合や合宿時などに焼き肉のような高脂肪・高タンパク質食のみを食べていては，このような状況に陥ることになる．

一方，高糖質食（糖質65％以上）を摂取すれば，翌日までに筋グリコーゲン量が回復する（図8-11）．さらに，同じ高糖質食であっても，運動直後に摂取するほうが2時間後に摂取するよりも，運動後の筋グリコーゲン量の回復が速く（図8-12），体タンパク質の分解も少なく抑えられる．

糖質摂取によって血糖値とともに血中濃度が上昇するインスリンは，筋や肝臓でのグルコース取り込みとグリコーゲン合成（糖源新生）を促進する．上記のように，運動後の筋グリコーゲン量の回復が糖質の摂取時間によって異なるのは，運動直後のほうが筋血流量は高く，インスリン感受性も高いためである．また，運動後のグリコーゲン量の回復は，摂取する糖質の種類によって変わらないとされるが，運動後2～3時間以内における筋や肝臓のグリコーゲン量の回復は，運動直後に消化吸収の速い単糖類や少糖類を摂取したほうが

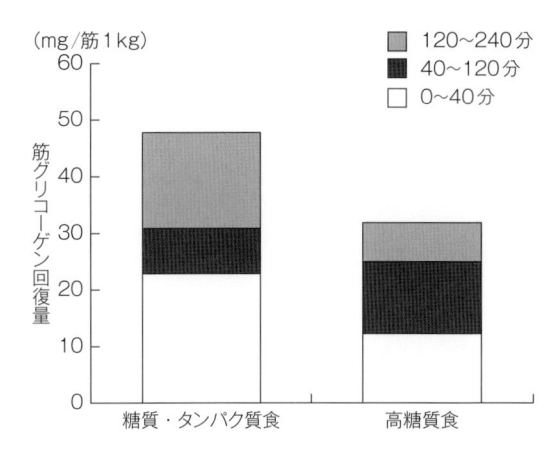

図8-13 2時間のサイクリング運動（最大酸素摂取量の65～75％強度）後の筋グリコーゲン量の回復に及ぼす，糖質・タンパク質食（378 kcal：糖質64％，タンパク質22％，脂質14％）および高糖質食（378 kcal：糖質85％，脂質15％）の影響（加藤と中坊（2007）[8]より引用改変）
運動直後と2時間後の2回摂取．

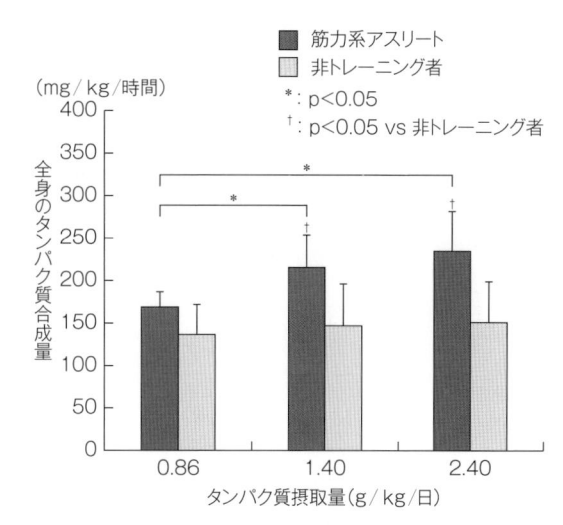

図8-14 全身のタンパク質合成量に及ぼす1日当たりのタンパク質摂取量（Tarnopolskyら（1992）[9]より引用改変）
0.86，1.4，あるいは，2.4 g/kgの食事を13日間摂取．

多糖類を摂取するより速い．これは，前者のほうが後者より血糖値とインスリン濃度の上昇が速く顕著に起こるためである．

運動後の筋グリコーゲン量の回復は，糖質と同時にタンパク質やアミノ酸を摂取するとさらに促進される（図8-13）．これは分岐鎖アミノ酸のロイシンがインスリン分泌を亢進するためである．

以上を考慮し，運動後に筋グリコーゲン量を効率よく回復するためには，グルコースを中心とした糖質1.0～1.5 g/kg体重を運動後30分以内に摂取するようにし，食事を高糖質食（糖質65％以上）にするとよいだろう．

3.2 運動後の体タンパク質の分解・合成と栄養

通常，運動すると筋を始めとした体タンパク質の分解が促進するが，栄養素が適切に摂取されれば，運動後に体タンパク質の分解は合成に転じ，筋力や筋量増加などのトレーニング効果がもたらされる．したがって，可能な限り運動による体タンパク質の分解を抑えつつ合成を亢進できれば，トレーニング効果を高く得ることが期待できる．日本人の食事摂取基準（2010年版）における一般

成人の1日当たりのタンパク質推定平均必要量は，男性50 g，女性40 g（0.72 g/kg体重）であるが，それは，運動，とくに筋力や筋量増加を狙った高強度運動やレジスタンス運動時には当然多くなり，1.5～2倍の量を摂取することが勧められる．しかし，運動をせずにタンパク質摂取量のみを増やしても，タンパク質の合成が増加することはなく，また，運動をした場合でも必要量を越えてタンパク質を摂取しても，タンパク質の合成がさらに増加することはない（図8-14）．

運動トレーニング時のタンパク質の摂取については，摂取量に加えて運動と摂取の時間的関係，つまり，摂取のタイミングが筋タンパク質の分解や合成に大きく影響する．イヌにおいて持久性運動の直後あるいは2時間後にアミノ酸とグルコースの混合液を門脈へ投与した場合の筋タンパク質の分解と合成を検討すると，いずれの場合でも投与後に筋タンパク質は分解から合成に転じるものの，2時間後投与では投与まで筋タンパク質の分解が続く．また，運動直後投与のほうが2時間後投与に比べて筋タンパク質の合成の程度が高い（図8-15）．

同様に，ヒトにおいても持久性運動後の筋タンパク合成率は，タンパク質を含んだ食品を運動

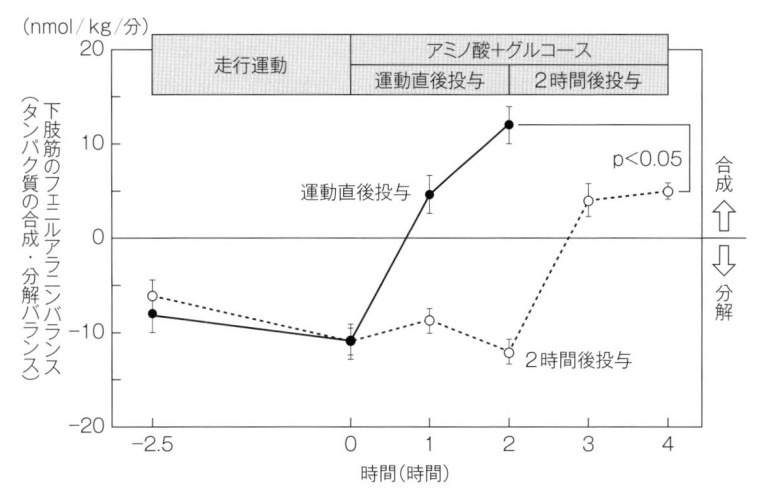

図8-15 運動直後または2時間後のグルコース・アミノ酸の門脈投与による後肢筋のタンパク質の合成・分解バランス（イヌ）（下村（2010）[4]より引用改変）

直後に摂取するほうが，3時間後に摂取するよりも高いことが報告されている．さらに，高齢者における12週間のレジスタンストレーニングによる下肢の筋力と筋量の増加は，各日の運動直後にタンパク質を含んだ食品を摂取するほうが2時間後に摂取するより高い（図8-16）．

このように，摂取のタイミングが筋タンパク質の合成に影響するのは，筋タンパク質合成を促進し分解を抑制する作用のあるインスリンの感受性が運動直後のほうが高いため，また，筋タンパク質合成を促進する成長ホルモンなどの分泌が運動後に増加するものの，数時間以内には安静時のレベルまで戻ってしまうためである．

タンパク質摂取による運動後の筋タンパク質の合成増加作用は，タンパク質と同時に糖質を摂取したほうが高い．これは，糖質の摂取によってインスリンが増加するためである．また，分岐鎖アミノ酸（とくにロイシン）は，インスリン分泌を促進することに加え，タンパク質の合成を促進するとともに分解を抑制する．そのため，分岐鎖アミノ酸やそれを豊富に含んだタンパク質を摂取すれば，運動後の筋タンパク質の合成が亢進すると考えられる．しかし，アミノ酸は消化吸収が速いため，レジスタンス運動の直前に摂取するほうが直後に摂取するより筋タンパク質合成率が高いことも報告されている．

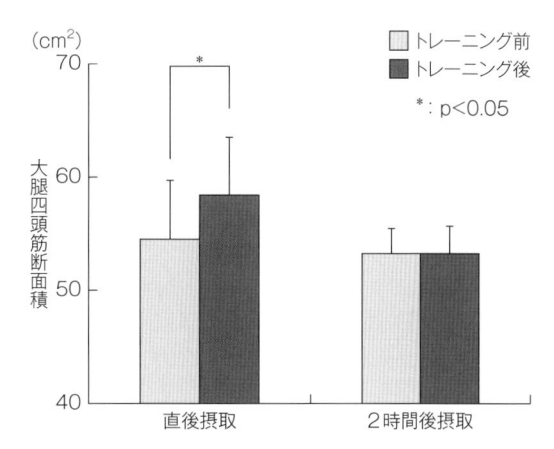

図8-16 高齢者における12週間のレジスタンストレーニング（3回/週）による大腿四頭筋断面積の変化（鈴木（2006）[10]より引用改変）
糖質・タンパク質（タンパク質10 g，糖質7 g，脂質3 g）を運動直後に摂取した群と2時間後に摂取した群の比較．

加齢に伴う骨格筋量の低下はサルコペニアと呼ばれ，高齢者が要介護状態になる大きな要因のひとつであり，また，生活習慣病を引き起こす要因でもある．加齢によって筋タンパク質の分解が亢進し，合成が低下するためであるが，これは，加齢によって摂食および嚥下機能が低下し栄養状態が悪化することに加え，加齢とともにインスリン感受性やロイシンに対する感受性も低下するために，標準的な食事を摂っても筋タンパク質合成が十分に亢進しないためである．高齢者でも持久性

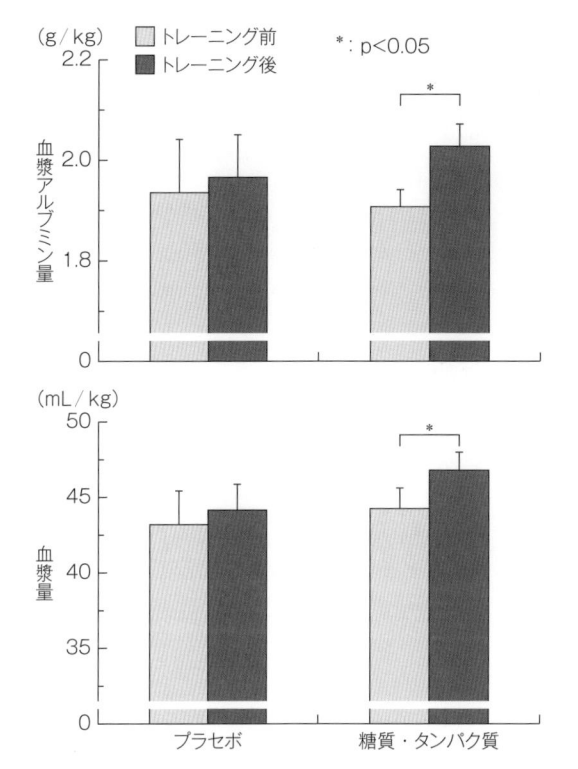

図8-17 高齢者における8週間の持久性トレーニング（最大酸素摂取量の60〜75％強度）による血漿アルブミン量および血漿量の変化（Okazakiら（2009）[11]より引用改変）
運動直後に糖質・タンパク質（総エネルギー3.2 kcal/kg，タンパク質0.18 g/kg）を摂取した群とプラセボを摂取した群で比較．

あるいはレジスタンス運動によって筋タンパク質合成が増加するため，運動とその直後のタンパク質（とくにロイシン）と糖質を含んだ食品の摂取によって，サルコペニアを予防・改善することが期待できる．

3.3 運動トレーニングによる血漿量増加と栄養

持久性トレーニングをすると血漿量が増加するが，この血漿量の増加は運動パフォーマンスの向上や暑熱環境下での体温調節能の向上をもたらす一要因となる．持久性トレーニングによって血漿量が増加する機構は，主に，血漿タンパク質量の増加，および，体内ナトリウム量の増加であるが，とくに，運動直後に糖質・タンパク質を摂取すると，血漿タンパク質量とともに血漿量が増加する．

この機序は，上記の運動後の筋タンパク質合成の促進と同様であり，運動によって肝臓での血漿タンパク質合成が亢進するが，それに合わせてタンパク質を摂取すること，また，糖質の摂取によって肝臓での血漿タンパク質合成促進作用のあるインスリン分泌の増加することが関与する．

実際に，若年者における10日間の持久性トレーニング，あるいは，高齢者における8週間の持久性トレーニング時に，運動直後の糖質・タンパク質摂取によって，血漿アルブミン（血漿タンパク質の主な成分）量とともに血漿量が増加し（図8-17），さらに，血漿量の増加とともに暑熱環境下での体温調節能は向上する．また，高齢者で頻繁にみられる低タンパク質血症は，免疫機能や活動量の低下，疾病罹患率の上昇に関与し，QOLの低下をもたらすが，持久性運動とその直後のタンパク質と糖質を含んだ食品の摂取によって，これらを予防・改善することも期待できる．

4. 日本人の食事摂取基準と運動時の摂取の目安

4.1 エネルギー量およびタンパク質量

日本人の食事摂取基準（2010年版）（表8-7）における推定エネルギー必要量は，平均的な体格でふつうの生活をしている18〜29歳の男性で2,650 kcal，女性で1,950 kcalであるが，身体活動量（表8-8）に合わせて増減する必要がある．成人のタンパク質推定平均必要量は，窒素平衡維持量（0.65 g/kg体重/日）に消化率0.9を考慮し，0.72 g/kg体重である（表8-9）．また，糖質の摂取量は総エネルギー摂取量の50％以上70％未満，脂肪の摂取量は1〜29歳で20％以上30％未満，30歳以上で20％以上25％未満である．

4.2 運動時のエネルギーおよびタンパク質摂取の目安

定期的な運動を実施する場合，実施する運動のエネルギー消費量（表8-10）に合わせたエネルギー摂取量が必要になるが，同じ運動を実施する場合でも，エネルギー消費量は年齢，性別，生活

表 8-7　基準単位と推定エネルギー必要量（厚生労働省[12]）

年齢	基準体位(基準身長，基準体重)				エネルギーの食事摂取基準：推定エネルギー必要量(kcal/日)					
	男性		女性		男性			女性		
	基準身長(cm)	基準体重(kg)	基準身長(cm)	基準体重(kg)	身体活動レベル			身体活動レベル		
					Ⅰ	Ⅱ	Ⅲ	Ⅰ	Ⅱ	Ⅲ
0～5（月）	61.5	6.4	60.0	5.9	—	550	—	—	500	—
6～11（月）	71.5	8.8	69.9	8.2	—	—	—	—	—	—
6～8（月）	69.7	8.5	68.1	7.8	—	650	—	—	600	—
9～11（月）	73.2	9.1	71.6	8.5	—	700	—	—	650	—
1～2（歳）	85.0	11.7	84.0	11.0	—	1,000	—	—	900	—
3～5（歳）	103.4	16.2	103.2	16.2	—	1,300	—	—	1,250	—
6～7（歳）	120.0	22.0	118.6	22.0	1,350	1,550	1,700	1,250	1,450	1,650
8～9（歳）	130.0	27.5	130.2	27.2	1,600	1,800	2,050	1,500	1,700	1,900
10～11（歳）	142.9	35.5	141.4	34.5	1,950	2,250	2,500	1,750	2,000	2,250
12～14（歳）	159.6	48.0	155.0	46.0	2,200	2,500	2,750	2,000	2,250	2,550
15～17（歳）	170.0	58.4	157.0	50.6	2,450	2,750	3,100	2,000	2,250	2,500
18～29（歳）	171.4	63.0	158.0	50.6	2,250	2,650	3,000	1,700	1,950	2,250
30～49（歳）	170.5	68.5	158.0	53.0	2,300	2,650	3,050	1,750	2,000	2,300
50～69（歳）	165.7	65.0	153.0	53.6	2,100	2,450	2,800	1,650	1,950	2,200
70以上（歳）	161.0	59.7	147.5	49.0	1,850	2,200	2,500	1,450	1,700	2,000
妊婦(付加量)初期								+50	+50	+50
中期								+250	+250	+250
末期								+450	+450	+450
授乳婦(付加量)								+350	+350	+350

表 8-8　身体活動レベル別にみた活動内容と活動時間の代表例（15～69歳）（厚生労働省[12]）

			低い(Ⅰ)	ふつう(Ⅱ)	高い(Ⅲ)
身体活動レベル			1.50 (1.40～1.60)	1.75 (1.60～1.90)	2.00 (1.90～2.20)
日常生活の内容			生活の大部分が座位で，静的な活動が中心の場合	座位中心の仕事だが，職場内での移動や立位での作業・接客等，あるいは通勤・買物・家事，軽いスポーツ等のいずれかを含む場合	移動や立位の多い仕事への従事者．あるいは，スポーツなど余暇における活発な運動習慣をもっている場合
個々の活動の分類およびメッツ値(メッツ値の範囲)	睡眠	0.9	7～8	7～8	7
	座位または立位の静的な活動	1.5(1.0～1.9)	12～13	11～12	10
	ゆっくりした歩行や家事など低強度の活動	2.5(2.0～2.9)	3～4	4	4～5
	長時間持続可能な運動・労働など中強度の活動(普通歩行を含む)	4.5(3.0～5.9)	0～1	1	1～2
	頻繁に休みが必要な運動・労働など高強度の活動	7.0(6.0以上)	0	0	0～1

表8-9　タンパク質の食事摂取基準（g/日）（厚生労働省[12]）

年齢	男性				女性			
	推定平均必要量	推奨量	目安量	耐容上限量	推定平均必要量	推奨量	目安量	耐容上限量
0～5（月）	—	—	10	—	—	—	10	—
6～8（月）	—	—	15	—	—	—	15	—
9～11（月）	—	—	25	—	—	—	25	—
1～2（歳）	15	20	—	—	15	20	—	—
3～5（歳）	20	25	—	—	20	25	—	—
6～7（歳）	25	30	—	—	25	30	—	—
8～9（歳）	30	40	—	—	30	40	—	—
10～11（歳）	40	45	—	—	35	45	—	—
12～14（歳）	45	60	—	—	45	55	—	—
15～17（歳）	50	60	—	—	45	55	—	—
18～29（歳）	50	60	—	—	40	50	—	—
30～49（歳）	50	60	—	—	40	50	—	—
50～69（歳）	50	60	—	—	40	50	—	—
70以上（歳）	50	60	—	—	40	50	—	—
妊婦（付加量）初期					+0	+0	—	—
中期					+5	+5	—	—
末期					+20	+25	—	—
授乳婦（付加量）					+15	+20	—	—

表8-10　各スポーツ種目のトレーニング期におけるエネルギー消費量（長嶺，1979[13]）

エネルギー消費量（kcal）	スポーツ種目
2,500～3,000	体操，卓球，バドミントン，水泳飛び込み，フェンシング，アーチェリー，スキージャンプ，ヨット，馬術，射撃
3,000～3,500	陸上（短・中距離走，跳躍），野球，テニス，バレーボール，ボクシング（軽・中量級）
3,500～4,000	サッカー，ホッケー，バスケットボール，陸上（長距離），剣道
4,000～4,500	陸上（マラソン，投てき），水泳，ラグビー，アメリカンフットボール，自転車ロード，レスリング（軽量級），ボクシング（重量級）
4,500～5,000	ボート，スキー，レスリング（中・重量級），柔道（重量級），相撲

注：女子選手の消費量はおよそ2,400～3,500kcalの範囲にある．

表8-11　運動別のタンパク質推定平均必要量（加藤と中坊，2007[8]）

運動の内容	タンパク質推定平均必要量（g/kg体重/日）
積極的に運動をしていない人	0.8～1.0
一流の持久的運動[注1)]	1.6
中強度の持久的運動[注2)]	1.2
余暇としての持久的運動[注2)]	0.8～1.0
フットボール選手	1.4～1.7
瞬発的運動（トレーニング初期）	1.5～1.7
瞬発的運動（安定期）	1.0～1.2
女性選手	男性よりも15％少ない

注1)：45～60分の運動を1週間に4～5日
注2)：最大酸素摂取量の55％以下の運動を30分間，1週間に4～5日

習慣に加え，運動する環境，時間，強度，ポジションなどによって大きく異なるため，実際には，トレーニング期ごと個人ごとにエネルギー摂取量を調節する必要がある．

エネルギーの出納バランスをおおむね確認するためには，起床後，排尿排便後の空腹時に体重および体脂肪率を記録し，その変動を確認するとよい．体重が増加する場合は摂取エネルギー過多，減少する場合は摂取エネルギー不足である．

タンパク質摂取量も実施する運動にあわせて増加する必要がある（表8-11）が，通常，タンパク質摂取量を増やす必要のある場合，総エネルギー摂取量も増加する必要があり，総エネルギー摂取量の約15％をタンパク質として摂取すれば必要量のタンパク質を十分に摂取できる．それだけではタンパク質が不足する場合に，プロテイン

食品やサプリメントで補えばよいだろう．

　上記のように，運動に合わせて増やす分のエネルギーおよびタンパク質の一部を，運動直後に補助的に摂取するとよい．一方，減量を目的としてエネルギー摂取量を抑える場合には，タンパク質とともにビタミン・ミネラルを必要量摂取するように心がける．

4.3　運動時のビタミン・ミネラル摂取の目安

　エネルギー消費量の増加とともにエネルギー代謝に関与するビタミンの消費も増大する．ビタミンの摂取を実際の必要量以上に増やしても，エネルギー代謝が盛んになったり運動効果が改善されたりすることはないが，不足すると運動効率が低下したり疲労しやすくなるなどの症状がみられる．アスリートや定期的な運動を実施する場合には，過剰症の心配のないビタミンBやCなどは日本人の食事摂取基準（2010年版）の推奨量の2倍程度を十分に摂取するのが望ましい．食事から摂取する量が不十分な場合やそれが不確実な場合には，錠剤などサプリメントを利用するとよい．

　ナトリウム（食塩）については，過剰摂取が長期にわたると過剰症（メタボリックシンドローム，肥満，高血圧，胃がん）の発生率を上昇させる可能性があるため，日本人の食事摂取基準では，成人の目標値として1日当たり男性9.0g未満，女性7.5g未満が設定されている．暑い環境下や激しい運動時などの多量発汗時においては，汗で失われたナトリウムを補給する必要があるが，それ以外においては目標値を越えて摂取する必要はない．

　カルシウムについては，日本人の多くは必要量を満たしていない場合が多い．さらに，1Lの汗から約50mgのカルシウムが損失することから，多量に発汗する場合には損失分を食事で補う必要がある．日本人の食事摂取基準における成人の推定平均必要量は，1日当たり約600mg（男性：650mg，女性：550mg）であるが，アスリートや定期的な運動を実施する場合には，この2倍程度を摂取するのが望ましい．高齢者，とくに女性では，骨粗鬆症が多くみられるが，十分なカルシウム摂取と規則的な運動は骨密度を維持するうえで有効な方法である．カルシウムの腸管吸収率を上昇させる因子は，ビタミンD，アミノ酸，乳糖があり，一方，低下させる因子にはシュウ酸，食物繊維がある．カルシウム，リン，マグネシウムは2：2：1の比率で摂取することが理想的である．

4.4　貧　血

　貧血は血液中のヘモグロビン濃度が低下した状態（世界保健機関の定義，男性：13.0g/dL，女性：12g/dL未満）である．貧血でもっとも多いのは鉄欠乏性貧血であり，鉄の摂取が不十分であったり，鉄の吸収率が悪かったり，鉄の損失率が高いことが原因で発症する．マラソンなどの持久性競技アスリートに多くみられ，持久性パフォーマンスの低下やオーバートレーニングの原因となる．運動量の増加によって鉄の損失（汗への損失に加え，ランニングによって足底で血液が持続的に破壊されたり，消化管で微小な出血が起きたりすることが原因と考えられている）が増えるが，鉄の吸収率は約15％と低いために鉄欠乏を起こしやすい．とくに，月経のある女性，あるいは，食事制限をしている者で頻発する．

　また，加齢によって貧血の発症頻度が上昇するが，加齢に伴う造血機能の低下に加え，鉄の吸収率の低下や消化管からの慢性出血による鉄欠乏を原因とすることが多い．

　通常，持久性トレーニングを積むと血漿量が増加し，血液が希釈されてヘモグロビン濃度がやや低下する．この現象と貧血を明確に区別することは難しいが，パフォーマンスの低下や疲労感がある時には鉄欠乏性貧血を疑い，検査が必要であろう．

　鉄について，日本人の食事摂取基準における成人の推定平均必要量は，1日当たり男性：6.0～6.5mg，女性：8.5～9.0mg，推奨量は男性：7.0～7.5mg，女性：10.5～11.0mgである．アスリートや定期的な運動を実施する場合には，推奨量の1.5倍程度を目安に摂取するとよい．

　鉄欠乏性貧血は，食事から推奨量以上の鉄を摂

取することに加え，吸収を増加することで改善が期待される．肉類や魚類に含まれるヘム鉄は，緑黄色野菜や芋類などに含まれる非ヘム鉄より吸収率が高い．また，鉄はタンパク質，ビタミンC，クエン酸と同時に摂取すると吸収率が上がるが，一方，フィチン酸，カテキン，タンニン，シュウ酸などは鉄の吸収率を低下する．食事による改善が困難な場合には鉄剤やサプリメントが用いられるが，1日40 mgを越えないように注意する．亜鉛（亜鉛欠乏性貧血），ビタミンB_{12}や葉酸（巨赤芽球性貧血）が不足しても貧血を起こすこともある．これらの栄養素も，日本人の食事摂取基準における推奨量を下回らないように注意が必要である．

文献

1) Åstrand PO, Rodahl, K, Dahl HA, Stromme SB: Textbook of Work Physiology: Physiological Bases of Exercise 4th ed. Human Kinetics, 2003.
2) McArdle WD, Katch FI, Katch VL: Exercise Physiology: Energy, Nutrition, and Human Performance. Williams & Wilkins, 2001.
3) Foss ML, Keteyian SJ, Fox EL: Fox's Physiological Basis for Exercise and Sport. WCB/McGraw-Hill, 1998.
4) 下村吉治：スポーツと健康の栄養学 第3版．ナップ，2010．
5) Nose H, Mack GW, Shi XR, Nadel ER: Role of osmolality and plasma volume during rehydration in humans. J Appl Physiol, 65: 325-331, 1988.
6) 日本体育協会：スポーツ活動中の熱中症予防ガイドブック．2006．
7) Wilmore JH and Costill DL: Physiology of Sports and Exercise. Human Kinetics, 1994.
8) 加藤秀夫，中坊幸弘編：栄養科学シリーズNEXT スポーツ・運動栄養学．講談社サイエンティフィック，2007．
9) Tarnopolsky MA, Atkinson SA, MacDougall JD, Chesley A, Phillips S, Schwarcz HP: Evaluation of protein requirements for trained strength athletes. J Appl Physiol, 73: 1986-1995, 1992.
10) 鈴木正成：実践的スポーツ栄養学 改訂新版．文光堂，2006．
11) Okazaki K, Goto M, Nose H: Protein and carbohydrate supplementation increases aerobic and thermoregulatory capacities. J Physiol, 587: 5585-5590, 2009.
12) 厚生労働省：日本人の食事摂取基準（2010年版），http://www.mhlw.go.jp/bunya/kenkou/sessyu-kijun.html．
13) 長嶺晋吉編著：講座・現代のスポーツ科学2 スポーツとエネルギー・栄養．大修館書店，1979．

まとめ

- 栄養素は，炭水化物（糖質），脂質，タンパク質，ビタミン，ミネラルの5つに分類され，ATP再合成のエネルギー源となる前者3つを三大栄養素という．
- エネルギー源として糖質と脂質の用いられる割合は，運動強度，運動時間，持久性トレーニング，食事内容によって変化する．
- グリコーゲンローディングによって運動前の筋や肝臓のグリコーゲン量を増加すると，長時間運動のパフォーマンスが向上する．
- 長時間運動のパフォーマンスは，運動中に糖質を適切に補給すれば向上する．
- 脱水からの回復には，水分に加えて塩分の摂取が必要である．
- 運動後に糖質・タンパク質を適切に摂取すれば，運動後の筋グリコーゲン量の回復が促進される．
- 運動後に糖質・タンパク質を適切に摂取すれば，筋量や血漿量のトレーニング効果の亢進が期待できる．

❓ 設問

- 単糖類，少糖類，多糖類について，消化・吸収における特徴を説明せよ．
- 飽和脂肪酸，単価不飽和脂肪酸，多価不飽和脂肪酸，必須脂肪酸について説明せよ．
- 必須アミノ酸，非必須アミノ酸について説明せよ．
- 運動強度とエネルギー源として糖質と脂質の用いられる割合の関係について，また，それに及ぼす運動時間，持久性トレーニング，食事の影響について説明せよ．
- グリコーゲンローディングについて説明せよ．
- スポーツドリンクには水分，塩分，糖質が含まれているが，その理由を説明せよ．
- 運動後の糖質・タンパク質摂取の効果について説明せよ．

9章 運動と老化

　2008年から2055年の47年間に日本における65歳以上人口は1.7倍に増加するが、75歳以上のいわゆるミドルオールド（middle-old）の割合は2.1倍に、また85歳以上のオールドオールド（old-old）の割合は3.5倍とさらに著しい上昇を示す。まさに、後期高齢者時代の到来である。

　年をとればとるほど、生体の各臓器・器官は形態上も機能上も変化してくる。この変化は個人差が大きく、加齢に伴って必然的に起こる生理的な機能の衰退（生理的老化）と機能障害が異常に進行した病理的老化の加味された状態とが含まれてくる。したがって、高齢者になると筋力や平衡機能（内耳器官）が低下し、よろける（よろめく）頻度が増したり、容易につまずくようになる。転倒による骨折がきっかけで、死を迎えるまで寝たきり状態になる人も珍しくない。

　21世紀後半には体力的に弱い高齢者人口も増大することから、社会全体の活力は低下し、独居高齢者や高齢者夫婦のみの世帯が増え、世帯単位での課題解決が困難になると予想できる。体力の低下が身体活動量（日常生活における行動範囲）の減少を招き、それが原因で各自の社会的役割は低下し、極端な場合には生きがいの喪失にも繋がる。

　1970年代と1980年代にとくに有酸素性運動を習慣化することの重要性が叫ばれたが、これは主に動脈硬化性疾患への罹患予防を意図したものであった。しかし、日常生活において、多くの高齢者が自立して幅広い行動範囲を確保するためには、筋力の強化や骨量の維持が必要であるとの理由から、今では筋力強化（レジスタンス）運動を組み合わせることが最善の策と考えられている。

　有酸素性運動と筋力強化運動を積極的に行っている人たちは、少なくとも外見上、すなわち日常の生活活動動作を見る限りにおいて、運動をまったく行っていない人たちに比べて著しく若い。しかし、運動が真に老化速度を緩めることに繋がるか否かについては明らかでなく、活発な議論が繰り返されている。

　ヒトの生理的機能は、一般に20〜25歳あたりから加齢とともに低下し、適応能力や回復能力、およびトレーナビリティも低下する。80歳になると、身体のさまざまな機能は平均して20〜30歳の頃の約2分の1（3分の2から3分の1）に低下する。高齢になるに従って各種能力の個人差が増大し、老年以前に重篤な機能障害をきたす例もあるが、一方で平均寿命をはるかに上回っているにもかかわらず高い機能を有する人も散見できる。本章ではさまざまな高齢者の身体諸機能や運動トレーニングの効用を解説する。

1. 老化とは

　個人差のない年齢の直線的変化（linear change）によって説明できる加齢（aging）と異なり、老化（senescence）とは成熟期以後に個体の諸機能が徐々に失われ、個人差を保ちながら死に至る過程または現象をさす。Comfort[1]は、「老化とは時の経過とともに、身体のホメオスタシスを崩壊させてしまうひとつのないし一連の過程である」と定義している。

　Strehler[2]は老化の基本的特徴として、普遍性（universality）、内在性（intrinsicality）、進行性（progressiveness）、有害性（deleteriousness）を

表 9-1 老化学説とその類型化 (積田, 1992[3])

類　型	I	II	III	IV
共通要因	老化プログラム	機能衰退	変性生体物質	生体内酸化基
老化学説	プログラム説 生物時計説 代謝率説	内分泌説 神経伝達物質説 調整障害説 ストレス説 免疫説	老廃物説 架橋結合説 体細胞変異説 酵素エラー説 消耗説	遊離基説 活性酸素説
対抗予防		ホルモン, 薬剤投与	クリアランス 系の賦活	スカベンジャー 系の賦活

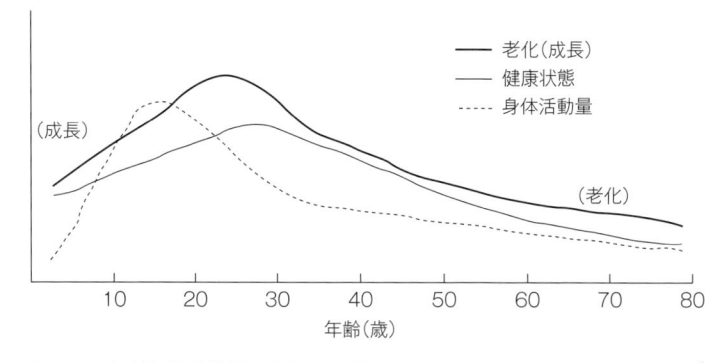

図 9-1　加齢と健康状態，身体活動量，老化に関する概念図 (田中, 1997[4])

あげている．すなわち，遅速の差があっても老化は生体にとって不可避的かつ不可逆的なもので，環境因子による影響も受けるが，基本的には遺伝的機序によって規定される過程であることを示唆している．この過程はふつう時間の経過とともに不可逆的に顕在化するものであるが，身体諸機能の変化には一部可逆性が成り立つ．この可逆性を可能ならしめるひとつの要因が運動トレーニングであり，ここに運動の重要性が認められる．

表 9-1 はさまざまな老化学説を類型化したものである[3]．運動はホルモンや薬剤の投与と同様に，類型 II の老化対抗予防手段として位置づけられ，機能の衰退速度を減速させる可能性を有している．

2．加齢に伴う身体的変化
～老化度と健康度～

一般に「老けた」，「体力が低下した」，「脚が弱くなった」，「自信がなくなった」といった言葉は老化を抽象的に論じる際によく使われる言葉であるが，これらは高齢になれば実際に自分のからだで感じとれる症状である．高齢になるほど身体諸機能の予備力が減退し，病気の回復が遅く，さらに別の病気を併発する可能性は高まる．使わなければ退化するのは自然の法則であり，腕と脚では脚のほうが顕著に衰える．「老化現象」は，ふつうの健康な人にも共通に生ずる機能の衰退（経年的変化）をさすものであり，個人の健康状態が加齢とともに徐々に悪化するのが常であることを考え合わせると，健康度という概念を抜きにして老化度を語ることは難しい．図 9-1 は加齢に伴う健康状態の悪化と身体活動量の減少，および両者の相乗作用としての老化概念を表している[4]．

健康状態の変化や身体活動量の減少とほぼ同じパターンで，体力も低減していくが，体力要素によってその速度は異なる．20 歳の日本人男性の各体力要素を 100% として，加齢に伴う変化を 70 歳までについて検討すると，もっとも顕著な低減を示した要素は閉眼片足立ちと脚筋力であり，60 歳でそれぞれ 30% 以下および 50% 以下の水準となり，「人は脚から衰える」ことを証明し

表9-2 生理的機能の老化（Smith, 1989[5]）
（30歳から70歳にかけての変化）

生理的機能		変化率(%)
身体作業能力		25〜30% ↓
心拍出量		30% ↓
最高心拍数		24% ↓
血圧	収縮期	10〜40% ↑
	拡張期	5〜10% ↑
呼吸機能	肺活量	40〜50% ↓
	残気量	30〜50% ↑
基礎代謝		8〜12% ↓
筋系	筋量	25〜30% ↓
	握力	25〜30% ↓
神経伝導速度		10〜15% ↓
柔軟性		20〜30% ↓
骨密度	女性	25〜30% ↓
	男性	15〜20% ↓
腎機能		30〜50% ↓

表9-3 最大酸素摂取量の加齢に伴う低下（健康な一般成人男性）（Robinson, 1938[6]）

年齢	最大酸素摂取量(mL/kg/分)	変化率[注]
25	47.7	0
35	43.1	-9.6
45	39.5	-17.2
52	38.4	-19.5
63	34.5	-27.7
75	25.5	-46.5

注）：25歳時の値を基準とした場合

ている．これに次いで腕立て伏せ，立位体前屈，垂直跳びおよび最大酸素摂取能が衰退し，これらも60歳で約50%に低減する．

Smithら[5]が示した30〜70歳男性における生理的諸機能の変化に関する報告によると，呼吸機能（肺活量）と腎臓機能の減少が最大（30〜50%）であり，これに循環系機能や身体作業能，そして骨密度，筋肉系，柔軟性などの減少（25〜30%）が続いている（表9-2）．基礎代謝の低下率は10%前後である．

著者らの横断的データによると，体重1kg当たりの最大酸素摂取量の場合，65歳では男性36%，女性43%，75歳では男性45%，女性51%の低下となる．表9-2では最高心拍数の低下率が24%となっているが，実際はもう少し小さく，日本人の場合は20%前後と考えられる．

いずれにせよ，加齢に伴うこのような生理機能の低下を考慮に入れた運動処方プログラムの作成が大切であるが，現在のところその方法論は具体的に示されていない．

3．健康な高齢者の最大酸素摂取量

Robinson[6]は，健康な一般成人男性（25〜75歳）の最大酸素摂取量が10年刻みでみると，4〜5mL/kg/分ずつ減少することを報告した（表9-3）．この値は横断的データから導き出されたものであるが，それによると1年ごとに約1%の減少となっている．この減少率は持久走，持久泳，持久的自転車こぎなどのパフォーマンスの低下率とほぼ等しい．

最近ではInbarら[7]が男性1,424人（20〜70歳）の最大酸素摂取量を横断的に分析し，1年の低下率は0.33mL/kg/分であることを報告している．同一人を追跡調査する縦断的研究は十分になされていないことから，横断的データからの推論がどれほど妥当かについては明らかでない．

田中ら[8]のデータでは，男性60歳代前半31mL/kg/分，同後半29mL/kg/分，70歳代前半27mL/kg/分，同後半24mL/kg/分，女性60歳代前半21mL/kg/分，同後半19mL/kg/分，70歳代前半18mL/kg/分，同後半17mL/kg/分を得ている．

竹島ら[9]は，中高年ランナーの横断的データから，1年当たりの低下率が約0.74mL/kg/分と推計し，他の横断的資料に比べて大きいが，縦断的資料よりはまだ小さいことを考察している．

最大酸素摂取量の加齢に伴う減少率は，一般に男性よりも女性で小さい．BuskirkとHodgson[10]は，女性で1年当たり0.2〜0.5mL/kg/分程度と述べている．減少率に性差はないとする報告もみられる．

最大酸素摂取量の減少は，30歳以後に除脂肪組織量（主に筋量）が顕著に減少することに関係している．筋量の減少には，一般に食事量（タンパク質摂取量）の減少，身体活動量の減少などが起因していると考えられる．なお，Forbes[11]が

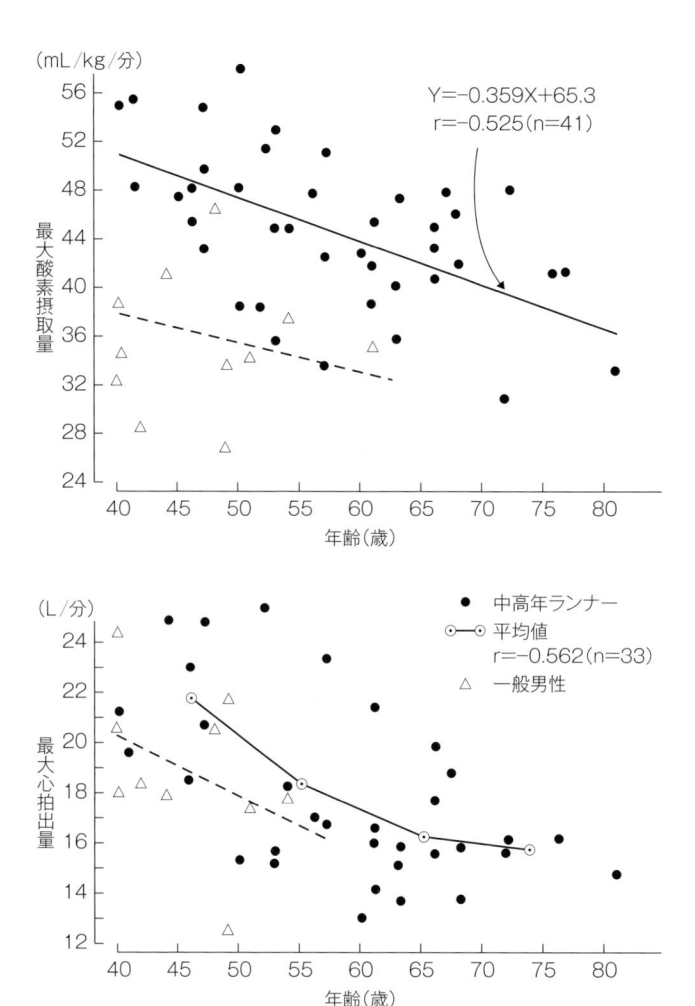

図9-2 中高年男性ランナーと一般男性との最大酸素摂取量および最大心拍出量の年齢別比較(Asanoら，1976[12])

天然のカリウム同位元素(^{40}K)の計測法によって収集した縦断的データをみると，除脂肪組織量は10年間で約3kg（6％）の減少となっている．

4．高齢運動家の最大酸素摂取量

60歳を超えた高齢でありながら4時間以内でフルマラソンを走る人がいる．そのような高齢者の最大酸素摂取量や無酸素性代謝閾値は著しく高い．これまでに報告されたなかで，60歳から走行トレーニングを開始した76歳のランナーの最大酸素摂取量56.7 mL/kg/分（3.43 L/分）は，世界最高水準の値である．この事実は高齢期からトレーニングを始めても，かなり高水準の有酸素性作業能に達し得る被訓練性（トレーナビリティ）が人によっては残存していることを示唆するものである．

Asanoら[12]は，定期的ランニングを継続している中高年男性ランナー41人（40〜81歳）について，トレッドミル走による最大有気的（有酸素性）パワーを測定し一般人との比較を行った．最大酸素摂取量および最大心拍出量は，両群とも加齢に伴い直線的に低減するが，ランナーは一般人よりも各年代とも25〜30％の高い最大酸素摂取量と，10％高い最大心拍出量を示している（図9-2）．絶対値の最大酸素摂取量をみると，60歳代のランナーの2.2 L/分は，40歳代の一般人の値に近似し，70歳以上のランナーの約2.0 L/分は，50

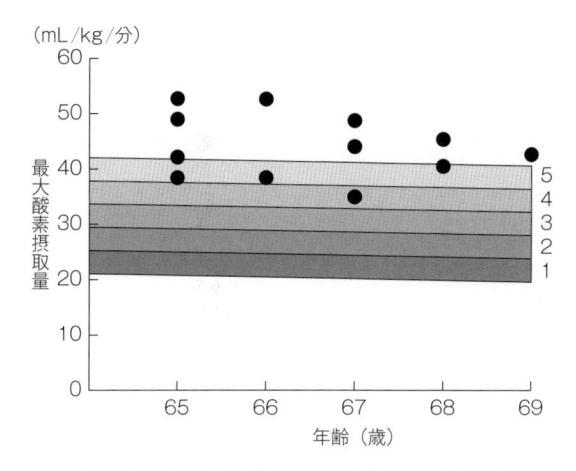

図9-3 日本人高齢ジョガーの最大酸素摂取量
(5：高い，4：やや高い，3：ふつう，2：やや低い，1：低い)

表9-4 身体運動が冠動脈性疾患の発生や程度を低減させるメカニズム

増　大	減　少
冠動脈副行路の形成	血清脂質
血管の太さ	負荷血糖値
心筋収縮の効率	肥満，脂肪過多
末梢血液配分と還流の効率	血小板粘着性
電解質運搬能	動脈血圧
線維素溶解能	心拍数
赤血球と全血量	不整脈発生率
甲状腺機能	神経ホルモン亢進
成長ホルモンの生産	精神的ストレスによる緊張
ストレス耐性	
生きる喜び	

運動は表の左側の要因の増大をもたらし，右側の要因の減少をもたらす．いずれもが虚血性心疾患を予防・治癒させる直接・間接の原因となりうる．

歳代の一般人の値に相当しており，少なくともランナーの値は，一般人に比べ20歳は若い値であった．また体重当たりでみると，70〜81歳（5人）のランナーの39 mL/kg/分は，一般人の40歳代の値を上回っている．最大心拍出量も50〜70歳代のランナーの15〜18 L/分は，40〜50歳の一般人の値に相当している．

田中らの日本人に関するデータによると，65〜69歳のジョギング愛好者12人の最大酸素摂取量は平均44.1 mL/kg/分である．図9-3より，これら12人の値は一般人用に作成した5段階評価表にプロットすれば，すべてが4か5にランクされる．

著者らの院内監視型運動療法プログラムに継続参加している虚血性心疾患患者（69歳男性T.K.）の最高酸素摂取量（$\dot{V}O_2peak$）は，参加前23.7 mL/kg/分が4カ月後25.3，8カ月後27.3，1年後28.1，2年後25.3，3年後29.1，4年後28.5，5年後27.9，7年後27.5 mL/kg/分（76歳）となり，安定した値が得られている．無酸素性代謝閾値（$\dot{V}O_2AT$）についても，15.3 mL/kg/分（参加前），17.6（4カ月），17.7（8カ月），18.9（1年），16.4（2年），18.6（3年），15.3（4年），15.9（5年），17.1 mL/kg/分（7年）と安定している．3〜4年が経過した頃から毎日の歩行距離が減少し始め，それに伴って無酸素性代謝閾値も若干低下した．この他にも同様の症例が多数いる

ことから，虚血性心疾患や糖尿病の患者においても人によってはトレーナビリティが高いといえよう．

5．運動の老化遅延効果

表9-4は運動が身体に及ぼす効果，とりわけ冠動脈性疾患の発生やその程度を低減させるメカニズムについてまとめたものである．研究者によっては，表にあげられている効果のいくつかを疑問視しているが，いずれも報告された研究論文に基づいている．個人差の大きいことや測定方法に限界があることから，確実な証拠を得ているとはいえないが，運動を実践している多くの人に共通にみられる効果と考えられる．

老化の先に待つものは死（満足死，平穏死）であるが，寿命と体力水準の関連について，最近，興味深い知見が報告されている．"Aerobics（エアロビクス）"発祥の地，アメリカのクーパー・クリニック[13]では，1970年から1989年に至る9,777人の男性（20〜82歳）について有酸素性能力を含む体力の追跡調査を行い，死亡率（生存率）との関係を検討した．調査中に亡くなった数は223人であったが，同一人2回以上の追跡調査中，常に体力水準が劣ると判定された群の生存率がもっとも低かった．興味深いのは初回の判定で劣っていても，その後，体力水準の改善が認められた群で

は生存率が高まることであり，この傾向は若年者のみならず60歳を超える人たちにおいても同様に認められた（図9-4, 5）．すなわち，トレーニングを適切に行うのであれば，何歳から始めても有効であり，体力水準の向上によって良好な生活の質・人生の質を維持し，活力寿命を延伸させることが可能といえよう．

6. 老化度・健康度指標としての活力 〜年齢からみた運動の効果〜

高齢者の健康評価に際しもっとも特徴的な事実は，暦年齢が同一でも，実際の健康度に大きな差がみられることである．運動が老化予防や健康によいという仮説を検証するには，若返りの程度や老化度または健康度を表す適当な妥当基準が必要になる．一般に老化度は，重回帰分析・因子分析・主成分分析といった多変量解析を適用して標準得点（老化のスコア）を求め，それから生物学的年齢（biological age）のような年齢尺度に変換する工夫を行って評価される．著者らは今日まで個人の「活力年齢」，「健康体力年齢」，「機能指数」などを求める算出式を作成し，それらを中心に先の仮説の検証を試みてきた．

6.1 活力年齢の算出式

健康度・老化度の指標としての活力年齢（vital age）を算出するための式を表9-5に示す．女性用と男性用では式の構成要素に違いがみられるが，基本的には「ヒトの老化過程で生命を短縮させる作用をもち，種々の疾病の要因となる血圧・血中脂質・体脂肪などの情報に加え，ヒトの老化を如実に反映する運動時の生理的応答や体力水準」を説明変数に利用して求められるものである．

生物学的年齢と同じく，活力年齢は老化の標準

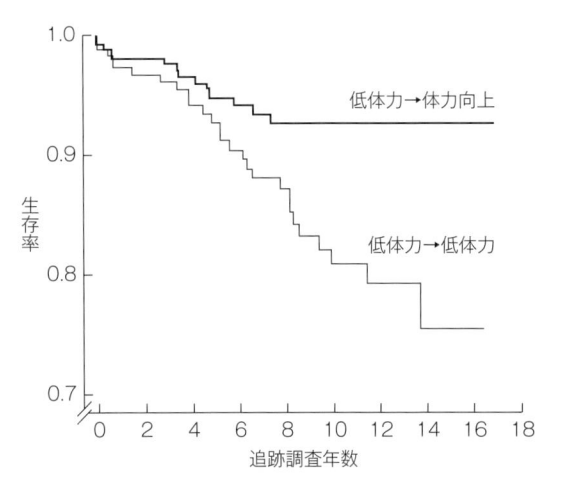

図9-4 体力水準の変化に伴う生存率の動向（Blair ら，1995[13]）
低体力水準を維持した場合と低体力水準を改善させた場合の比較．

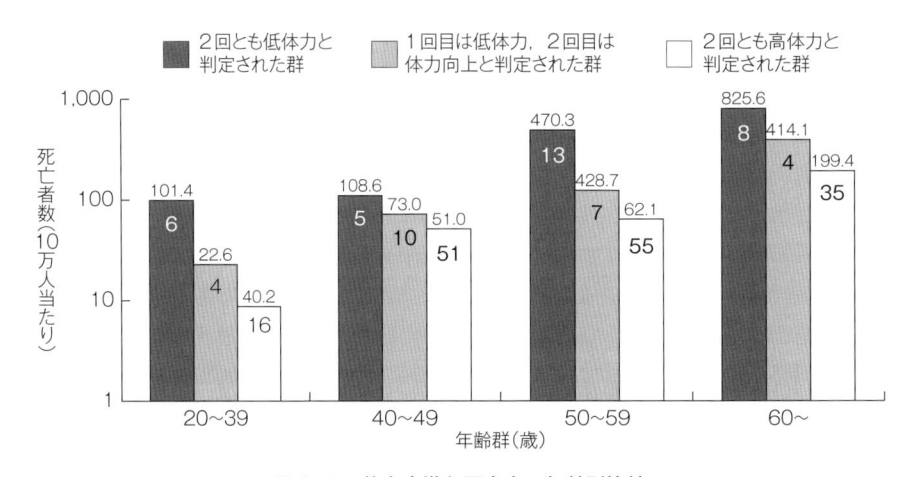

図9-5 体力水準と死亡率の年齢別比較
棒グラフ上の数字は人口10,000人，1年当たりに換算した死亡者数．棒グラフ内の数字は実際の死亡者数を表す．

表 9-5 活力年齢の算出式

[成人女性用の活力年齢算出式][14)]

$VS = 0.016X_1 + 0.011X_2 - 0.064X_3 - 0.012X_4 + 0.004X_5 + 0.004X_6 + 0.004X_7 + 0.034X_8 - 0.037X_9 - 0.005X_{10} - 0.367X_{11} - 1.035$

$VA = 8.90VS + 0.330Age + 32.83$

X_1＝腹囲(cm)，X_2＝収縮期血圧(mmHg)，X_3＝乳酸性閾値に相当する酸素摂取量($\dot{V}O_{2LT}$, mL/kg/分)，X_4＝乳酸性閾値に相当する心拍数(HR_{LT}, 拍/分)，X_5＝総コレステロール(mg/dL)，X_6＝低比重リポタンパクコレステロール(mg/dL)，X_7＝トリグリセリド(mg/dL)，X_8＝ヘマトクリット値(%)，X_9＝反復横とび(回/20秒)，X_{10}＝閉眼片足立ち(秒)，X_{11}＝1秒量(L)

[成人男性用の活力年齢算出式][15)]

$VS = 1.85 + 0.025X_1 + 0.011X_2 + 0.002X_3 + 0.002X_4 - 0.046X_5 - 0.013X_6 - 0.025X_7 - 0.008X_8 - 0.241X_9$

$VA = 15.16VS + 0.188Age + 39.70$

X_1＝肩甲骨下部皮脂厚(mm)，X_2＝収縮期血圧(mmHg)，X_3＝総コレステロール(mg/dL)，X_4＝トリグリセリド(mg/dL)，X_5＝乳酸性閾値に相当する酸素摂取量(mL/kg/分)，X_6＝乳酸性閾値に相当する心拍数(拍/分)，X_7＝反復横とび(回/20秒)，X_8＝閉眼片足立ち(秒)，X_9＝1秒量(L)

表 9-6 健康群と有疾患群における活力年齢（日本人女性のデータ）

群	人数	暦年齢	活力年齢	活力年齢＞暦年齢の数
一般の健康群	27	50.5±9.8歳	48.7±10.2歳	13名(48%)
冠動脈疾患群	16	53.1±8.6歳	60.5±11.4歳*	14名(88%)
高血圧群	12	55.7±7.3歳	63.4± 7.1歳*	11名(92%)
肥満群	21	53.1±8.7歳	57.8± 7.5歳*	17名(81%)
高血圧＋肥満の群	12	55.2±7.4歳	62.8± 9.1歳*	10名(83%)
運動している高血圧群	10	52.6±7.5歳	53.7± 6.8歳	6名(60%)
運動している肥満群	12	51.2±6.8歳	49.8± 5.3歳	6名(50%)
運動群	22	52.2±5.9歳	43.5± 7.6歳#	0名(0%)

*：暦年齢に比べて有意に高い，#：暦年齢に比べて有意に低い

を設定する指標のひとつであるが，生物学的年齢や機能的年齢，体力年齢に比べて，健康度（動脈硬化性・代謝系の危険度）をより包括的に表す概念といえよう．

活力年齢の算出式は，たとえば暦年齢50歳に対して，一般の多くの人で活力年齢の平均が50歳と計算されるように作成されている．自分の暦年齢50歳に対して，活力年齢が45歳（マイナス5歳）なのか55歳（プラス5歳）なのか，年齢で情報をフィードバックすることを意図している．

まだまだ検討の余地が残されているが，一口に集約すれば活力年齢は20～70歳の成人男女の健康度・老化度を指す指標である．75歳以上の高齢者（ミドルオールド）用の活力年齢算出式の開発は今後の課題と受けとめている．以下，実際に昔から運動を習慣化している人たちの健康・体力水準や活力年齢はどの程度か，心臓病で入院していた人が運動習慣を身につけたらどのような効果が生じたか，など運動の効果に関するさまざまな研究データを紹介する．

6.2 運動の効果：グループ間の比較

運動がもたらす効果は，同一人について縦断的（経年的）に追跡すること，および運動を行っている群とそうでない群を比較することから評価できる．ここでは後者の立場から論じる．

表9-6に示すように，日頃，運動をしている人たちの暦年齢と活力年齢を比較すると，平均値で9歳の差が認められ，暦年齢よりも活力年齢のほうが高いという人はゼロという結果になった．

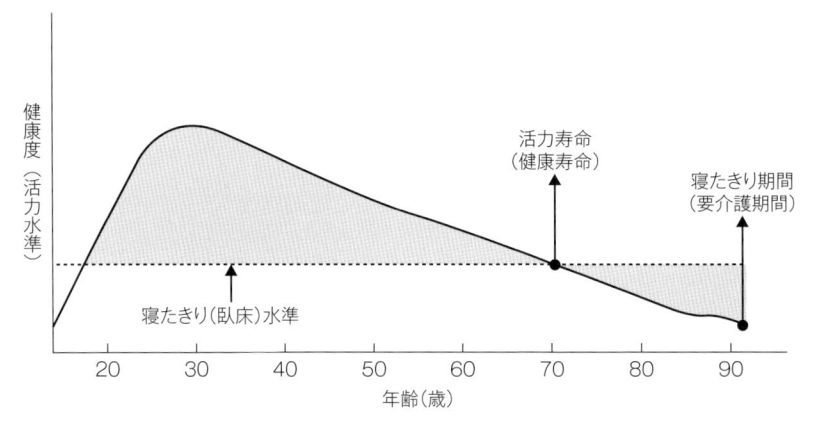

図9-6 活力寿命（健康寿命）と寝たきり期間（要介護期間）に関する概念図

つまり，運動を習慣化している人はそれだけ若々しいといえる．

一方，運動や食事療法はせず，薬物療法だけを行っている心臓疾患・高血圧の人たちにおいては，平均で活力年齢のほうが暦年齢より7～8歳ぐらい高い[16]．また，運動を継続している肥満・高血圧の人たちからは，暦年齢と活力年齢がほぼ等しいという興味深いデータが得られた．活力年齢の計算式をみると，皮下脂肪が厚く，血圧の高いことは，活力年齢を高くする要因となる．それにもかかわらず，肥満者や高血圧者の活力年齢が暦年齢と等しいということは，活力年齢を求めるその他の項目について運動の効果が如実に現れているからである．つまり，脂肪の多いことや血圧の高いことが運動の効果によって相殺された結果として，活力年齢が算出されたわけである．

冒頭でも述べたように，運動の習慣化が老化速度にブレーキをかけるか否かについては議論の待たれるところであるが，活力年齢からみる限りにおいて若返りは可能といえる．田中ら[15]は，フルマラソンに出場する中年の男性ランナー42人（平均暦年齢40.2歳）の活力年齢が22.4歳であることを報告している．暦年齢と活力年齢の開きは大き過ぎるように受け取れるが，血圧122/56 mmHg，コレステロール191 mg/dL，高比重リポ蛋白コレステロール67 mg/dL，最大酸素摂取量56 mL/kg/分（20歳男性の平均は47 mL/kg/分）という平均値を提示すれば理解できるであろう．このようなランナーの多くは高齢になってもランナーを続けたり，ウォーカーに移行したりして運動を実践しているが，傷害を抱えている例も少なくない．

竹島ら[17]は，日頃から運動を行っている暦年齢69.5±4.0歳の高齢男女14人について検査した結果，活力年齢が65.9±9.5歳とやや若かったことを，そして3カ月間の専門的運動指導により60.9±8.4歳にまで改善したことを報告している．さらに，Takeshimaら[18]は，運動実践者のなかでもジョギングなどの強度のより高い有酸素性運動を実践する群のほうが，強度の低いレクリエーションを実践する群よりも活力年齢が若いことを明らかにしている．運動の種類や形態による影響も無視できない結果といえる．なお，有酸素性運動群では5年後に活力年齢が2.3歳上昇，レクリエーション群では4年後に2.4歳上昇した．

7．健康寿命を延ばす施策（運動）の必要性

1975年度の高齢者医療費は9,000億円（国民医療費：6兆5,000億円）だったが，わずか20年足らずの間に9倍に膨れ上がり，驚くべきことに現在の高齢者医療費は当時の国民医療費の総額を凌いでいる．2010年の時点では70歳以上の高齢者人口は全体の16.6％にすぎないが，70歳以上向けの医療費は41％と全体の半分近くを占めている．数値の正確性は別にして，大切なことは国民

医療費の高騰を抑えるには高齢者のQOL水準を良好に維持し，活力寿命を延ばす施策の充実であろう（図9-6）．

1997年7月30日には，公衆衛生審議会健康増進栄養部会・成人病難病対策部会合同部会から同部会に設けられていた生活習慣病対策専門委員会の「今後の生活習慣病対策について（中間報告）」が提出された．翌8月には，文部省（現文部科学省），労働省（現厚生労働省）などの参加を得て厚生省（現厚生労働省）が事務局となって「生活習慣病に関する各省庁連絡会議」が設置され，具体的な施策の体系化に向けた動きが始まった．

今後は高血圧症，耐糖能異常，脂質異常症などの危険因子やメタボリックシンドロームを保有する者に対しては，年齢，健康度，合併症の有無，遺伝力などを総合的に考慮し，それぞれのリスク度や病態に応じた日常生活指針の策定が出されなければならないであろう．従来の成人病対策は，治療・診断技術の発展を背景に，疾病の早期発見に繋がる検診を中心とした保健サービスおよび患者の救命や活力のある延命を主眼とした医療技術の開発・普及が図られてきたが，生活習慣の改善によって疾病の発症や進行を防止する対策，個人のQOLを改善させる施策は不十分であった．

自分の安全や健康，QOLは自分で護るべきという方向に行政の施策が展開することから，生活習慣（とくに運動面）の改善は個人の努力（好み）に委ねられることになろう．運動の習慣化が活力寿命や健康寿命の延伸に及ぼす効果については，今後もっと詳細に検討がなされなければならない．日本医師会の反応は微妙であっても，これらのことは21世紀社会に行政の歩むべき方向と考えられる．

現在のところ，著者らは高齢者の総合的QOLを高めるうえで考慮すべき運動処方プログラムとして，全身持久性体力と筋骨格系の強化，そして関節可動域の保持に繋がるエクササイズを組み合わせることが適当であると考えている．つまり，複数のトレーニング（cross-training）を行うことによって複数の筋群（たとえば上肢と下肢と体幹）や複数の身体機能（有酸素系能力と無酸素系能力，心肺機能と筋骨格系機能）を強化することが可能となる．この考え方はスポーツトレーニングの現場で生まれたものであるが，有疾病者や高齢者を対象とする運動療法の世界にもその基本は十分に適用できよう．

文　献

1) Comfort A: Test-battery to measure ageing-rate in man. Lancet, 27：1411-1415, 1969.
2) Strehler BL: Time, Cells and Agimg. p57, Academic Press, 1977.
3) 積田　亨：分子生物学からみた老化, pp20-22. 折茂　肇編, 新老年学. 東京大学出版会, 1992.
4) 田中喜代次：高齢者の総合的QOL評価の必要性-体育科学の立場からみて-. 筑波大学体育科学系紀要, 20：29-39, 1997.
5) Smith EL: Exercise in the elderly to prolong and improve the quality of life, pp259-265. In: Skinner JS, et al.（eds.）, Future Directions in Exercise and Sport Science Research. Human Kinetics, 1989.
6) Robinson S: Experimental studies of physicall fitness in relation to age. Arbeitsphysiologie, 10: 251-323, 1938.
7) Inbar O, Oren A, Scheinowitz M, Rotstein A, Dlin R, Casaburi R: Normal cardiopulmonary responses during incremental exercise in 20-to 70-yr-old men. Med Sci Sports Exerc, 26: 538-546, 1994.
8) 田中喜代次, 金禧植, 李美淑, 佐藤喜久, 大浜三平, 上向井千佳子, 長谷川陽三, 檜山輝男：質問紙によるヒトの全身持久性体力の簡易評価法に関する提案-成人女性を対象として-. 臨床スポーツ医学, 12：438-444, 1995.
9) 竹島伸生, 小林章雄, 田中喜代次, 新畑茂充, 渡辺丈真, 鷲見勝博, 鈴木雅裕, 小村　堯, 宮原満男, 上田一博, 加藤孝之：中高年ランナーの最大酸素摂取量と乳酸性閾値-加齢に伴う変化-. 体力科学, 38：197-207, 1989.
10) Buskirk ER and Hodgson JL: Age and aerobic power: the rate of change in men and women. Fed Proc, 46: 1824-1829, 1987.

11) Forbes GB: The adult decline in lean body mass. Hum Biol, 48: 161-173, 1976.
12) Asano K, Ogawa Y, Yano T, Tomihara M: Aerobic work capacity and blood constituents in middle and old-aged runners. Bull Inst Sport Sci (Tokyo Univ. of Educ.), 14: 21-34, 1976.
13) Blair SN, Kohl HW 3rd, Barlow CE, Paffenbarger RS Jr, Gibbons LW, Macera CA: Changes in physical fitness and all-cause mortality: a prospective study of healthy and unhealthy men. JAMA, 273: 1093-1098, 1995.
14) 田中喜代次，松浦義行，中塘二三生，中村栄太郎：主成分分析による成人女性の活力年齢の推定．体育学研究，35：121-131，1990．
15) 田中喜代次：壮年者の老化度診断のための指数の作成，pp76-83．松浦義行編，数理体力学．朝倉書店，1993．
16) 田中喜代次，吉村隆喜，前田如矢，中塘二三生，竹島伸生，浅野勝己，竹田正樹，熊崎泰仁，渡邉寛，桧山輝男：CHD危険因子に基づく健康評価尺度としての成人女性用の活力年齢の妥当性．動脈硬化，19：303-310，1991．
17) 竹島伸生，田中喜代次，小林章雄，渡辺丈真：運動習慣を有する高齢者の活力年齢．体育の科学，45：733-735，1995．
18) Takeshima N, Kobayashi F, Watanabe T, Nakata M, Tanaka K, Matsui T, Fujita S, Pollock ML: Effects of training volume on the rate of decline in physical function of the elderly: a 4-year follow-up. Fourth International Congress "Healthy Aging, Activity and Sports" (PAAS Ⅳ), pp27-31, 1996.

まとめ

- 老化（senescence）とは成熟期以後に個体の諸機能が徐々に失われ，個人差を保ちながらついには死に至るまでの過程（または現象）を指す．
- 加齢に伴う身体諸機能の変化には一部可逆性が成り立つが，それを可能ならしめるひとつの要因は運動トレーニングである．
- 呼吸機能，腎臓機能，循環系機能，作業能，骨密度，筋肉系，柔軟性など種々の生理的諸機能の加齢に伴う変化はさまざまであるが，30歳から70歳にかけては一般に25〜50％ほど低下する．
- 最大酸素摂取量は1年ごとに約0.5〜1％減少する．
- マスターズ競技者（60歳以上）の最大酸素摂取量（約50 mL/kg/分）は一般の若年成人の平均値以上である．
- 活力年齢は「ヒトの老化過程で生命を短縮させる作用をもち，種々の疾病の要因となる血圧・血中脂質・体脂肪などの情報に加え，ヒトの老化を如実に反映する運動時の生理的応答や体力水準」を説明変数に利用して求められるものである．
- 運動を継続している肥満・高血圧の人たちは，運動を行っていない肥満・高血圧の人たちに比べて活力年齢や体力年齢が若い．

設問

- 老化学説について説明せよ．
- 老化の基本的特徴について述べよ．
- 30歳から70歳にかけての生理的機能の老化について述べよ．
- 最大酸素摂取量の加齢に伴う低下を説明せよ．
- ジョギング愛好高齢者の最大酸素摂取量について説明せよ．
- 身体運動が冠動脈性疾患の発生や程度を低減させるメカニズムについて述べよ．
- ヒトの健康度や老化度を表す指標を列挙し，それぞれの違いを説明せよ．

10章 運動と生活習慣病

　厚生労働省の2007年度「国民生活基礎調査」によると，入院者・入所者・1カ月以上の就床者を除いても，健康上の問題で日常生活に影響がでる者は，65〜74歳で17％，75〜84歳で28％，85歳以上で40％となっている．日常生活への影響の仕方はさまざまであるが，本人や家族の「仕事・家事・学業」および「運動・スポーツ」に支障をきたしている．また，病気やけがが原因で何らかの自覚症状を訴えて通院している人の数は約4,200万人（3人に1人）にのぼり，65歳以上では6割以上がこれに該当するという．

　1973年の国民医療費は約4兆円だったのが，20年後の1993年には約24兆円，2008年には34兆円と，その額は毎年1兆円前後のペースで増えている．2008年における一般の一人当たりの医療費の平均は26〜27万円であるが，高齢者では75万円を超え，3倍近くの高額となっている．10歳代と70歳以上を比較すると，10倍以上の開きである．高齢者医療費の総額は14兆円を上回り，すでに全体の4割以上を占めているが，その7年後に当たる2015年には16兆円（36％），2025年には25兆円（45％）に達すると見積もられている．

　高齢人口がピークになる21世紀上四半期においては，現在の高齢者のみならず，将来に高齢となる国民一人ひとりが医療費削減に努力する責務があろう．厚生労働省・文部科学省など省庁からの通達に従って動く市町村の行政施策に期待するところも大であるが，それに依存する態度を改めていかなければならない．21世紀の世の中を的確に予想することは困難であるが，人それぞれが望むことを，不自由なくできるよう心身の状態を良好に保ち，生きがいのある人生をおくりたいものである．

　このような社会情勢を憂慮し，行政側からは国民の健康の保持・増進に大きく寄与すべく，さまざまな施策が試行錯誤しながら講じられることになろう．その施策のひとつはいうまでもなく健康獲得行動を促すもの，いわゆるフィットネス（fitness）あるいは運動（exercise），身体活動（physical activity）である．中期からの運動の習慣化は，良好な健康観の形成に寄与するであろう．しかし，やみくもに運動トレーニングに励むのは危険である．激しい運動は，老化が進んで弱り始めた血管，関節や骨，あるいは筋肉や腱を傷めてしまうことに注意すべきである．

1．運動の重要性を認める行政

　健康は自分自身の心がけにより維持できるものであり，明確な自覚をもつことが重要である．多くの疾病は，生まれつき保有している遺伝的素因に加えて，各個人のライフスタイル（lifestyle：生活習慣）が複雑に交錯して発症するものである．つまり，病気の発症には，生まれつきの遺伝要因も強く関与しているが，不適当な生活習慣が続くと，疾病の発症年齢が若くなったり，発症後の進行が早く，治療は困難になる[1]．ライフスタイルの概念は社会科学者であるMax Weberが最初に具体化したものであり，今日では広く一般化している．

　高齢者や有病者に対して運動の重要性を認めた行政施策の最たる例は，1996年より高血圧を主病とする患者の治療において，1カ月に1回を限

度として運動療法指導管理料が算定できるようになったことである．運動療法指導管理料を算定できる医療機関は，200床未満の病院または診療所である保健医療機関に限られているが，院外処方（院外薬局）で900点，院内処方（院内薬局）で1,200点もの保険点数が制度化されたことは画期的なことといえる．対象疾患を高血圧に限定したことに疑問が感じられたものの，これは一歩どころか二歩も三歩も踏み込んだ行政施策といえよう．その4年後（2000年）には，高脂血症（各々850点，1,200点）と糖尿病（各々1,000点，1,450点）に対しても生活習慣病指導管理料の適用が認められた．

体育科学，スポーツ健康科学，スポーツ医学，健康運動学，キネシオロジー，生活科学，介護福祉学などを専攻する若者や専門の研究者に対する社会の期待はますます大きくなるものと思われる．遺伝の影響力など個人差を十分に考慮し，運動適応可と適応不可の高血圧者をうまく選別する方法を確立するなど，さらに前進した施策が打ち出されるとともに，運動適応可となる対象疾患種の拡大（医療保険制度の改革，自由診療化の促進）が期待される．

1.1　生活習慣病の予防策

心筋梗塞や脳梗塞など，各種疾患のリハビリや慢性腎不全の人工透析のようなもの，つまり再発や悪化を防ぐために行う予防は「三次予防」である．人間ドックは病気を早期に発見する手段であることから，「二次予防」に該当する．健康が良好な状態の時から病気の根を断っておくのが，真の意味での予防，つまり「一次予防」である[1]．ここに正しい生活習慣を定着させることの重要性が認められる．良好な生活習慣を形成していると，宿命的な慢性病の発症を遅らすことができるという見方は妥当であろう．悪い習慣を改めるというのは，あくまでその必要性を十分に認識したうえでの自発的行為であることが望まれ[1]，決して強要するものではない．

日野原[1]によると，医師や看護師などの医療関係者に求められるのは，①いわゆる成人病と呼ばれてきたものは自分自身がつくりだす習慣病だという認識をしっかりもたせる，②このことを各人に意識徹底させ，悪い習慣をもっている人に対してそこから脱却できる巧みな生き方（コツ）を指導することである．運動が喫煙や過度の飲酒，ストレスからの回避に間接的に，時には直接的に関与するが，このことが多くの医療関係者に理解されていない．厚生労働省など国や地方自治体の施策と医療現場，さらには国民一人ひとりの認識にもっと連携が必要である．

1.2　健康づくりのためのよい生活習慣

では，よい生活習慣とはどのようなものか．この回答を探す前にまず"よい食習慣"とはどのようなものかについて考えてみよう．たとえば，①腹七～八分目を守って，満腹になるまで食べないこと，②調味料は全体的に薄味を心がけ，とくに塩分を控えること，③動物性の脂っこいものや甘いもの，エネルギーの高いものを摂りすぎない，④インスタント食品やレトルト食品などを偏食しないこと，などがあげられる[1]．

運動にも食事と同じように適切な実践方法があり，個人に合った方法にアレンジしていくことが適当であろう．運動生理学・スポーツ医科学の研究成果に基づいて，①どのくらい運動をやればよいのか，②どの程度の強さでやればよいのか，③どのくらいの期間やればよいのか，④どのような運動をやればよいのか，⑤どのような用具・機器を使えばよいのか，などについて検討することが可能であろう．また，現代人にとって大切なことは，運動が自分に合うか否か，どのような運動の組み合わせがもっとも望ましいのか，自分自身で注意すべき点は何か，など主治医や栄養士，運動指導専門家の適切なアドバイスを受けながら自己診断・自己管理し，自分に合った方法を確立していくことであろう．なお，自分にあった健康づくりの方法は加齢に伴って微妙に変化していくものである．カリフォルニア大学のBreslowら[2]は，つぎの7つの健康習慣の有無が，年代別にみた死亡率に影響することを実証した．

①適正な睡眠（7～8時間）をとる
②喫煙をしない

③適正体重を維持する
④過度の飲酒を避ける（飲酒は適度にするか，まったくしない）
⑤定期的にかなり激しい運動をする
⑥朝食を毎日とる
⑦不必要な間食をしない

Breslowら[2]によると，7つの健康習慣のうち2つしか守っていない者では，平均不健康度の指数であるRIDIT（累積相対度数）値が0.5まで進む（健康破綻が起こる）年齢は約30歳であるという．一方，7つの健康習慣をすべて守っている者については，平均不健康度（RIDIT値0.5）に落ち込む年齢は約60歳であり，単純にみればこれらの人は，悪い健康習慣を形成している人に比べて加齢の進行がきわめて遅いと解釈できる．さらに，Breslowら[2]はアラメダ地方の住民をコホートとして9年間にわたって追跡調査した結果，健康習慣の不良な群の死亡率は，30～49歳の男性で8.4倍，50歳代で2.4倍，60歳代で1.7倍という成績であったという．

2．生活習慣病とは

「生活習慣病」は，これまで広く使われてきた「成人病」の名称に代わるものとして，1996年10月に厚生大臣の諮問機関である公衆衛生審議会成人病難病対策部会（大谷藤朗部会長）で導入への検討が始まった[1]．1957年2月の第一回成人病予防対策協議連絡会が開催されて以来，これまで『早期発見，早期治療』の観点で進められてきた成人病対策を，病気の予防に重点を置いた対策に転換するための第一歩と考えられる．つまり，"年をとったらかかる病気"（加齢に注目した成人病：40歳以降）から"若くてもかかる病気"（ライフスタイルに着目した生活習慣病：30歳以降）へと考え方がシフトしてきたのである．

Lifestyle-related diseasesと表現できるこの生活習慣病は，病理学的医学用語ではなく，行政的用語である．日野原[1]は1977年から成人病はよくない習慣で起こるとPRし始め，1977年には中央公論の12月号に，文化がもたらした食習慣により心臓病が増加することを述べ，警報を鳴らした．翌1978年には，「成人病に代わる『習慣病』という言葉の提唱と対策」なる論説を発表している．成人病に含まれた主な病気は，がん，脳卒中，高血圧，心臓病，糖尿病，慢性の肝臓病や呼吸器病，腎臓病などであることから，生活習慣病もこれらを包括した概念と考えられる．

病気を予防するうえでもっとも大切なことは，食生活や運動，喫煙，飲酒，入浴，睡眠，排便，ストレスといった生活習慣の状態を良好に維持することである．この概念モデルに従うと，生活習慣のあり方しだいでは病気が予防できることになる．

ストレスの解消には遊び（レクリエーション）や運動が効果的である．ストレスは免疫力（防衛体力）を弱め，がんや感染症に対する抵抗力を低下させるし，高血圧や動脈硬化を促進させる．運動はストレスの軽減に繋がるだけでなく，喫煙習慣の改善や快眠，食欲増進にも貢献する．本章は生活習慣病の予防手段としての運動の有用性を解説することが目的であるので，次の節では運動の習慣化がもたらす健康への効果を紹介する．

3．運動の必要性
～疫学的研究結果からみて～

「生涯を通じた健康づくりのための身体活動のあり方」を検討する必要性が高まってきたわけであるが，その背景には近年の急速な高齢化による要介護者や骨粗鬆症患者の増加，小児の肥満症といった生活習慣病の増加など社会情勢の大きな変化が関係しており，厚生労働省や文部科学省は中高年の生活習慣病予防だけでなく，高齢者の生活の質（QOL）の向上のための身体機能の保持・向上や女性の骨粗鬆症予防，さらには成長期における健康づくりなども視野に入れている．ここでいう身体活動とは，骨格筋の活動によって安静時よりも多くのエネルギーを消費するからだの動きと考えられており，日常生活活動，趣味，レジャー活動，スポーツに含まれるすべての身体活動を対象としている．

心身の状態を良好に保つには，何よりもからだをよく動かすことができなければならない．からだを積極的に動かすことによって，機能的老化の速度を緩めることが可能となるわけである．最近，老化，加齢，健康，体力，運動，身体活動，といった言葉を組み合わせた名称の大規模な国際学会（国際研究集会）が欧米諸国で盛んに開催されている．その背景には，運動の習慣化の大切さが身体活動啓発のための疫学的研究（physical activity epidemiological study, exercise gerontology study, interdisciplinary gerontology study）で明らかにされているからである．

運動の習慣化が疾病予防に繋がることには，種々の疫学的研究によって明らかである．Paffenbargar ら[3,4]は，1962 年から 1978 年にかけてハーバード大学を卒業した約 17,000 人について身体活動量と死亡率の関係を縦断的に調査し，60～69 歳と 70～82 歳の群では，身体活動による消費エネルギー量が 1 週間当たり 500 kcal 以下の群に比べて，2,000 kcal 以上の群で死亡率が半減したという興味深い成績を報告している．Blair ら[5]の研究によると，男性 60 歳以上，女性 40 歳以上では体力水準の高い群ほど死亡率が低減する傾向がみられる．これらのほかにも，Gibbons ら[6]，Pekkanen ら[7]，Leon ら[8]によって同様の研究成果が報告されており，今や体力（身体活動）水準と死亡率との関係は密接である．

しかし，両者の因果関係が証明できたわけではなく，先行研究の対象者の中にはもともと病弱ゆえに身体活動量が少ない人やその反対の立場の人も少なからずいたはずである．計算のうえでこのような初期の個体差を的確に補正した研究は見当たらない．このようなことから，身体活動量を多くし，体力水準を高めれば健康で長生きできるといった単純な論理に立脚した啓発活動には慎重さが必要であることも十分に認識しなければならない．

がんとの関係では，座業職に従事している人の結腸がん罹患率は，身体活動量の多い仕事に従事している人の約 1.3 倍であるとの報告がある[9]．運動による腸の蠕動促進により，結腸の粘膜と食物内発がん誘起物質との接触時間が短縮し，それが発がん率を低下させるものと仮定されている．

運動による酸素摂取の増大が多量の活性酸素を発生させ，これが細胞膜の不飽和脂肪酸に富むリン脂質を酸化して過酸化脂質を生じ，DNA に損傷を与えることから，「スポーツは体に悪い」との提言が一部でなされているが，生体には何重もの活性酸素消去（防衛）機構が備えられており，適度な運動の継続は生成された過酸化脂質の除去を促進するとの見解もある．

虚血性心疾患では抗動脈硬化作用をもつ高比重リポ蛋白コレステロールが著しく低いが，ジョギングなどを習慣化している人では 2～3 倍の高値を示す．運動を習慣化している人の冠動脈の内膜における粥腫は軽微で，内腔が広いと考えられる[9]．

これらの事実は運動の習慣化を推奨するうえで有用な情報となろう．個人差が大きいことも事実であるが，一般に 1 日に摂取するエネルギー量（1,500～2,500 kcal）を 1 週間で全身の筋肉を使った身体活動によって消費すればよいとの見方を強めている．

4．生活習慣改善の効果 ～肥満者について～

人体を 2 成分モデルで考えると，体重は脂肪組織量（fat mass）と除脂肪組織量（水分量と fat-free dry mass）に大別できるが，食事制限（ダイエット）だけの介入によると脂肪組織量のみならず，筋を中心とする除脂肪組織量（fat-free mass）までもが減少することがあるという．実際，先行研究[10,11]では食事療法による減量効果は大きいが，とくに運動療法を併用しない場合，骨格筋や内臓の実質組織をも損失した可能性の高いことが報告されている．その一方で，骨格筋の減少量は軽微で，一般にいわれているほど身体へのデメリットはないと主張する専門家もいる．ここでは運動療法と食事療法を中心に生活習慣の改善を奨励した場合にどのような効果があるのかを例をあげてみてみよう．

田中ら[12]が対象者とした中年肥満女性の活力年齢は，運動＋食事療法を開始する前では暦年齢

表10-1 減量のための運動＋食事療法プログラム（15週コース）

	エクササイズ	ダイエット
監視型 （指導型）	ステップエクササイズ ・ベーシック，ランジなど120fs/分， 　台高を約14〜21 cm 　60分/日，3日/週	初期の2〜3週間 マイクロダイエットを1日1〜2食 （1食169〜173 kcal） 他の食事を1日1〜2食 （1食400〜600 kcalの普通食）
自己管理型	有酸素性運動 ・ウォーキング 　40分/日，3日/週 　　または ・サイクリング 　40分/日，3日/週 筋力強化運動 ・腕，胸，脚，腹，背 　15分/日，6日/週 　　または ・階段昇降 　5分/日，6日/週	その後の12〜13週間 マイクロダイエットを1日1食 （1食169〜173 kcal） 他の食事を1日2食 （1食400〜500 kcalの普通食） 　　または 1食300〜500 kcalの普通食を3食 （合計900〜1,200 kcal/日）

(Hayakawaら，1996[14])

43歳に対して，48歳という状態であった．4カ月にわたり運動療法と平均1,600 kcalくらいの食事療法を併用指導したところ，体重にして8.2 kg，その中で脂肪が6.0 kg減少したことが推察された．その結果，活力年齢は10歳も若くなった．

その後は，暦年齢と活力年齢との差異（健康度または老化度の一指標）が経年的に縮まる傾向にあったものの，活力年齢は一貫して暦年齢を下回った．5年後でも，暦年齢47.7±5.7歳に対し，活力年齢は44.1±11.0歳と算出された．運動＋食事療法プログラム終了後も，自己管理的に1日の摂取エネルギー量を約1,500〜1,600 kcal/日に制限して週2〜3日の有酸素性運動（最初の1年間：90〜120分/日，その後の4年間：30〜120分/日）を継続すれば，肥満者の形態，身体組成，血圧，血清脂質，有酸素性能力，その他の体力要素に明瞭なリバウンド化は起こらず，相乗効果として活力年齢が若く保たれるものと考えられた．

中西ら[13]は，体重（4カ月で−2.6 kg，12カ月で−1.6 kg）や身体組成（それぞれ−3.3%，−1.9%）に大幅な改善がみられなくても，活力年齢（それぞれ−6.6歳，−8.3歳）は若返り，身体的健康度と精神的健康度の両面に改善をもたらすことから，肥満者が運動を習慣化することの意義を認めた．著者らが肥満者の健康指導を行う場合，運動と食事のみならず，健康相談室を開いて心の処方（ケア）やストレス軽減の指導を重視している．その結果，体力測定や血液分析には現れてこない"心のhealth benefits"がもたらされることを観察している．

さらに，Hayakawaら[14]は運動＋食事療法が肥満者の健康度や内臓脂肪の改善に効果的であるとの仮説を立て，市販されているマイクロダイエットとステップエクササイズを処方した（表10-1）．マイクロダイエットは，1食50 gの顆粒を350〜400 ccの水に溶かして食事の替わりに飲むドリンクタイプのダイエット食品（日本原産）で，エネルギー量は1食169〜173 kcalである．

このタイプの原材料は，バナナ味の場合，乳タンパク，大豆タンパク，食物油脂，難消化性デキストリン，カゼインナトリウム，脱脂粉乳，ブドウ糖，ポリデキストロース，バナナ粉末，クエン酸カリウム，未焼成カルシウム，香料，食塩，アスパルテーム（甘味料Lフェニルアラニン化合物）である．栄養成分は，タンパク質21.5 g，糖質15.0 g，脂質2.9 g，ビタミンA 1010 IU，ビタミンB_1 0.7 mg，ビタミンB_2 0.7 mg，ナイアシン5.0 mg，パントテン酸2.7 mg，ビタミンB_6 1.0 mg，ビタミンB_{12} 1.7 ug，葉酸133 ug，ビタミンC 23.3 mg，ビタミンD 136 IU，ビタミン

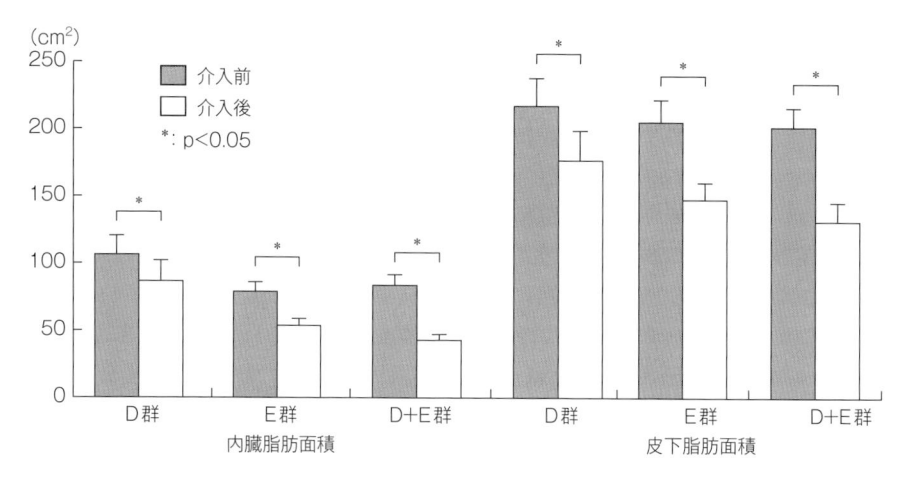

図10-1 食事療法（D），運動療法（E），併用療法（D+E）の介入前後における内臓脂肪面積および皮下脂肪面積（平均値±標準誤差）(田中ら，1990[15])

E 3.3 mg，鉄 6.7 mg，カルシウム 298 mg，マグネシウム 116 mg，カリウム 664 mg などである．

ダイエット群と運動+ダイエット群に対しては，原則としてマイクロダイエットを初期の 2～3 週間は 1 日 1～2 食，その後は 1 日 1 食を摂取することとし，他の食事は 1 食当たり 400～600 kcal の普通食を摂取するよう指導した．実際の食事記録から推定すると，1 日の総摂取エネルギー量は個人差が大きく，初期で 800～1,400 kcal，その後が 1,100～1,600 kcal と考えられた．

ステップ台を利用した有酸素性運動といえるステップエクササイズ[15]による運動療法は，院内監視型と自己管理型（非監視型）の 2 種類とした．ひとつは専門家の指導のもとで 60～70 分間のベンチステップエクササイズを中心とするプログラムであり，その内容は，①10 分間の徒手体操・柔軟性運動またはストレッチ（ウォーミングアップ），②40～50 分間のローインパクト主体の全身を動かすベンチステップエクササイズ，③5～10 分間の徒手体操やストレッチ（クーリングダウン）という内容であった．頻度は週 3 回とした．運動の強度は RPE でみて 11～15（平均 13 あたり）とした．もうひとつは自宅または自宅付近で自己統制的に行うプログラムである．頻度は週 2～6 回，1 回当たりの平均時間は約 20～60 分と個人差がみられたが，全員が運動を実行した．このプログラムは，個人の好みや家庭の事情によって内容に多様性をもたせることを基本とした．

介入の結果，腹腔内（内臓）脂肪面積の減少は，食事療法群で 19.9 ± 19.2 cm^2，運動療法群で 25.7 ± 24.2 cm^2，併用群で 40.5 ± 15.2 cm^2 となり，3 群とも有意性が確認された．食事療法群と併用群の間には腹腔内（内臓）脂肪面積の減少度に 2 倍の差異がみられた（図 10-1）．体重減少量では，食事療法群で 5.6 ± 1.7 kg，運動療法群で 6.1 ± 3.8 kg，併用群で 10.0 ± 3.2 kg となり 3 群間に有意差を認めた（食事，運動<食事+運動）ため，腹腔内（内臓）脂肪面積の減少量を体重減少 1 kg 当たりで補正したところ，3 群間に介入方法の違いによる有意差を認めなかった．

この研究のまとめとして，中程度以下の単純性肥満女性において食事制限，運動，および両者併用はいずれも腹腔内（内臓）脂肪面積の減少に貢献するものの，体重減少量を考慮した相対値でみると介入方法が違っても効果に顕著な差はみられないと考えられた．一方，活力年齢は運動群および併用群で有意に若齢化したものの，食事制限群では有意差は認められなかった．介入前後の活力年齢の変化量を 3 群間で比較したところ，併用群の若齢化が食事群よりも大きいことが観察された．

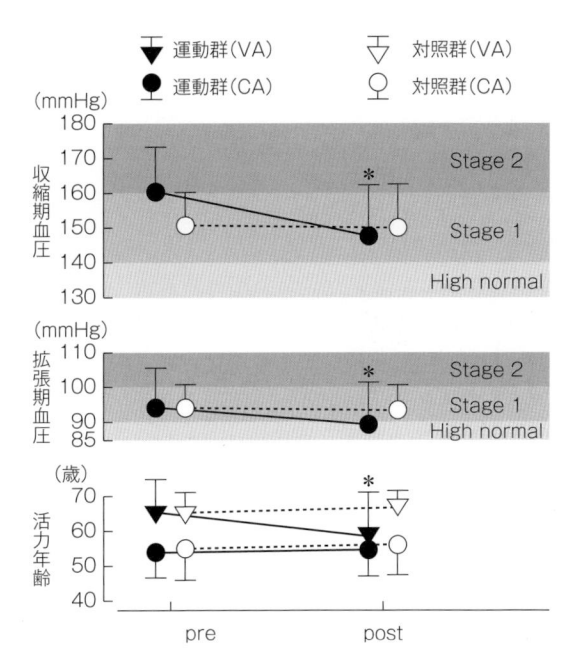

図 10-2 4カ月間の運動療法＋食事改善に伴う血圧と活力年齢の変化（盧ら，1996[18]）

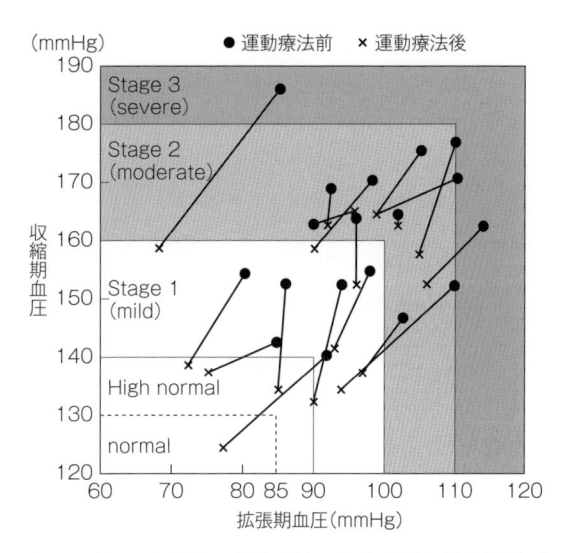

図 10-3 4カ月間の運動療法＋食事改善に伴う個人ごとの血圧の変化（盧ら，1996[18]）

5. 生活習慣改善の効果 〜高血圧者について〜

高血圧症をもたらしうる生活環境要因として，過度の食塩摂取，過度のストレス，肥満，タイプA的な行動パターン，著しい運動不足などが仮定されているが，これらは独立して作用するというよりも相互に関連しあっていると考えるほうが適当である．もっと正確にいえば，レニン-アンジオテンシン系遺伝子やインスリン抵抗性遺伝子などの異常，あるいは未知の遺伝子異常のいくつかと環境要因との複雑な組み合わせによって高血圧が発症するものといえる．

したがって，ひとつの環境要因を操作するだけで高血圧が改善するとみなすことは正しくない．中でも高血圧の者が単に運動不足のみを解消すれば血圧が下がるという解釈は，一部の人には当てはまるかもしれないが，個人差の大きいことを認識すべきである．運動習慣を形成することによって高血圧の人の血圧が正常域にまで低下したという報告がいくつかなされているが，遺伝子異常の改善と環境要因の改善の相乗作用と考えられる．

Hagberg[16]は25篇の運動療法に関する研究論文をまとめ，約2/3の文献で血圧の低下がみられることを，収縮期血圧（SBP）では平均10.8 mmHg（7％），拡張期血圧（DBP）では平均9.9 mmHg（10％）低下することを報告した．Tipton[17]も100篇以上の文献をレビューし，運動を中心とする生活習慣の改善によって降圧効果が確実に認められるとしている．これによると，対象者や運動の条件によって異なるが，SBPで5〜25 mmHg，DBPで3〜15 mmHg程度の降圧効果が得られること，また運動療法だけで正常血圧に復する例は，本態性高血圧の軽症や境界域に該当する患者であり，中等症以上の患者ではその効果は得られないことが多いようである．

運動の習慣化，減塩など食事内容の改善，精神的リラクセーションなど生活習慣改善の方法を指導した結果，介入群の安静時血圧は，介入開始前の $160.6 \pm 12.5 / 97.2 \pm 10.1$ mmHg から介入終了時において $147.3 \pm 12.9 / 89.3 \pm 12.0$ mmHg へと有意に低下した（図10-2，3）．また，同群の活力年齢は有意に低下し，運動を実践しなかった対照群に比べて有意に低い結果となった[18]．

降圧発現の機序は複雑多岐であるが，血行動態的にみれば心拍出量（循環血液量）の減少，総末梢血管抵抗の低下，心血管系における弾力性の

増大（コンプライアンスの増大）のいずれか，またはそれらの相乗効果，栄養的側面からは塩分の制限や減量，内分泌的にみれば血漿カテコールアミンの低下に伴う交感神経緊張の抑制が考えられる．

6. 生活習慣改善の効果 〜虚血性心疾患患者について〜

著者らは安定狭心症や心筋梗塞後の患者を対象に，生活習慣を改善させる手段として院内監視型運動療法を指導し，その効果の一部を冠危険因子や活力年齢や体力年齢などから評価している[19,20]．この院内監視型運動療法は，その名のごとく運動指導が主体であるが，このほかに食事・栄養，心のもちかた，ストレス解消法などにも指導の範囲を拡げている．

運動群と対照群（運動を習慣化していない虚血性心疾患者）の暦年齢，活力年齢，体重，肥痩度，血圧，血清脂質，呼吸機能など，さらに有酸素性能力やその他の体力要素について平均値の有意差検定を行った結果，すべての項目に統計的差異は認められなかった．また，日常の生活内容にほとんど改善を示さなかった対照群では，検査したすべての項目について有意な経時的変化はみられなかった．

対照群の活力年齢（63.5±6.5 歳）は暦年齢（57.7±8.0 歳）より平均値で 6 歳ほど高く，6 カ月後（63.8±7.1 歳）においても変化がなかった．運動群については運動療法開始前の活力年齢（62.9±10.2 歳）は，暦年齢（57.8±8.0 歳）に比べて平均値で 5 歳ほど高く，有意差が認められた．しかし，運動療法開始後 6 カ月経過時では全員の活力年齢が若齢化し（54.7±9.3 歳），その変化の程度は－3.8〜－12.1（－8.2±2.6）歳であった．1 年経過時では，活力年齢にそれ以上の変化が認められなかった．

活力年齢の推定式を構成する 11 変数の中では，乳酸性閾値に相当する酸素摂取量，乳酸性閾値に相当する心拍数，反復横とび，閉眼片足立ち（以上は係数の符号が負，つまり活力年齢を低くする方向に寄与する），そして収縮期血圧，腹囲，中性脂肪（以上は係数の符号が正，つまり活力年齢を高くする方向に寄与する）の 7 変数に有意な改善が認められた．

虚血性心疾患患者の最大（最高）酸素摂取量や乳酸性閾値に相当する酸素摂取量が増加するということは，その増加分に応じた運動強度（運動量）の上限が高まることを示唆するものであり，これは患者にとって生活の質を向上させるうえで有効な効果である．このように，乳酸性閾値に相当する酸素摂取量や最大（最高）酸素摂取量を高めることの意義はいうまでもないが，それらの顕著な改善（4 および 5 mL/kg/分）には 1 日当たり 20〜30 分（週に 140 分以上）の有酸素性運動が必要であるとの成績を得ている．

その他の変数では，体重，腹部皮脂厚，体脂肪率などに有意な変化が認められた．高比重リポ蛋白コレステロールとアポリポタンパク A1 は増加傾向を，コレステロールは低下傾向を示したが，例数が少なく統計的に有意ではなかった．

また，運動療法への参加に伴う内省報告によると，種々の不定愁訴（不安感，胸痛，胸の圧迫感，息切れなどの出現頻度や持続時間）が顕著に改善した．種々の健康・体力要素や活力年齢をさらに好転させるべきかどうかについては，十分な論議が必要であると思われるが，なお一層の好転が望ましいという前提に立てば，数カ月経過した後には運動プログラム内容の質的改善を計り，運動量をさらに増やさなければならないであろう．「運動量＝運動強度×運動時間×運動頻度」とみなせば，とくに運動強度と運動頻度の増高が必要となるが，この点についてはさらなる検討が必要である．

図 10-4 は，2 人の虚血性心疾患患者の 8 年間にわたる活力年齢と体力年齢の変化を示したものである．患者 A は内頚動脈を利用して左前下行枝の冠動脈バイパス術を受けた者（当時 46 歳，現在 69 歳），患者 B は血管攣縮性狭心症（当時 69 歳，現在 92 歳）である．この 2 人については，運動継続の効果は明らかである．

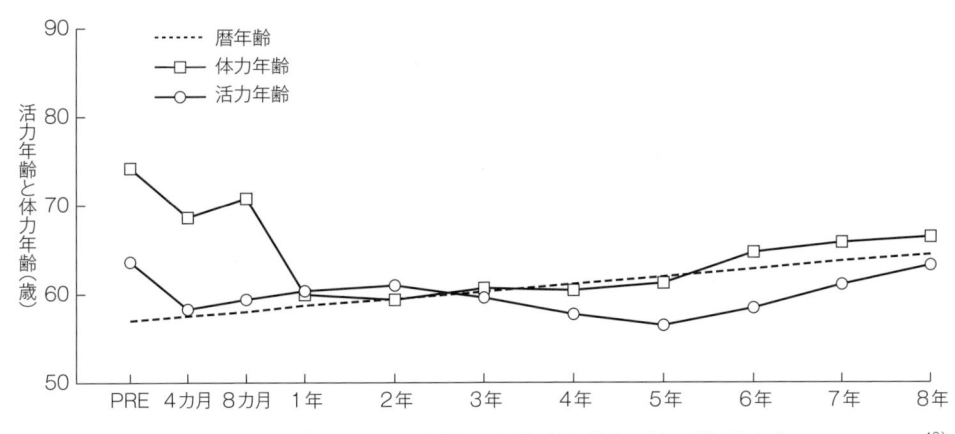

図10-4 虚血性心疾患男性2名における8年間の活力年齢と体力年齢の縦断的変化 (田中ら, 1992[19])

7. 生活習慣改善の効果
～糖尿病患者について～

　糖尿病の発症・進展には遺伝的要因の関与が大きいが，肥満・脂質異常症・高血圧・虚血性心疾患などと同じく，生活環境要因の影響をも強く受けることが明らかである．最近，糖尿病患者の増加が著しく，その頻度は40歳以上では1割に近いといわれているが，今後，糖尿病患者はさらに増えると予想されている．糖尿病は若年者を中心としたインスリン依存型と，中年以降に発症しやすいインスリン非依存型に大別できる．わが国では後者が大部分を占める．インスリン非依存型糖尿病に対する生活習慣改善の基本は，食事療法と運動療法の併用であることから，多くの病院や研究機関でその指導がなされている．

　著者らもインスリン非依存型糖尿病患者を対象として，病院内で集団的な運動＋食事療法教室を提供している．この教室は，糖尿病コントロールを良好な状態に保つとともに，自己管理の認識，総合的な健康度の改善，良好なQOL保持を目標として行っている．集団的指導それ自体にQOLやコンプライアンスを良好にする効果があるが，総合的な健康度をわかりやすい指標として患者にフィードバックできれば，その情報は自己管理の認識に役立つものであり，QOLとコンプライアンスをさらに良好にすることになると考えられる．

　著者らは，診察や教育入院によって医師・看護師・栄養士から適切な指導を受けているインスリン非依存型糖尿病患者10人(男性7人，女性3人，年齢62.8±3.3歳)を対象として運動＋食事療法教室の効果を検討した．教室での指導を開始した時には運動の経験がなかったが，血糖コントロール状態は良好で，全員が運動の適応可能性が高いと認められた．教室では，1回につき70～80分の運動のみならず，糖尿病の発症・進展および改善に関するさまざまな知識を深めさせることを目的として，学習の機会を提供した．この研究では血糖値が良好にコントロールされていた患者を対象としたこともあり，5カ月間にわたる指導の後でも血糖値やインスリン濃度に有意な変化はみられなかった．しかし，体力年齢は73.6±19.1歳と暦年齢よりも10歳以上も高かったが，5カ月後に全例で改善がみられ，平均値は63.5±18.7歳にまで若齢化した．活力年齢は62.8±12.8歳と暦年齢に等しかったが，5カ月後には7人に改善がみられ，60.5±14.0歳になった．

　図10-5は糖尿病患者に対する運動の意義をまとめたものである[21]．適度な運動は食後の血糖上昇を押さえ，血糖コントロールを改善する．また，食事の量を適度に維持したうえでの運動の継続は体内の脂肪を減少させ，インスリンの感受性を改善することから，体重が減るとともに血糖コントロールが良好に維持される．しかし，運動強度が著しく高いと，カテコールアミン，グルカゴン，コルチゾールなどが上昇し，肝臓の糖新生

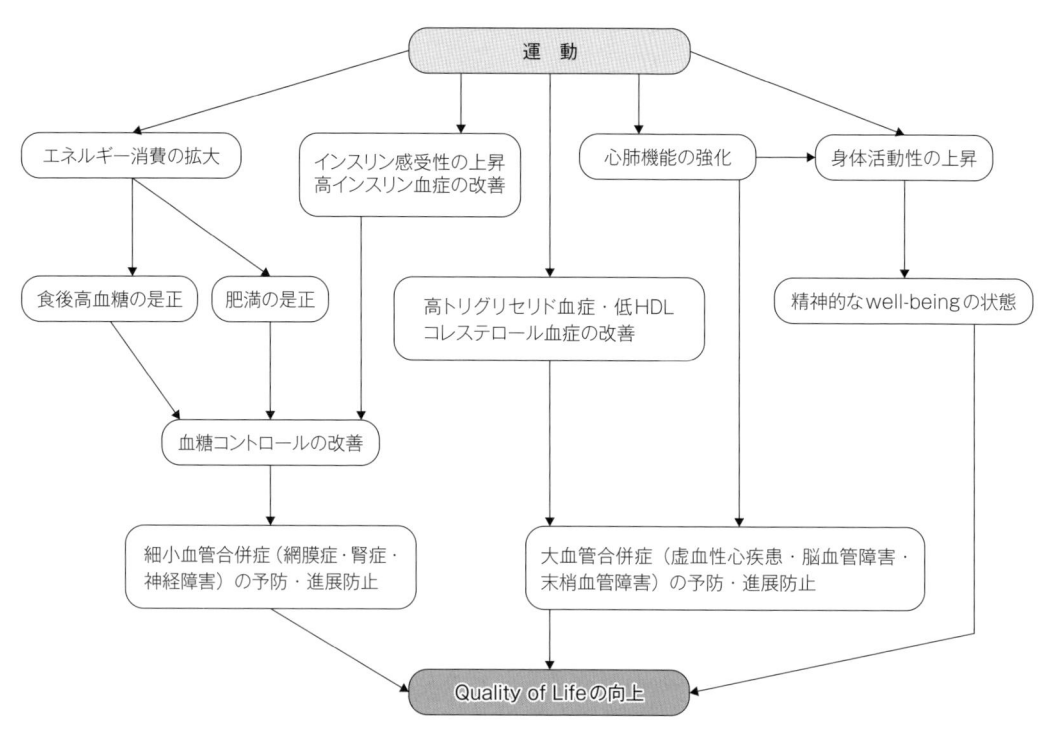

図10-5 糖尿病患者における運動療法の意義(曾根ら,1997[21])

が亢進するため,血糖値は逆に上昇することに注意しなければならない.これらのホルモンは適度な運動を続けていくうちに次第に上昇しにくくなり,以前よりも高い強度の運動が楽にできるようになる.

まとめ

わが国では,今後さらに総人口の減少が,その一方で高齢人口の著しい増加が予測でき,先進諸国ではおそらく世界一の,過去に例のない急速な高齢社会への移行をむかえることになろう.そのような中,延命を願った倫理から,その生存期間の内容(生命の質,からだの質,人生の質,生活の質(quality of life:QOL),活力寿命,健康寿命),満足死,平穏死がとくに問われる時代になった.認知症にかからず,精神的にも肉体的にも健康で,QOLが理想の水準に維持できる施策の充実を図り,successful active aging(健幸華齢)を達成することがもとめられている.このような時代的背景から,本章では理想的な高齢社会の構築に生活習慣改善の必要性,QOLの維持といった啓発が重要であることを,そのひとつの有効手段として疾患を有する者でも適度な範囲内で積極的に運動を実践し,適正な食生活習慣を継続していくことの意義を解説した.

文献

1) 日野原重明:「生活習慣病」がわかる本.ごま書房,1997.
2) Breslow L: Medical care and public health in California. JAMA, 198: 1079-1081, 1966.
3) Paffenbarger RS Jr, Hyde RT, Wing AL, Hsich CC: Physical activity, all cause mortality, and longevity of college almuni. N Engl J Med, 314: 605-613, 1986.
4) Paffenbarger RS Jr, Hyde RT, Wing AL: Physical activity and physical fitness as determinants of health and longevity, pp33-48. In: Bouchard C, Shephard RJ, Stephens T, Sutton JR, McPherson BD (eds.), Exercise, Fitness, and Health. Human Kinetics, 1990.

5) Blair SN, Kohl HW, Barlow CE, Paffenbarger RS, Gibbons LW, Macera CA: Changes in physical fitness and all-cause mortality. JAMA, 273: 1093-1098, 1995.
6) Gibbons LW, Blair SN, Cooper KH, Smith M: Association between coronary heart disease risk factor and physical fitness in healthy adult women. Circulation, 67: 977-983, 1983.
7) Pekkanen J, Marti B, Nissinen A, Tuomilehto J, Punsar S, Karvonen MJ: Reduction of premature mortality by high physical activity: a 20-year follow-up of middle-aged Finnish men. Lancet, 1: 1473-1477, 1987.
8) Leon AS, Connett J, Jacobs DR, Rauramaa R: Leisure-time physical activity levels and risk of coronary heart disease and death: The Multiple Risk Factor Intervention Trial. JAMA, 258: 2388-2395, 1987.
9) 浅野勝己，田中喜代次：「運動療法」の基礎知識．治療，78：2311-2317，1996．
10) Zuti WB and Golding LA: Comparing diet and exercise as weight reduction tools. Physician Sportsmed, 4: 49-53, 1976.
11) 田中喜代次，吉村隆喜，奥田豊子，小西洋太郎，角田　聡，出村慎一，岡田邦夫：AT水準以上の強度を基準とした完全監視型持久性運動療法および不完全監視型食事療法の併用が肥満者の健康・体力に及ぼす効果．体力研究，62（Suppl）：26-40，1986．
12) 田中喜代次，中塘二三生，竹島伸生，中村栄太郎，松浦義行：中年肥満女性の活力年齢の経年的変化．体力研究，77：73-81，1991．
13) 中西とも子，田中喜代次，李　美淑，磯野香代子，早川洋子，佐久義昭，中垣内真樹，青山正恵，張　美蘭，細川淳一：肥満女性に対する院内監視型運動指導の有用性について-健康度指標"活力年齢"の改善という視点に着目して-．肥満研究，2：28-33，1996．
14) Hayakawa Y, Isono K, Tanaka K, Asano K: Metabolic responses durimg bench stepping exercise. J Educ Health Sci, 41: 351-358, 1996.
15) 田中喜代次，田中英和，大蔵倫博，重松良祐，中西とも子，下帯正直，渡邉　寛，檜山輝男：有酸素性運動およびエネルギー摂取制限が腹部脂肪面積に与える影響．肥満研究，5：40-45，1990．
16) Hagberg JM: Exercise, fitness, and hypertension, pp455-466. In: Bouchard C, Shephard RJ, Stephens T, Sutton JR, McPherson BD（eds.）, Exercise, Fitness, and Health: A Consensus of Current Knowledge. Human Kinetics, 1990.
17) Tipton CM: Exercise, training and hypertension: an update. Exerc Sport Sci Rev, 19: 447-505, 1991.
18) 盧　昊成，田中喜代次，竹田正樹，海野英哉，檜山輝男：本態性高血圧症女性に対する運動療法の血圧および活力年齢への効果．体力科学，45：91-100，1996．
19) 田中喜代次，渡邉　寛，檜山輝男，竹田正樹，吉村隆喜：冠動脈硬化性心疾患患者の活力年齢および院内個別監視型運動療法の効果．動脈硬化，20：597-603，1992．
20) 竹田正樹，田中喜代次，浅野勝己：虚血性心疾患女性における健康体力水準の改善に必要な運動量-活力年齢を用いた検討-．体力科学，45：189-198，1996．
21) 曾根博仁，奥田諭吉，山下亀次郎，田中喜代次，浅野勝己：有酸素性トレーニングの生理と効用［14］糖尿病患者について．臨床スポーツ医学，14：170-174，1997．

まとめ

- 良好な健康状態の時から病気の根を絶とうとする予防策を一次予防，人間ドックなどで病気を早期から発見しようとする試みを二次予防，そして各種疾患のリハビリテーションや慢性腎不全の人工透析のような再発や悪化を防ぐために行う予防を三次予防という．
- 生活習慣病と呼ぶ場合は，長年にわたる生活習慣のゆがみの累積結果として起こりうる疾患という意味合いが強くなる．
- 体重の大幅な低下を企図して肥満者を減量に導く場合，食事療法だけに頼ると脂肪細胞量のみならず，人によっては筋を中心とする除脂肪組織量までもが減少する可能性が生じる．
- 高血圧の改善を意図して運動療法を指導する場合，軽症や境界域の者では降圧効果が生じやすいが，中等症以上の者では効果が得られにくい．
- 虚血性心疾患患者の活力年齢は，適切な食習慣や運動習慣の構築（形成）により，数カ月で5～6歳若くなる．
- インスリン非依存型糖尿病や単純性肥満症に対する生活習慣改善の基本は，食事療法と運動療法の併用である．
- 糖尿病患者に対して食事＋運動療法を指導すると，体脂肪量が減少し，インスリンの感受性が改善する．
- 呼吸器疾患では肺機能が改善しない症例であっても，運動療法への継続的参加により運動技術や筋代謝が改善し，最大酸素摂取量なども増加することがある．

設問

- 生活習慣病と成人病の違いについて説明せよ．
- 病気の予防策としての一次予防の重要性について述べよ．
- 肥満改善のための安全な食事療法について具体的に説明せよ．
- 高血圧改善のための安全な運動療法について具体的に説明せよ．
- 虚血性心疾患に対する運動指導上の注意事項について述べよ．
- インスリン非依存型糖尿病に対する運動指導上の注意事項について述べよ．
- 呼吸器疾患に有効なプログラムを紹介せよ．

11章 環境と運動トレーニング

1. 低圧環境と運動

1.1 低圧環境と生理的応答

大気圧は高度上昇とともに低下し,天候により若干の違いは生じるが,日本最高峰の富士山頂（3,776 m）で約 0.6 気圧,高度 5,500 m では約 0.5 気圧となる.さらに世界最高峰のエベレスト山頂（8,848 m）では約 1/3 気圧まで低下し,平地で 7 ％の低酸素ガスを吸入する状態に相当する.人間が居住する最高の高度は約 5,000 m であり,それ以上の高地で長期にわたって居住することは,高所衰退のため不可能とされている.

大気中の酸素や窒素などの組成は,高度が上昇しても一定であるが,大気圧の低下に伴ってガスの分圧が低下するために低酸素状態がもたらされる.図 11-1 は酸素分圧と血液の酸素飽和度との関係を示した酸素解離曲線である.1 気圧下では肺胞内の酸素分圧（PAO_2）は約 100 mmHg であり,相当する動脈血酸素飽和度（SaO_2）はほぼ 100 ％に近い.すなわち,100 ％近くの血中ヘモグロビンが酸素と結合した状態にある.一方,富士山頂およびエベレスト山頂における PAO_2 はそれぞれ 65 mmHg および 30 mmHg となるため,SaO_2 は約 90 ％および 50 ％に低下する.

これらの数値は,平地で呼吸器疾患患者などから認められる値と同等であり,すなわち,高地では組織に運搬される酸素量が平地の呼吸器疾患患者なみに低下することを意味している.この SaO_2 の低下を頸動脈内に存在する頸動脈小体が感知し,急性の生理的反応として,換気量および心拍数の増加が引き起こされる.また,交感神経活動の亢進とともにストレス性の内分泌応答がもたらされ,これらにより水分の体内貯留が進行する.さらに,血管の水分透過性が変化して血液中

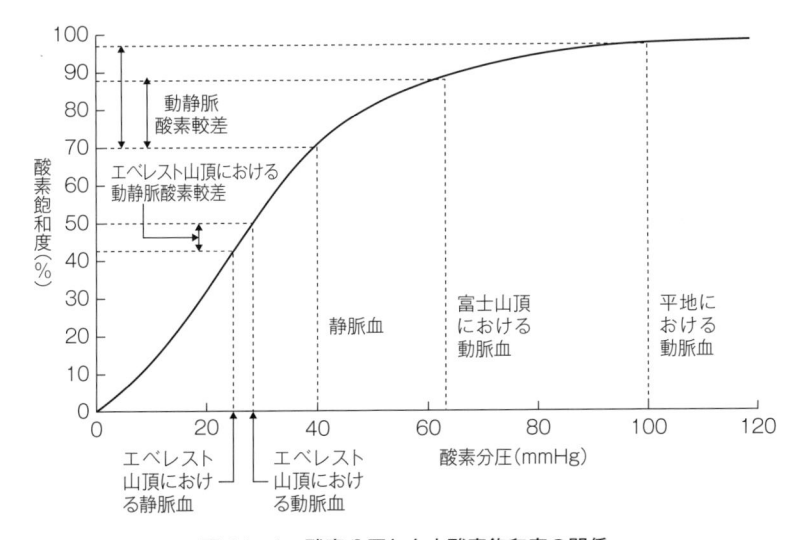

図 11-1 酸素分圧と血中酸素飽和度の関係

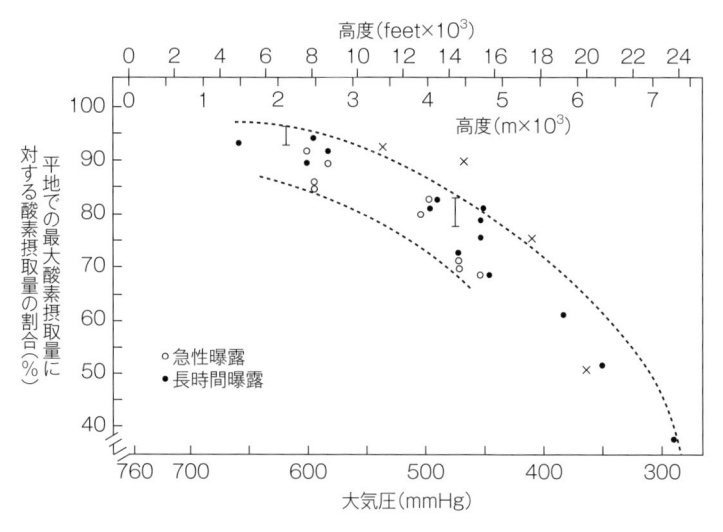

図11-2 高度（大気圧）と最大酸素摂取量の関係（浅野，1994[1]）

の水分が組織内に浸出し，高地性の浮腫（むくみ）が生じる．

このような浮腫が肺や脳で発生すると重篤な急性高山病である肺水腫および脳浮腫となる．急性高山病は，吐き気，食欲不振，倦怠感，浮腫，および不眠など低酸素を主因として引き起こされる症状の総称である．個人差も大きいが，高度3,000 m付近からこれらの症状が表れ，高度上昇とともに発症頻度が増加，症状も増悪する．この対策は，速やかにより低い高度まで降りる，すなわち，低酸素状態から脱することである．

1.2 低圧環境下における有酸素性作業能力

低酸素環境下では，組織に運搬される酸素量が制限されるため，有酸素性作業能力が低下する．有酸素性作業能力の指標である最大酸素摂取量（$\dot{V}O_2max$）は，図11-2に示すとおり高度上昇とともに指数関数的に低下する．$\dot{V}O_2max$の低下は高度1,000〜1,500 mから始まり，1,000 m上昇する毎に約10％ずつ低下するものとされている．したがって，高度2,500 mでは約10％，3,500 mでは約20％低下することになる．

$\dot{V}O_2max$の低減は，SaO_2の低下に起因する組織への酸素供給量の低下，および低酸素に起因する心機能そのものの低下（最大心拍出量の低下）の両者の影響からもたらされる．また，低酸素環

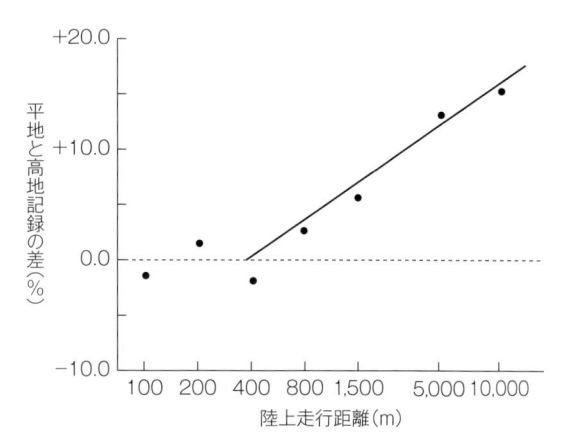

図11-3 高地（メキシコシティ）における陸上競技走行成績の平地との比較（Pugh，1967[2]）

境下における$\dot{V}O_2max$低減の程度には個人差や民族差が存在し，鍛錬者は非鍛錬者よりも，順応した者はしない者よりも，高地民族は平地民族よりも低減の程度が少ないという．

低圧環境下でスポーツ競技の成績が低下するのは，運動の持続時間が2分以上の持久性種目である．図11-3は，Pughらの示した高地（メキシコシティ；高度2,300 m）と平地における陸上競技トラック種目の記録の比較である．パンアメリカン陸上競技大会の上位3位入賞者の平均記録を高地と平地で比較し，その低下率を算出したものであるが，競技時間2分弱の800 m走から記録

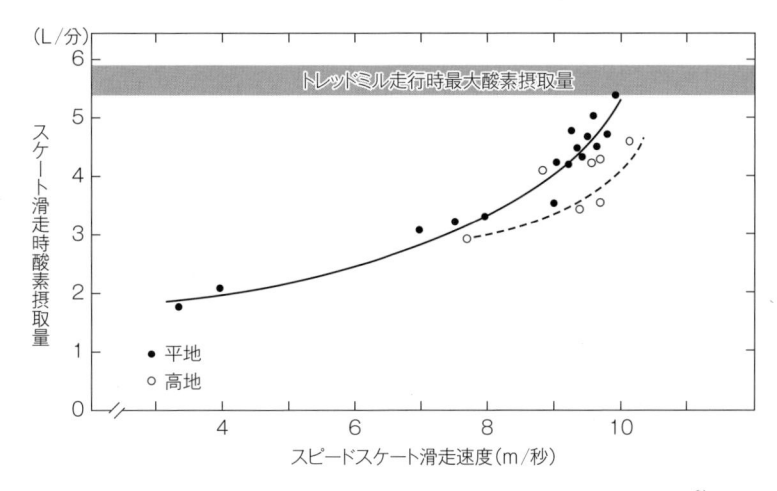

図11-4　低圧環境のスケート滑走速度への影響（Ekblomら，1967[3])

の低下が認められ，走行距離（競技時間）の延長とともに記録の低下率が増加する．このような低圧環境における記録の低下は，2〜数週間の高地滞在により高地順応が進行して回復していくが，一般に平地での記録までは回復しないことがほとんどである．

1.3　低圧環境下における無酸素性作業能力

競技時間が2分未満のスポーツ競技では，エネルギー供給のほとんどがATP-CP系および解糖系でまかなわれるため，低圧環境による競技成績の低下はない（図11-3）．むしろ，空気密度が低く，空気抵抗が少ないことにより，逆に競技成績が向上する．標高2,300mのメキシコシティで樹立された陸上競技の世界記録は，走り幅跳びで23年間（米国のボブ・ビーモンによる8m90cm），200m走で17年間（イタリアのピエトロ・メンネアによる19秒72）保持され，これら無酸素性作業能力を主とする競技における高地環境の優位性が示唆される．

スピードスケートは，男子の世界記録レベルだと500mで34秒台，1,000mで60数秒であり，最高速度が時速60km近くにも達する．このため，空気抵抗の影響がきわめて大きく，空気密度の低い高地で好成績が得られやすい．旧ソ連では，標高1,700mのメディオにスケートリンクが作られ，1970年代半ばから1980年代にかけて，この

リンクから世界記録が多発した．このリンクは屋外であったが，その後，カナダのカルガリーや米国のソルトレークシティーなど標高1,000mを超える高地に屋内リンクが設置され，世界記録が更新されている．

図11-4にスピードスケートの滑走速度と酸素摂取量の関係を示す．滑走速度が速くなるとともに，速度増加分に対する酸素摂取量の増加分が増すという指数関数的な関係にあり，空気抵抗の少ない高地では，この曲線が右側にシフトする．すなわち，同一の滑走速度に対するエネルギー需要量が少なくてすむことで，好成績が得られやすいことになる．

1.4　高地トレーニング

高地環境下では，有酸素性作業能力が低下するため，ある一定強度の有酸素性運動を行った際の相対強度が増大する（図11-5）．この点を利用して，呼吸循環系に強い負荷を与え，有酸素性作業能力のより一層の向上を狙うのが高地トレーニングの意義のひとつである．また，絶対強度の比較的低い運動でも呼吸循環系への十分な刺激となり得るため，競技選手が故障した際など，低強度のトレーニングで有酸素性作業能力の低下を防ぐ手段としても応用が可能である．一方，高地における相対強度の増大は両刃の剣であり，オーバートレーニングの危険性や絶対強度が低下すること

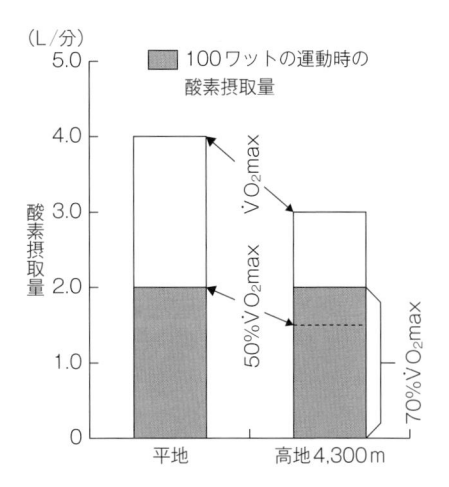

図11-5 低圧（高地）環境の有気的作業能に及ぼす影響
（Maherら，1974[4]）

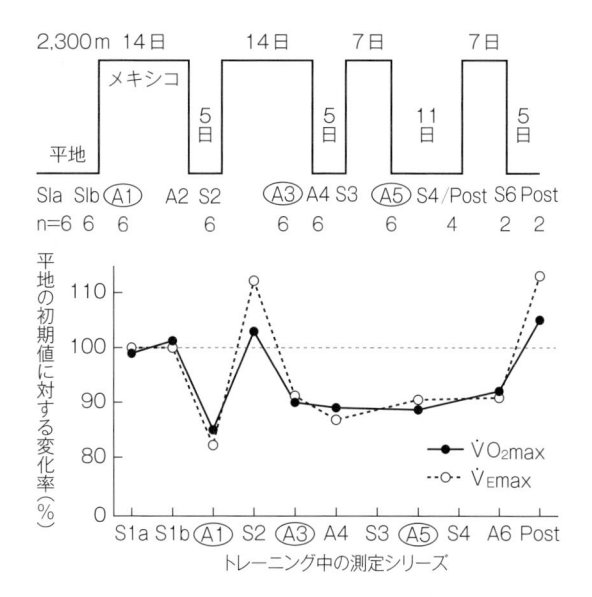

図11-6 インターバル高地トレーニングの有気的作業能に及ぼす影響（DanielsとOldridge，1970[5]）

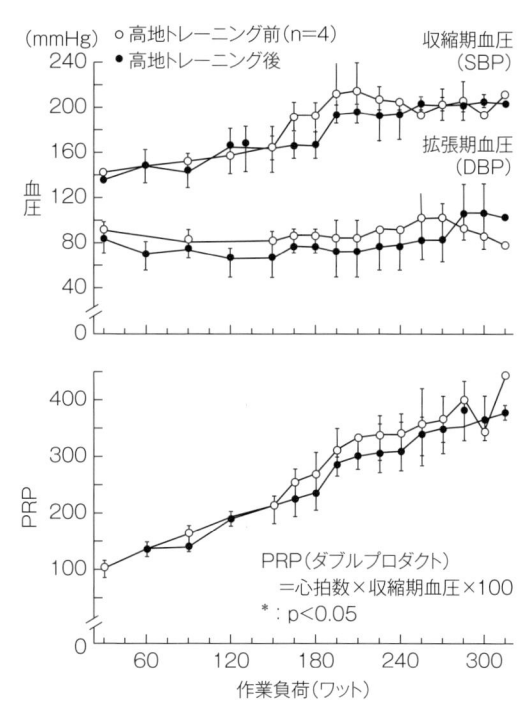

図11-7 低圧シミュレーターによる一流スキー複合選手の寒冷・高地トレーニング前後の2,000mにおける最大運動時の血圧およびダブルプロダクトの変化（Asano，1998[6]；浅野，1992[7]）

による弊害など短所も指摘されている．

　このような問題点を考慮して考案されたのがインターバル高地トレーニングであり，トレーニングの絶対強度低下を防ぐために，数日〜十数日の間隔で平地と高地の滞在を繰り返してトレーニングを行う．

　図11-6にその一例を示すが，約2カ月の間に標高2,300mのメキシコシティで1回7日または14日間の滞在を計4回繰り返している．対象は陸上中距離選手6人であり，初期水準の$\dot{V}O_2max$は平均74 mL/kg/分と高いが，トレーニング後には5％の向上が引き起こされた．対象の1人であるジム・ライアン選手は，このトレーニング後の1マイルレースにおいて世界記録を樹立し，このような高地トレーニングが高度に鍛錬された競技選手でも有効であることが示唆された．

　近年，高地に滞在してトレーニングのみ低地で行うという，"Live High, Train Low"と呼ばれるトレーニング手法の有効性が示されている．この方法は，高地で引き起こされるヘモグロビンの増加など，血液の酸素運搬能力の亢進を高地滞在から獲得し，トレーニング自体は低地で行うことで，高地でのトレーニング時に問題となる絶対運動強度の低下を防ぐものである．高地から低地への移動の手間を要するが，高地環境を模擬する低圧シミュレーターや低酸素室などを利用するなど，このトレーニング手法の実施が増加している．

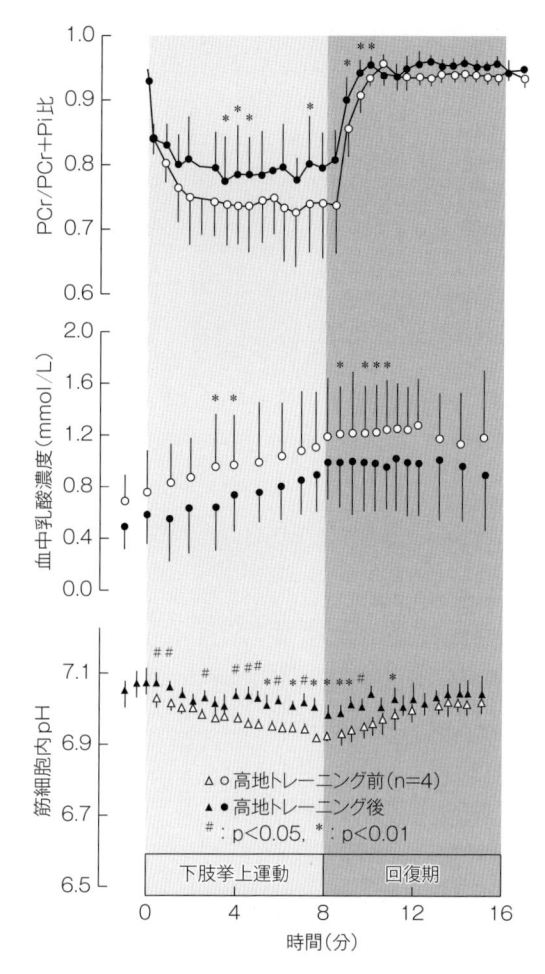

図11-8 同選手の寒冷・高地トレーニング前後のNMR装置内右下肢挙上運動および回復中の筋pH, 血中乳酸濃度, PCr/PCr＋Pi比の平均値の変化 (Asano, 1998[6])

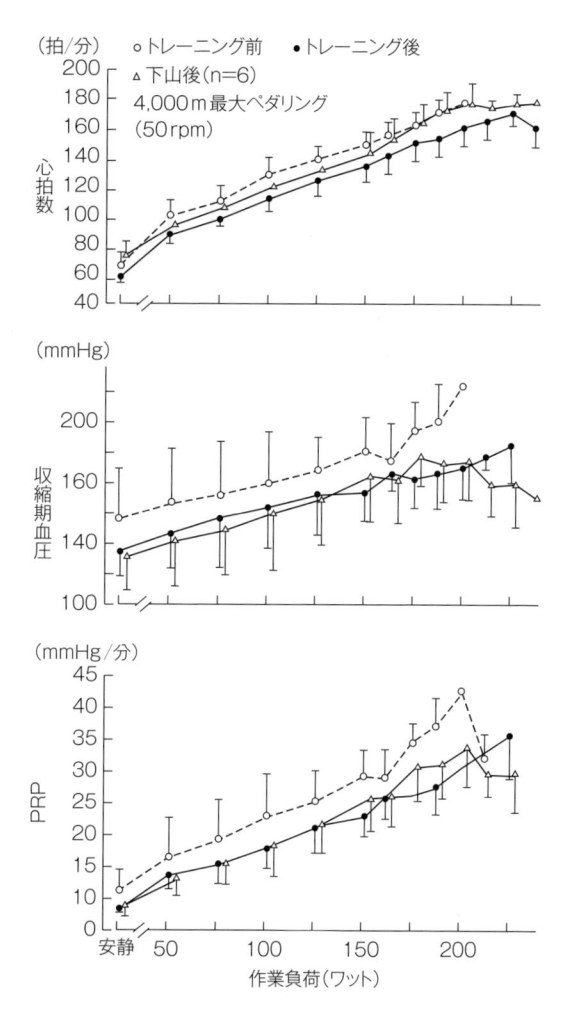

図11-9 低圧シミュレーターによる高峰登山家の高地トレーニング前後および下山後の4,000mでの最大運動時心拍数, 収縮期血圧およびダブルプロダクトの変化の比較 (Asano, 1998[6] ; 浅野, 1996[8])

高地の低酸素環境を平地で模擬する設備として, 気圧を低下させる低圧シミュレーターと酸素濃度を下げる低酸素室がある. これらの設備の普及率は増加しており, その成果の一部を以下に紹介する.

1992年のアルベールビル冬季オリンピックで, 日本は団体のスキー複合で優勝を飾ったが, 大会の約2カ月前に低圧シミュレーターを用いた模擬高地トレーニングを行った. 低圧シミュレーターの環境条件は, アルベールビルと同等の標高2,000m, 気温5℃とし, 1日2回 (午前と午後) この環境条件のシミュレーター内に入り, 1回60分の最大下運動を4日連続で行った.

この期間の前後に同様の環境条件の低圧シミュレーター内で負荷漸増最大ペダリング運動を行ったところ, トレーニング後に最大作業時間の延長傾向 (約4%), LT時酸素摂取量の増大傾向 (約5%) とともに, 運動中における収縮期血圧と心拍数の積であるダブルプロダクト (pressure rate product：PRP) の低下が認められた (図11-7). これらの結果は, 試合現地と同等の環境における運動時の心筋酸素消費の効率化と運動耐用能の向上を示唆するものである.

また, 筋組織の酸化的代謝能力に関する評価として, NMR (nuclear magnetic resonance：核磁

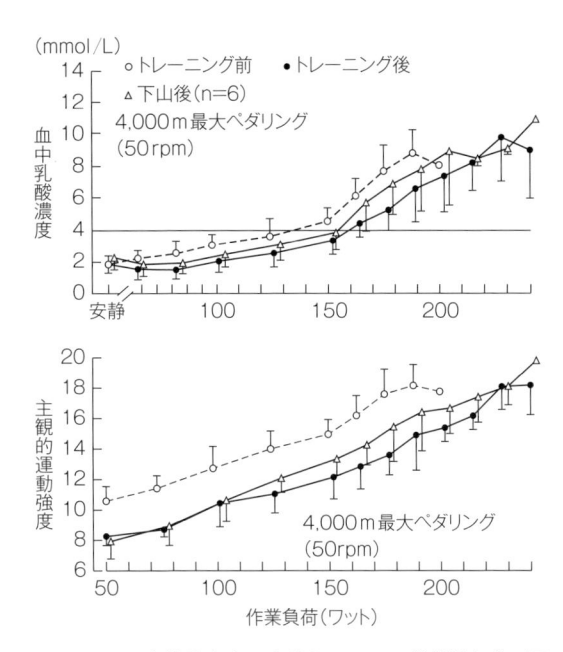

図11-10 高峰登山家の高地トレーニング前後および下山後の4,000mでの最大運動時血中乳酸と主観的運動強度の変化の比較（Asano, 1998[6]；浅野, 1996[8]）

気共鳴）装置内での膝関節伸展運動時およびその回復時の筋細胞内pHとPCr/PCr+Pi比，血中乳酸についてもトレーニング前後の比較を行った．図11-8にその結果を示すが，トレーニング後には血中乳酸の低下とpHの上昇，およびPCr/PCr+Pi比の増加がもたらされ，4日間の集中的な模擬高地トレーニングにより筋組織における酸化的代謝能力の亢進が確認された．

陸上競技や球技などの競技スポーツは，標高2,500m以上の高地で行われることはないが，海外での高峰登山やトレッキングは，標高4,000〜5,000m以上の高地を目指すのが一般的である．低圧シミュレーターは，このような日本国内では経験しえない低酸素環境を模擬する機能を備えたものもあり，登山家を対象とした模擬高地トレーニングの有効性が確認されている．その数例を紹介したい．

海外の高峰登山を目指す健常男子6人（21〜51歳）について，週1回で約3カ月，計15回にわたって低圧シミュレーターを用いたトレーニングを行った．トレーニングは1回30分の最大下ペダリング運動であり，トレーニング高度を初回

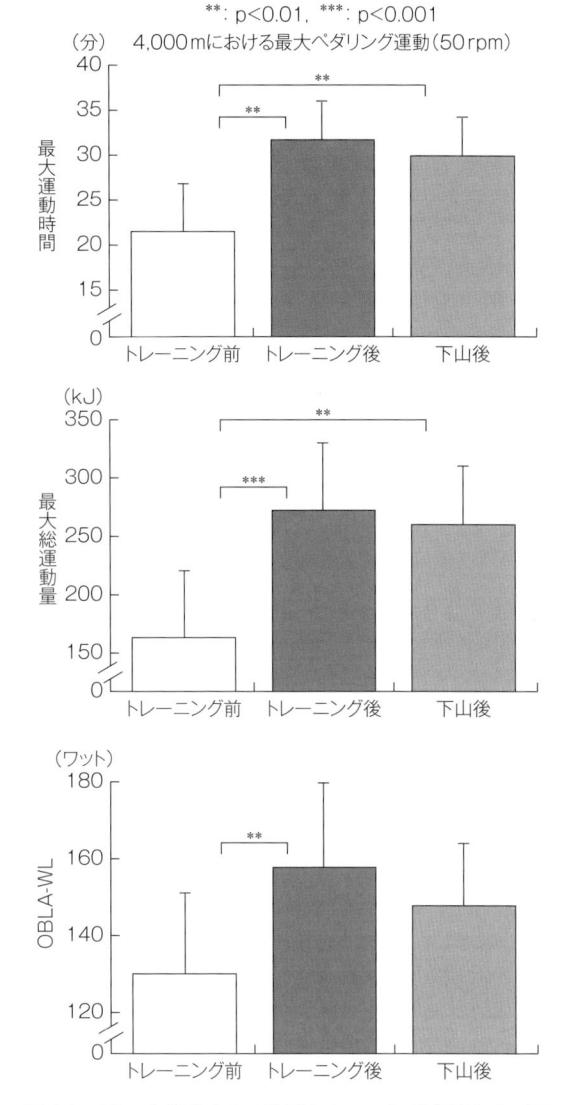

図11-11 高峰登山家の高地トレーニング前後および下山後の4,000mでの最大運動（50rpm）時間，総運動量およびOBLA時運動強度の比較（Asano, 1998[6]；浅野, 1996[8]）

の4,000mから漸増し，最終的に登山の目標高度（6,638m）に近い7,000m相当高度まで体験させた．このトレーニング前後，およびその後の約1カ月の登山からの帰国後に4,000m相当高度での負荷漸増最大ペダリング運動を行った．

図11-9に示すとおり，同一運動強度における心拍数と収縮期血圧は，トレーニング後と帰国後に低減し，両者の積であるPRPはトレーニング前に比して約30％の明瞭な低減を示している．

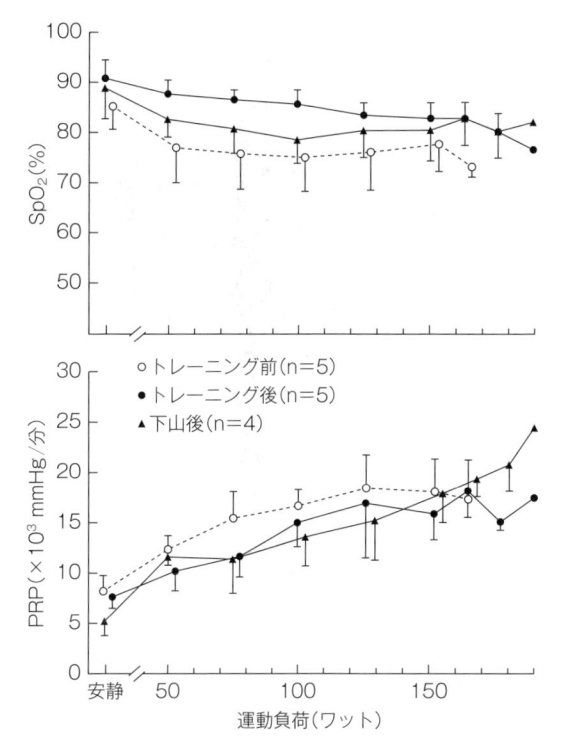

図11-12 4,000mにおける最大運動時動脈血酸素飽和度（SpO$_2$）およびダブルプロダクト（PRP）のトレーニング前後および下山後の比較（浅野ほか，1993[9]）

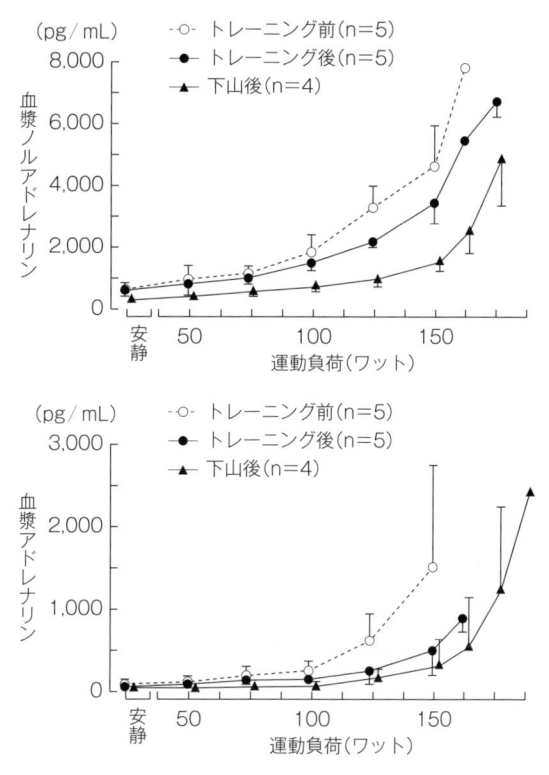

図11-13 4,000m相当高度における最大運動時血漿カテコールアミン分泌応答のトレーニング前後および下山後の比較（浅野ほか，1993[9]）

また血中乳酸の低下と血中乳酸蓄積開始点の運動強度（OBLA運動強度）の増大，および主観的運動強度も低下し，筋組織における酸化的代謝能力の亢進と，それに伴う主観的な運動耐用能の改善が示唆される（図11-10，11）．さらに，疲労困憊に至るまでの最大運動時間および最大運動量が約40～70％増加した．

次いでヒマラヤへの高峰登山隊の隊員5人について4,000～7,000m相当の各高度で週1回30分のペダリング（最大能力の50％）を12回，約4カ月間継続した．トレーニング前後および下山後の4,000m高度での最大ペダリング時のSpO$_2$，PRPおよびカテコールアミン（ノルアドレナリンとアドレナリン）濃度について比較した（図11-12，13）．各強度での運動時SpO$_2$は，トレーニング後および下山後に有意な増加を示し，PRPは逆に低減して心筋酸素消費の効率化が示唆された．さらに，カテコールアミン濃度についても低減が示され，とくに下山後に著しい減少がみられ

た．これらの結果より本トレーニングは高地での運動時酸素運搬能の向上および交感神経系の緊張抑制をもたらすことが示唆された．

さらに，6,000m相当高度での約4カ月にわたる8回の30分間ペダリング時のACTH（副腎皮質刺激ホルモン）およびADH（抗利尿ホルモン）の分泌応答について明らかにしてみたい．6,000m高度での運動後のACTHおよびADHは，一般登山家では最初は急増するがその後次第に低減傾向を示す．他方，一流登山家では最初から低水準で明らかな変化は認められなかった（図11-14）．これらの成果より本トレーニングは下垂体－副腎系のストレス性，水電解質貯留性の内分泌応答の減弱化をもたらし浮腫などの急性高山病の発症を抑制する可能性を示唆している．

これらの結果は，登山前の模擬高地トレーニングにより登山後と同等の状態が獲得されたことを意味している．海外の6,000m以上の高峰登山は，

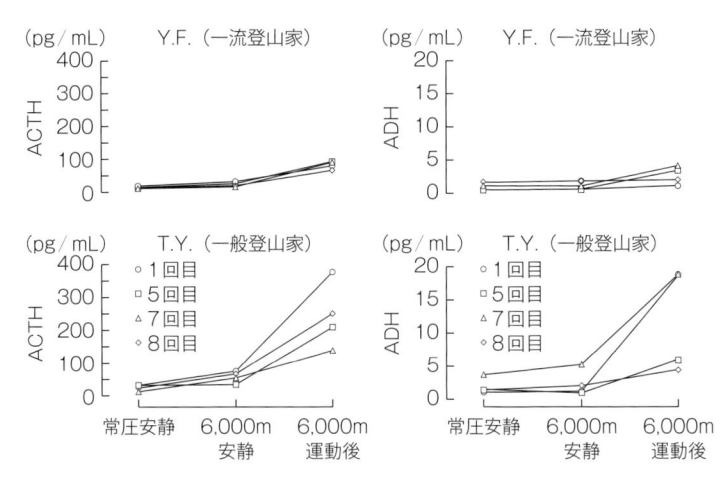

図 11-14　一流登山家と一般登山家の 6,000 m 相当高度での順応トレーニング時の内分泌応答の比較（水野ほか，1993[10]）

死亡率が数％に達するともいわれており，登山前における高地順応状態の獲得，および高地耐性の事前把握という 2 つの意味で，低圧シミュレーターによるトレーニングの意義は高い．

次に富士山測候所を利用した短期間の高地順応トレーニングの効果について紹介したい．

富士山頂（3,776 m）に 2 泊 3 日滞在する高地順応トレーニングである．健常青年男子 11 人が5 合目（2,300 m）より頂上へ登山し山頂で 2 泊 3 日滞在し，ふたたび 5 合目を経て下山する高地順応トレーニングを行った．この登山前後において，平地で 4,000 m 相当高度でのペダリング運動時の生理応答について比較検討した．SpO_2 は，安静時および中等度の運動負荷において下山後に有意な増加を示している．血中乳酸濃度では中等度の運動負荷において有意な減少を示している．これらの結果から，高峰登山および高地での労働に従事される人の高山病予防のためにも，2 泊 3 日程度の山頂滞在の有効性と必要性が指摘されよう（図 11-15）．

競技選手の成績向上や高峰登山者の登山準備の目的だけでなく，一般人の健康の保持・増進においても高地環境が有効である可能性が示唆されている．従来，高度 1,000〜3,000 m 程度のチベット，ヒマラヤ，アンデス，およびコーカサスの高地住民には長寿者が比較的多く，心血管系疾患の発症

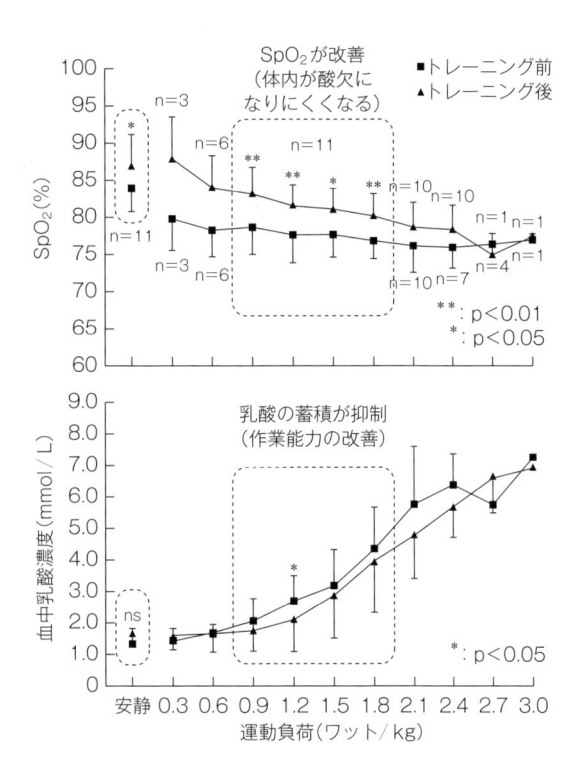

図 11-15　トレーニング前後での 4,000 m 相当高度における安静時および運動時の生理応答（山本と浅野, 2009[11]）
有意差検定は，安静時および運動時で全被験者のデータが揃っている部分を抽出して行った．

率の低いことが報告されている．この要因として，日常生活程度の運動でも低圧低酸素の影響から相対運動強度が高いものとなり，心血管系機能に対

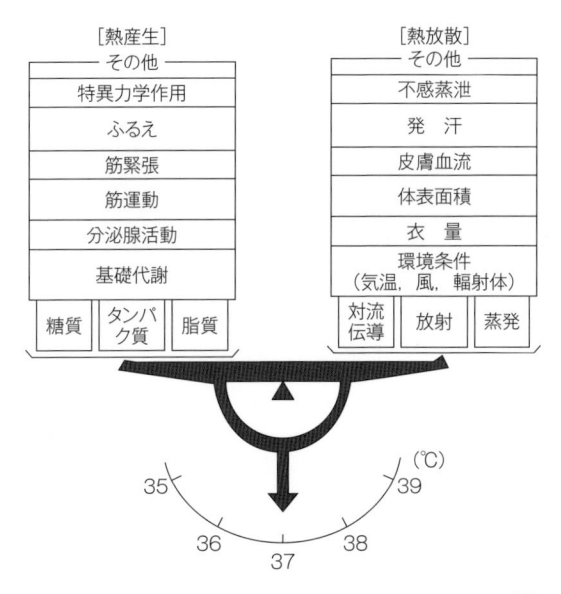

図 11-16 体熱の産生と放散のバランス（浅野, 1998[12]）

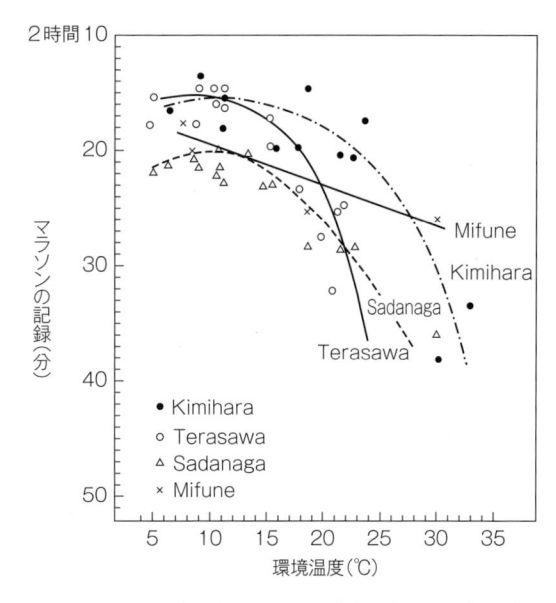

図 11-17 環境温度のマラソン走行記録に及ぼす影響（浅野, 1998[12]）

して適度な刺激になっていることが考えられる．また，高地環境では脂質代謝を亢進させる甲状腺ホルモンのサイロキシン（T4）分泌が上昇するともいわれており，肥満予防の面から健康長寿がもたらされている可能性も考えられる．

2．環境温度と運動

2.1 環境温度と体温調節の仕組み

生体の諸機能が正常にはたらく体温は，36～41℃と比較的狭い範囲に限られている．環境温が28～32℃であれば，裸体の安静状態で熱の産生と放散のバランスがとれた暑くも寒くもない"中性温度域"となる．中性温度域よりも高ければ熱放散，低ければ熱産生が促進されるが，これらの反応は視床下部にある体温調節中枢が役割を担っている（図11-16）．

熱放散は体表面からの輻射，伝導，対流，および発汗による蒸発により行われ，熱産生は，ふるえ，および非ふるえの熱産生機構によりなされる．運動時には，運動に要する機械的エネルギーの約3倍相当の熱エネルギーが生じるため，とくに熱放散機能が重要となる．本項では，低温および高温環境下における運動時の生理的応答，および運動時の注意点について述べる．

2.2 低温環境と運動

2.2.1 低温環境下における生理的応答

ヒトが低温環境に曝露された際の最初の応答は皮膚の寒冷受容器を介した皮膚血管の収縮である．これは，温かい血液の体表部への流入による熱の喪失を抑制し，環境温と皮膚温との差を減少させて熱放散を抑制するはたらきをする．この熱放散の抑制だけでは体温維持が困難な厳しい寒冷環境では，"ふるえ"による熱産生が引き起こされ，代謝量が2～3倍増加する．また寒冷順応が獲得されると交感神経から分泌されるノルアドレナリンの作用により熱産生が増大し，これを"非ふるえ"熱産生という．

2.2.2 低温環境下での運動

運動時には活動筋から大量の熱が産生されるため，熱放散効率のよい低温環境は運動には有利なことが多い．図11-17は，環境温とマラソンの記録を示したものであり，気温5～10℃でもっとも記録がよい．この要因のひとつとして，同一運動負荷時における心拍数の減少が考えられる．低温環境下では熱放散に要する皮膚血流が少なく，

同一運動負荷時における心拍出量が少なくてすむこと，および皮膚血流量の減少から心臓への静脈環流量が増大して一回拍出量が増大することなどが心拍数の減少に寄与する．また，低温環境において分泌されるノルアドレナリンが心臓の収縮力を増すことも，成績向上の一因と考えられる．一方，低温環境における運動時生理的応答として乳酸生成の亢進や換気量の増大などが報告されており，これらは運動成績には不利にはたらくものと考えられる．

低温環境下での運動の注意点として，末梢血管の収縮による血圧の上昇があげられる．とくに高齢者や心血管系の疾患を有する場合には，運動の開始期にはウォーミングアップを十分に行い，その際の着衣にも配慮する必要がある．また寒冷環境では，ねんざや筋・腱断裂などの整形外科的障害が発生する危険性も高いため，入念なストレッチ運動の実施も望まれる．

2.2.3 トレーニングと低温順応

低温曝露が長期にわたると，低温環境に対する生理的順応が獲得される．この順応は，皮膚血管の収縮による熱放散の抑制と，基礎代謝の亢進による非ふるえ熱産生の増大の2つの機序による．非ふるえ熱産生は，ノルアドレナリンの作用によるが，ノルアドレナリン分泌に対する熱産生の感受性も亢進することが示唆されている．ラットを用いた低温環境下におけるトレーニング実験では，低温曝露した際の直腸温の低下がトレーニング群でより抑制され，低温環境下における体温保持機能の向上が確認されている．

2.3 高温環境と運動
2.3.1 高温環境下における生理的応答

高温環境ないしは体温上昇に対する第一の生理的体温調節応答は，低温曝露時のそれとは逆の皮膚血管の拡張である．すなわち，皮膚血流を増大させ，皮膚温を上昇させることで体温の外気への放散を図る．これを乾性熱放散というが，外気と体温の温度差のある場合のみ有効であり，気温が30℃を超えるような状態や運動により著しい熱産生が生じた場合には，発汗による熱放散が引き起こされる．汗の蒸発による気化熱は，水分1gの蒸発が0.58 kcalに相当し，これを湿性熱放散という．

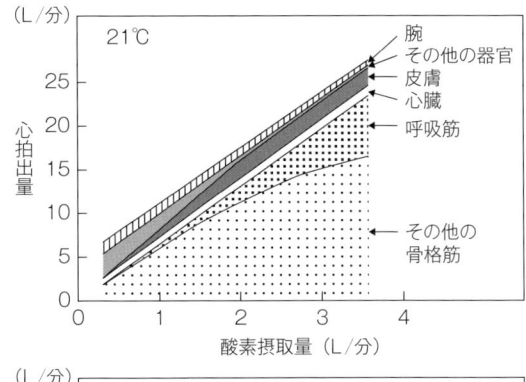

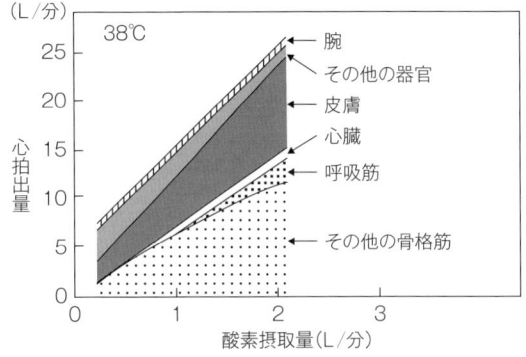

図11-18 高温下の運動時の臓器別血流分布に及ぼす影響（浅野, 1998[12]）

2.3.2 高温環境下での運動

運動時に産生されるエネルギーは，約4分の3が熱産生に費やされ，残り約4分の1が機械的エネルギーとなる．したがって，エネルギー産生が安静時の10倍以上にもなる運動時には，膨大な熱が生じることとなる．熱放散は，皮膚血流の増大と発汗により行われるが，いずれも血流を要するため，高温環境下での運動時には，運動そのものに要する活動筋への血流に加えて，熱放散のための血流が加わることとなり，より多い心拍出量が必要となる．

図11-18は，気温が21℃と38℃の時の各組織への血流配分を示したものである．高温環境下では，皮膚血流の需要量が多いために活動筋への血流が制限され，このため最大酸素摂取量が低下する．また，運動が長時間に及ぶと，発汗による血液量（血漿量）の減少とそれに伴う血液粘性の

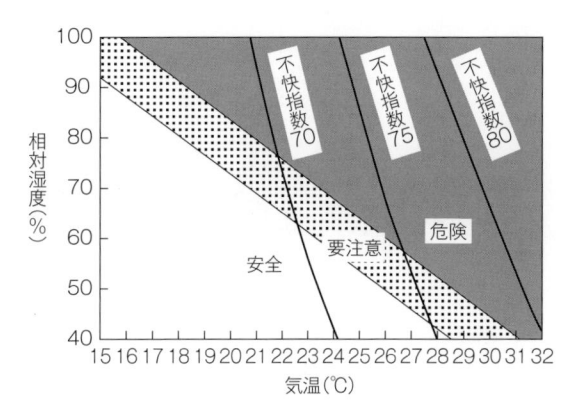

図11-19 熱中症発症の危険を示す気温と相対湿度の関係（浅野，1998[12]）

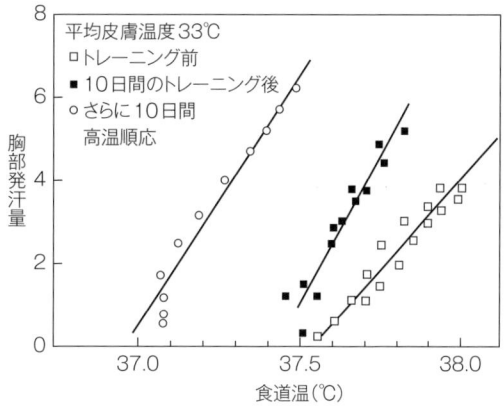

図11-20 運動トレーニングおよび高温順応前後の胸部発汗量の変化（浅野，1998[12]）

増大が引き起こされ，これらも循環系の負担度を増して作業能力を低下させる．さらに，発汗により塩分および電解質が失われるため，筋けいれんを引き起こす危険性も増大する．発汗による血漿量の減少がさらに進行すると発汗はむしろ抑制され，その結果，体温上昇が危険域に達して重篤な熱中症に至ることもある．

これらから，運動時の水分摂取が必須であること，また高温・高湿環境の程度によっては運動を禁忌とすべきことが示唆される．図11-19に熱中症発症の危険度の目安となる温湿度条件を示す．

2.3.3 水分摂取の留意点

高温環境下における運動時の発汗量は1時間当たり最大2Lにも達する．前述したとおり，水分の喪失はさまざまな生理的機能障害を引き起こすため，1時間以上継続するような運動時には，水分補給が必須となる．摂取する飲料は，失われた水分と電解質，およびエネルギー源である糖分を含んだ市販のスポーツドリンク等が望ましく，5〜10℃に冷やしておくともっとも吸収が速い．濃度が高く，浸透圧が血液よりも高い飲料を摂取すると，発汗抑制を招くため注意が必要である．飲み方は，あらかじめ運動が始まる前に約500 mL，以後，運動中は発汗の程度に合わせて10〜15分ごとに100〜200 mLずつ摂取するとよい．

2.3.4 トレーニングと高温順応

高温環境への慢性曝露により高温順応が獲得されるが，運動によって引き起こされる高体温も高温環境と同じ効果を有し，運動習慣のある鍛錬者は高温順応を獲得した状態にあるといえる．高温順応は主に発汗機能と関連しており，運動時における発汗潜時の短縮，発汗量の増大，および発汗が誘発される深部体温閾値の低下などが引き起こされる．

図11-20は，10日間のトレーニングと，それに続く10日間の高温順応後における胸部発汗と食道温の関係を示したものである．両者の関係の傾きには差がないが，トレーニング後から高温順応後へと発汗の開始される食道温が低くなり，わずかな体温上昇でも発汗が始まるように順応している．また順応後には，体液量が増大して発汗による体液量減少に対する予備力が高まると同時に，汗に含まれるナトリウムなどの電解質濃度が低下する．

3. 水中での運動

水中ではアルキメデスの原理により浮力が生じるとともに，浸水部位に水圧が加わる．このため，通常，立位や座位では下肢に貯留している血液が体幹の上部方向に移動し，心臓を含む胸郭内の血液量が増大する．この影響により，心臓への

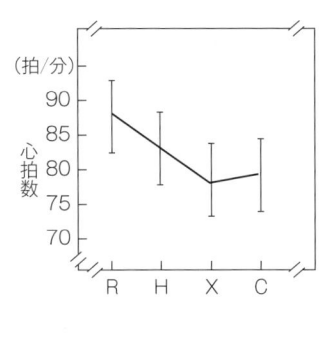

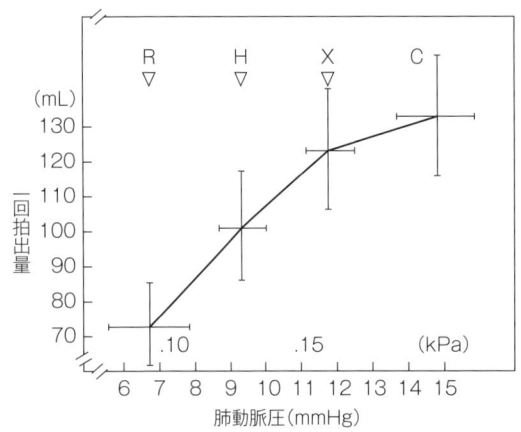

図 11-21 浸水に伴う立位安静時の心血行動態
R：陸上立位，H：腰部位浸水，X：剣状突起部位浸水，C：上顎部位浸水．(浅野，1998[12])

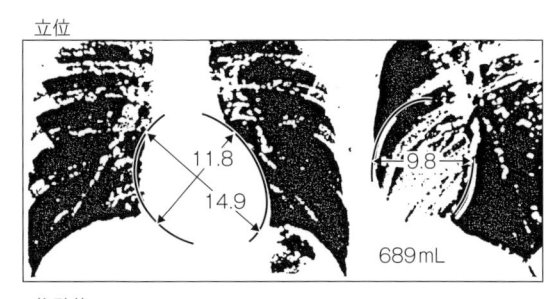

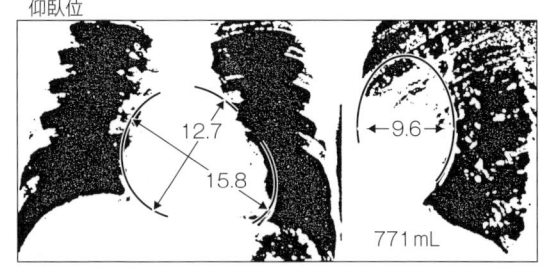

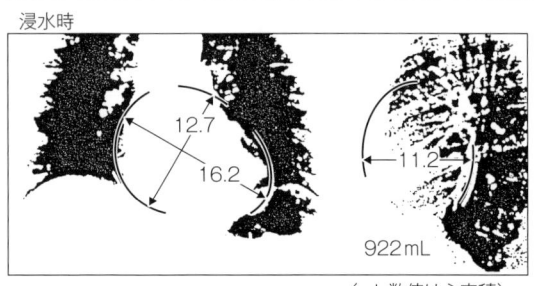

図 11-22 陸上立位，仰臥位および浸水時の心容積に及ぼす影響 (浅野，1998[12])

静脈環流量が増大して心房容積が増し，そのことが刺激となって心房性ナトリウム利尿ペプチド（ANP）が分泌され，利尿作用が引き起こされる．浸水直後には一回拍出量の増加とともに徐脈となるが，浸水が長時間になると利尿によって血漿量が減少し，同一運動強度では心拍数の増加が引き起こされる．

これらの生理的応答は，微小重力環境である宇宙での応答とほぼ同様であり，浸水（water immersion）は，ヘッド・ダウン・ティルト（head-down tilt：仰臥位にて頭部を水平から6度下方に傾けた状態）とともに宇宙環境の地上シミュレーションモデルとしてよく用いられている．

水中では浮力が作用するために，下肢に障害のある人や肥満者など，陸上で体重を支持して運動することが困難な対象が運動を行うのに適している．また，水中では水の粘性抵抗により筋収縮様式が等速性収縮（isokinetic contraction）に近いものとなり，筋肉痛を比較的誘発しにくいともいえる．

また，図 11-21 に示したとおり，浸水部位が増すと身体に加わる水圧が増すこととなり，それに伴って一回拍出量の増大と心拍数の低下がより顕著になる．図 11-22 は，浸水時の心容積が立位および仰臥位に比して，それぞれ 34％および 20％増大することを示したものだが，このことは，浸水が心筋伸展効果を有し，有効な心筋刺激であることを示唆している．

水中運動を行う際に注意したい点は，水温の問題である．水の熱伝導率は空気の約25倍と高いため，低温の水への長時間の浸水は低体温を招いて激しい疲労感を生じ，心機能に障害をきたす場合すらある．水温が30℃程度であれば，一般に

暑くも寒くも感じないとされるが，この程度の水温でも長時間浸かることにより低体温を招く可能性のあることが指摘されている．すなわち，水中は大気中よりも低温環境であることに留意し，浸水中，約30分に1回は水から上がり，体温や寒冷感・疲労感に注意を払う必要がある．

4．宇宙環境と運動

4.1 有人宇宙飛行の歴史

スペースシャトルや国際宇宙ステーションは，地上400 kmの上空，地球周回軌道上を秒速約7 kmで飛行し，約90分で地球を1周する．地球周回軌道上にある宇宙船内環境の最大の特徴は，物体が浮遊する微小重力環境であり，重力の存在から認識される上下の区別がない．その他，船内の照度が最大約1,000 lx程度であり，地球上のような24時間周期の自然な明暗環境がないこと，1日の平均被ばく量が約1 mSvという高放射線環境であること（放射線業務従事者の年間被ばく量の上限が50 mSv）などの特徴もある．

宇宙への初飛行は，1961年4月12日に旧ソ連のガガーリンにより達成され，地球を1周した108分間の飛行の後，「地球は青かった」の名言を残した．その後，米国による月到達（1969年）とスペースシャトルの運用開始（1981年～2011年），ロシアの宇宙ステーションを用いた長期宇宙滞在（最長連続438日間，1995年）を経て，1998年からは国際宇宙ステーションの運用が行われている．日本人の宇宙への進出も，1990年の秋山豊寛飛行士（旧ソ連より打ち上げ）を皮切りに，スペースシャトルによる約2週間の短期宇宙滞在が延べ11人，2009年からは国際宇宙ステーションにおける年間約6カ月の長期宇宙滞在を継続している．

4.2 宇宙飛行の人体に及ぼす影響と対策[13,14]

4.2.1 宇宙酔い

地上における身体のバランスや姿勢制御は，目からの視覚情報，三半規管からの頭部の傾きや加

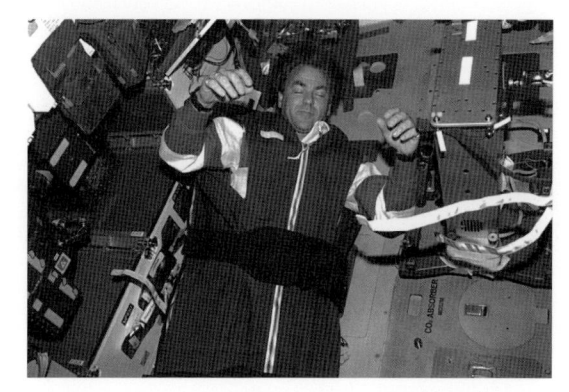

図11-23 スペースシャトル内で眠る宇宙飛行士
（写真提供：NASA）

速度感覚，および筋感覚の3つの情報を統合して行われている．物が浮遊し，上下のない宇宙船内環境では，これら3つの感覚情報が地上と異なるために混乱をきたし，そのため，地上における乗り物酔いのような状態に陥ることがある．これを"宇宙酔い"と称し，宇宙滞在開始直後から最大2日程度持続し，その後，軽快する．

宇宙酔いは，初飛行の宇宙飛行士で罹りやすく，2回目以上の飛行経験者では発症することは稀であるという．いずれ軽快する症状ではあるが，宇宙酔いの状態では，種々の作業の遂行に支障をきたすため，対策としては，症状の程度に応じて乗り物酔いの薬剤が用いられる．

その他，地上では立位で腕を脱力すると腕は下方に向くが，微小重力環境で同様にすると腕は前方に挙上した状態になる．このことは，関節角度の感覚が地上と宇宙で異なることを意味し，自分では脱力して腕が下がった状態でも，実際には腕が上がった状態となる（図11-23参照）．このため，宇宙滞在開始当初は，自分の腕の位置を目で確認しながら作業することとなり，地上に比してさまざまな作業速度が低下する．

4.2.2 体液の移動

宇宙では微小重力の影響により，地上での立位・座位状態では下肢に貯留した体液が頭部方向に移動する．この結果，上述した浸水時と同様の機序により利尿が促進される．宇宙環境における利尿作用は，滞在初日～翌日頃まで続き，この結果，10～20％の血漿量の減少が引き起こされ，

平衡状態となる．また宇宙では，頭部から下肢への鉛直方向に重力刺激を受けることがないため，重力に抗して血液を頭部に送る機会がない．これらから，地球帰還後には起立耐性が著しく低下する危険性があり，とくに帰還直後は寝たきりの状態から起きあがった時と同様の配慮が必要となる．このリスクを飛行中からできるだけ軽減する対策として，船内の運動器具を用いた有酸素性運動の実施や，帰還直前の約2Lの水分摂取などが行われている．

4.2.3　筋萎縮と骨量減少

宇宙環境下では，抗重力筋の廃用性委縮がとくに顕著であり，このような遅筋線維が持久力の低い速筋線維に変化するとの結果も得られている．スペースシャトルによる短期飛行では，下腿筋横断面積の低下率は宇宙滞在1日当たり約1%であり，地球帰還後の回復に数週間を要するとの結果が得られている．骨については，荷重骨である大腿骨や腰椎などで宇宙滞在1カ月当たり約1～2%という顕著な骨密度低下が引き起こされ（全身では0.3～0.4%／月），これは地上における骨粗鬆症の進行の約10倍の速さにあたる．その他，宇宙滞在を初期には，微小重力の影響から最大2～3%身長が増大し，このために宇宙滞在時特有の腰痛を発症することがある．

4.2.4　宇宙における運動処方

筋萎縮，骨量減少，および血漿量の減少による有酸素性能力低下を抑制する目的で，国際宇宙ステーションにおける1カ月以上の長期宇宙滞在時には，以下のような運動が処方されている．

①運動頻度：週に5～6日
②運動時間：運動機器の準備と片づけを含めて1日に2時間
③運動種目：宇宙ステーション内に備えられたトレッドミルおよび自転車エルゴメータを用いた有酸素性運動，および特別な抵抗運動機器を用いた抵抗運動．とくに，体幹および下肢の筋萎縮・骨脱灰の予防に配慮した内容が準備される．
④定期的体力測定：第1回目を宇宙滞在開始2週間後，以後4週毎に15分間（各5分の3段階負荷漸増）の最大下ペダリング運動が実施され，心拍数および血圧の測定から呼吸循環系機能の評価が行われる．

国際宇宙ステーションの運用は2020年頃までを予定しており，その後，検討されている月基地の建設や火星までの飛行にあたり，運動時間の短縮やより効率のよい対策手法の検討が進められている．

文　献

1) 浅野勝己：高所トレーニングと持久力，pp192-233．石河利寛，竹宮　隆編，持久力の科学．杏林書院，1994．
2) Pugh LG: Athletes at altitude. J Physiol, 192: 619-646, 1967.
3) Ekblom B, Hermansen L, Saltin B: Hastighetsåkning på Skridsko. Idrottsfysiologi, Rapport nr. 5. Framtiden, Stockholm, 1967.
4) Maher JT, Jones LG, Hartley LH: Effects of high-altitude exposure on submaximal endurance capacity of men. J Appl Physiol, 37: 895-898, 1974.
5) Daniels J and Oldridge N: The effects of alternate exposure to altitude and sea level on world class middle distance runners. Med Sci Sports, 2:107-112, 1970.
6) Asano K: Physiological effects of high altitude training, pp222-230. In: Nose H, Nadel ER, Morimoto T, eds., The 1997 Nagano Symposium on Sports Sciences. Cooper Pub, 1998.
7) 浅野勝己：一流スキー複合選手の間欠的低温・低圧順応トレーニングの有気的作業能力に及ぼす影響．JOC高所トレーニング医・科学サポート研究報告（第1報），pp5-13，1992．
8) 浅野勝己：高所順応トレーニングと安全登山．臨床スポーツ医学，13：655-663，1996．
9) 浅野勝己，熊崎泰仁，水野　康：インドヒマラヤ・ストックカンリ峰登山隊員への高所順応トレーニングの有気的作業能に及ぼす影響．登山医学，13：107-114，1993．

10) 水野　康，菅沼　勲，浅野勝己：6000m相当高度順応トレーニングの当高所における安静および運動時内分泌応答に及ぼす影響．宇宙航空環境医学，30：117-125，1993．
11) 山本正嘉，浅野勝己：富士山測候所を利用した短期間の高所トレーニングの効果．2009年富士山測候所活用に関する報告会議集，p21，2009．
12) 浅野勝己：運動と環境．運動指導専門研修テキストⅠ，中央労働災害防止協会，1998．
13) 大島　博，水野　康，川島紫乃：宇宙飛行による骨・筋への影響と宇宙飛行士の運動プログラム．リハビリテーション医学，43：186-194，2006．
14) White RJ著，水野　康訳：宇宙は人間のからだをどうかえるか．日経サイエンス，12：60-67，1998．
15) 浅野勝己：低圧・低酸素環境下の運動生理．登山医学，32：24-29，2012．
16) 浅野勝己，小林寛道編：高所トレーニングの科学．杏林書院，2004．
17) Åstrand PO, Rodahl K著，朝比奈一男監訳，浅野勝己訳：オストランド運動生理学．大修館書店，1976．

まとめ

- 高度が上昇すると気圧は低下する．このため肺胞酸素分圧は低減し，動脈血酸素飽和度が低下する．
- 標高1,000～1,500m以上では，1,000mの高度上昇毎に最大酸素摂取量が約10％ずつ低減する．このため，競技時間が長くなるに従って，競技成績は低下する．一方，短距離走や跳躍などでは空気密度の低下による記録の向上ももたらされる．
- 高地では最大酸素摂取量が低減するため，同一強度に対する相対運動強度が増大する．これを応用して呼吸循環系により強い負荷をかけることが高地トレーニングの狙いのひとつである．
- より高い効果を期待して考案された高地トレーニング法として，数日間の高地滞在を繰り返すインターバル高地トレーニング，高地に滞在してトレーニングのみ低地で行う"Live high, Train low"方式などがある．また人工的に低酸素環境を作る低圧シミュレーターや低酸素室の普及も進んでいる．
- 低温および高温環境下での体温維持は，熱放散と熱産生のバランスにより保たれている．
- 高温環境下での長時間運動時には，皮膚血流の増加により活動筋への血流配分が低下する．さらに発汗による全血量の減少，血液粘性の増加が引き起こされるため，十分な水分補給が必須であり，熱中症発症リスクの高い環境では運動すべきでない．
- 水中では，静脈環流量が増加して，心容積および一回拍出量の増大，心拍数の低下が引き起こされる．
- 宇宙の微小重力環境では，下半身から上半身への体液移動とそれに続く全血量の減少，筋委縮および骨脱灰が進行するため，とくに長期滞在の際にはこれらへの対策として有酸素性運動および抵抗運動の実施が必要である．

設問

- 高度上昇に伴う有酸素性作業能力の低下について説明せよ．
- 高地トレーニングの生理的意義について説明せよ
- 低温および高温環境下での運動時における注意点を述べよ．
- 水中での循環系応答を地上との違いから説明せよ．
- 宇宙滞在の生体への影響と運動の必要性について述べよ．

和文索引

[あ]
アセチルコリン　45, 58, 102
アデノシン三リン酸　43
アドレナリン　30, 38, 102
アポリポタンパクA1　148
アミノ酸　106, 114
　　——スコア　114
　　——誘導体ホルモン　97
　　必須——　114
　　非必須——　114
アルドステロン　103, 107
α運動ニューロン　59
アンジオテンシンⅡ　38, 103
アンドロゲン　103

維持防衛要素　3
一次運動野　55, 56
1秒率　13, 69
1秒量　13, 69
一回換気量　12
一回拍出量　29, 31, 32, 72, 73, 162, 164
一酸化窒素　39
イノシトール3リン酸　98
医療費　138, 141
インスリン　99, 115, 119
　　——感受性　78, 83, 85, 100, 122, 149
　　——クランプ法　85
　　——抵抗性　89, 100, 147
　　——濃度　123
　　——非依存型　149
　　——様成長因子　6, 101
インパルス　60

宇宙環境　165
宇宙酔い　165
右房室弁　25
運動強度依存性　90, 106
運動形態　89
運動刺激　66
運動処方プログラム　133
運動神経　57
運動前野　60
運動単位　47
運動トレーニング　122, 125, 132

運動ニューロン　47, 54
運動不足病　2
運動誘発性低酸素血症　70
運動誘発喘息　71
運動療法　145, 150
　　——指導管理料　142

液性調節　97
エストラジオール　104
エストリオール　104
エストロゲン　104
エストロン　104
エネルギー過剰摂取　78
エネルギー代謝　117
エネルギーバランス　77
遠心性神経　57
遠心性ニューロン　54
遠心性肥大　33
延髄　57
エンドセリン　39

横行小管　43
黄体形成ホルモン　105
オーバートレーニング　128, 155
オキシトシン　101

[か]
外呼吸　14
介在ニューロン　54
開通毛細血管数　14
海馬刺激　8
カイロミクロン　93
拡張期血圧　39, 40, 73, 147
拡張終期容積　29, 31
過剰換気　21, 23
下垂体前葉ホルモン　100
下垂体-副腎系　159
ガス交換　14, 35, 69
加速度計　79
活性酸素　144
活力寿命　138
活力年齢　136, 137, 145, 148
カテコールアミン　99, 159
カルシウム　98
　　——イオン　45
カルバミノヘモグロビン　15
感覚神経　57
感覚入力　61

環境温度　161
乾性熱放散　162
冠動脈疾患危険因子　92
冠動脈性疾患　1, 135
冠動脈バイパス術　148
γ運動ニューロン　59
がん予防　6

拮抗筋の過緊張　75
機能的残気量　13
求心性神経　57
求心性肥大　33
急速駆出期　28
狭心症　27
虚血性心疾患　3, 135, 144, 148, 149
起立耐性　166
筋萎縮　166
筋グリコーゲン　118, 119, 120, 122, 123
筋血流量　89, 122
筋小胞体　43
筋生検　49
筋線維　43, 67
　　——組成　19, 49, 74
筋タンパク質　123, 124
緊張症候群　2
緊張性運動単位　48
筋内環境の変動　19
筋肥大　50, 61, 67
筋紡錘　60
筋力強化運動　131
筋力トレーニング　50, 61

空気抵抗　155
空気密度　155
クエン酸合成酵素　88
グリコーゲン　104, 112, 113, 118
　　——合成酵素活性　89
　　——節約効果　87
　　——負荷　87
　　——分解　84
　　——ローディング　87, 119
グリセロール　86
グルカゴン　104, 115
グルコース　17, 84, 99, 112, 119
　　——トランスポーター4　85, 107

索引　169

クレアチンリン酸　18, 51

脛骨横断面　1
頸動脈洞　40
下頸神経節　29
血管収縮因子　39
血管内皮性因子　38
血管壁の伸展　40
血漿量　125
血糖値　58
血流配分　35, 74
健幸華齢　150
健康習慣　142
健康体力水準　3, 4
減量効果　144

高温環境　162
高温順応　163
交感神経系　29, 58
高血圧　3, 76, 128, 138, 147, 149
抗酸化能力　6
高山病　160
　　急性――　154
鉱質コルチコイド　102
恒常性　98
甲状腺刺激ホルモン　99
　　――放出ホルモン　99
甲状腺ホルモン　99, 102
拘束性肺疾患　70
高地順応　155, 160
高地トレーニング　155
　　インターバル――　156
抗動脈硬化因子　83
後頭葉　55
行動要素　3
高比重リポ蛋白コレステロール
　　83, 138, 144, 148
興奮収縮連関　45
高放射線環境　165
高峰登山　158
抗利尿ホルモン　159
呼吸曲線　12
呼吸交換比　16, 74
呼吸商　16, 117
呼吸性 acidosis　11
呼吸性 alkalosis　11
呼吸性補償作用　11, 23
国際宇宙ステーション　165, 166

五大栄養素　111
骨塩量　65, 79
骨格筋　19, 58, 124, 144
骨折ハイリスク　66
骨粗鬆症　65, 143
骨密度　65
　　――低下　166
骨量減少　166
ゴナドトロピン　105
　　――放出ホルモン　105
固有受容器　54
コリン作動性線維　30
コルチコステロン　103
コルチゾール　103
コルチゾン　103

[さ]
サイクリック AMP　84, 98
最上位ホルモン　99
サイズの原理　61
最大筋力　62, 67
最大酸素摂取量　1, 2, 4, 20, 21,
　　33, 70, 73, 74, 75, 118, 133, 138,
　　148, 154
最大有気的パワー　4, 5
サイトカイン　97
細胞外液　116
細胞体　53
細胞内液　116
細胞内酸素分圧　153
サイロキシン　101, 161
左室拡張終期径　32
左房室弁　25
左右の脚枝　26
サルコペニア　51, 124, 125
酸-塩基平衡　11, 21, 69
酸化系酵素　67
　　――活性　20, 21, 48, 50, 51, 74
酸化ヘモグロビン　14
残気量　13
酸素運搬能力　156
酸素解離曲線　15, 153
三大栄養素　111, 117
三糖類　112

持久性トレーニング　89, 118, 125
軸索　53
刺激伝導系　26

刺激ホルモン　101
自己分泌　97
脂質異常症　139, 149
脂質異常　76
脂質分解効果　93
視床下部　56, 76, 161
　　――-交感神経系　7
持続性運動　107
湿性熱放散　162
時定数　18
シナプス　54
　　――間隔　53
脂肪酸酸化経路　50
脂肪酸貯蔵量　50
脂肪性ナトリウム利尿ペプチド
　　164
脂肪組織　90
脂肪貯蔵量　48
脂肪滴　91
脂肪分解　83, 84
　　――酵素リパーゼ　107
死亡率　136, 144
収縮期血圧　39, 40, 73, 147, 148
重炭酸イオン　15
主観的運動強度　120, 158, 159
寿命　135
循環相　90
循環調節因子　41
循環ノルアドレナリン　41
脂溶性ビタミン　114, 116
情動反応　62
少糖類　112, 113
小脳　55
静脈還流量　31, 162, 164
静脈貯溜　31
食習慣　78, 142
食事療法　144
食物繊維　111, 128
除脂肪組織量　134, 144
除脂肪体重　78
徐脈　31
自律神経系　29, 53, 56, 58, 59
心筋梗塞　27, 142, 148
神経インパルス　47
神経回路　54
神経系調節　97
神経細胞　53
神経伝達物質　53

神経分泌　101
心血管系危険因子　77, 80
心周期　27
浸水　164
心臓カテーテル法　34
心臓促進中枢　30
心臓の神経支配　30
心臓抑制中枢　30
身体活動推奨基準　80
身体活動量　79, 133, 144
伸張性収縮　46
伸張反射　60
心電図　27
心拍出量　33, 40, 72, 162
　　最大——　154
心拍数　72, 73
　　最高——　2, 74
　　安静時——　31
心拍動　28
深部体温閾値　163
心容積　72
心理的限界　62

随意運動　61
膵臓ランゲルハンス島β細胞　106
錐体外路系　60
水分　111, 116, 120, 121
　　——摂取　163
水溶性ビタミン　116
スターリングの心臓の法則　31
ステップエクササイズ　145, 146
ステロイドホルモン　97, 114
　　非——　97
ストレス　147
　　——ホルモン　62
スパイロメトリー　12, 69
スピードスケート　155
スプリント運動　106
スプリントトレーニング　51
スペースシャトル　165, 166
スポーツ心臓　33
スポーツドリンク　121, 163

生活習慣　141
　　——病　79, 119, 124, 139, 143
　　——病予防　6
成長因子　104, 108

成長ホルモン　101, 108
静的筋力　46
静的肺容量　12
性ホルモン　102, 114
生理的運動強度　78
生理的限界　62
セカンド・ウインド　7
セカンドメッセンジャー　98
脊髄神経　58
絶対筋力　67
セロトニン　62
線維芽細胞成長因子　108
前頭前野　8
前頭葉　55

総コレステロール　92
相反性神経抑制　60
促進拡散輸送　85
組織呼吸　16
速筋線維　48, 67
　　——の割合　87

[た]
体液　121
　　——量　163
体温調節　161
　　——中枢　161
　　——能　121
体脂肪率　78
代謝性 acidosis　20
代謝性因子　38
代謝相　90
代謝適応能　83
体循環　35
体性感覚野　55, 56
体性神経系　53, 58
大腿骨頚部　66
　　——骨折　65
耐糖能　88
　　——異常　139
大動脈弓　40
大動脈弁　25
大脳基底核　59
大脳皮質　55, 56
体力依存性　92
体力水準　135, 136
体力年齢　137
多糖類　111, 113

ダブルプロダクト　156, 157
炭酸ガス　11
短縮性収縮　46
炭水化物　17, 111
単糖類　111, 113
タンパク質　111, 114, 127
　　——量　125

遅筋線維　48, 67
　　——の割合　88
中枢神経系　53
中枢性疲労　113, 118, 120
中枢パターン発生器　60
中性温度域　161
中性脂肪　86, 107, 113
中脳　57
　　——歩行誘発野　61
長時間運動　90

低圧環境　153, 155
低圧シミュレーター　156, 157
低温環境　161
低温順応　162
抵抗血管　38
低酸素室　156, 157
ディトレーニング　68
テーパリング　120
テストステロン　67, 104
電気的インパルス　53
デンプン　112

統合系　53
糖質　111, 118
　　——コルチコイド　102
等尺性収縮　28, 46
動静脈酸素較差　35, 72
糖新生　84
等速性収縮　46
糖代謝異常　76
等張性収縮　46
頭頂葉　55
動的筋力　46
糖尿病　3, 100, 135, 149
洞房結節　26
動脈血 pH　21
動脈血化　14
動脈血酸素飽和度　70, 153
動脈血二酸化炭素分圧　70

動脈硬化性疾患　76
等容性収縮　28
ドーパミン　62
特異動的作用　117
トランスフェリン　115
トランスロケーション　85
トリヨードサイロニン　101
トレーナビリティ　68, 75, 131, 134
トレッキング　158
トロポミオシン　44

[な]
内呼吸　16
内臓脂肪面積　146
内分泌性因子　38
内分泌腺　97
75g 経口糖負荷試験　87

2 型糖尿病　88
二重標識水法　79
二糖類　112
日本人の食事摂取基準　116, 123
乳酸性閾値　16, 87, 148
乳酸脱水素酵素活性　51
乳酸蓄積　17
ニューロン　53
認知症予防　8

熱産生　161
熱中症　121, 163
熱放散　161, 162

脳血流量　38
脳梗塞　142
脳内モノアミン　62
脳浮腫　154
脳由来神経栄養因子　7
ノルアドレナリン　38, 58, 62, 102, 162

[は]
肺拡散能　14
肺活量　13, 69, 70
　　時間——　13
　　努力性——　13, 69
肺呼吸　14
肺循環　35
肺水腫　154

肺動脈弁　25
灰白質　57
バソプレッシン　39, 101, 107
発育スパート期　68
発汗　162
パフォーマンス　50, 122
反回抑制　59

皮下脂肪面積　146
微小重力環境　164, 165
ヒス束　26
ビタミン　111, 115, 116, 128
必須脂肪酸　113
皮膚血流　162
肥満　3, 128, 138, 145, 147, 149
　　——予防　161
　　原発性——　76
　　症候性——　76
　　小児——　76, 78
　　成人——　77
貧血　128
　　亜鉛欠乏性——　129
　　鉄欠乏性——　128
頻脈　31

フィックの原理　34, 72
フィラメント滑走説　45
不活動習慣　81
副交感神経系　29, 58
副腎髄質　40
副腎皮質刺激ホルモン　103, 159
　　——放出ホルモン　103
富士山測候所　160
浮腫　154
物質運搬タンパク質　115
ブドウ糖　112
負のフィードバック機構　99
不飽和脂肪酸　113, 144
ふるえ　161
　　非——　161
プルキンエ線維　26
フルクトース　113, 119
プロゲステロン　104
分岐鎖アミノ酸　115, 120, 123

平穏死　135, 150
閉塞性肺疾患　18, 70
β エンドルフィン　7

ヘッド・ダウン・ティルト　164
ペプチドホルモン　97, 115
ヘモグロビン　11, 50, 115
　　——濃度　128
ヘンリーの法則　15

防衛体力　143
房室結節　26
放出ホルモン　100
傍分泌　97
飽和脂肪酸　113
ホメオスタシス　131
ホルモン　97, 132
　　——感受性リパーゼ　86
本態性高血圧　147

[ま]
マイクロダイエット　145
毎分換気量　16
末梢動脈疾患　18
満足死　135, 150

ミオグロビン濃度　48, 50
ミオシン　44
ミトコンドリア　43, 67
　　——脳筋症　18
　　——濃度　50
ミネラル　111, 116, 128

むくみ　154
無酸素性作業閾値　70
無酸素性代謝　20
　　——閾値　135
無酸素性能力　50, 75

メタボリックシンドローム　76, 79, 80, 128, 139
免疫機能　6
免疫力　143
メンタルヘルス　79

毛細血管床　91
毛細血管の内皮表面　91
毛細血管壁　86
毛細血管密度　48, 74, 88

[や]
有気的作業能　5, 156

有酸素性運動　49, 76, 89, 131, 138, 145, 146, 166
有酸素性作業能　70, 71, 134, 154, 155
有酸素性代謝　20
有酸素性トレーニング　75, 89
有酸素性能力　6, 49
遊離脂肪酸　86, 107

要介護　138, 143
腰椎圧迫骨折　65
腰痛症　2
抑うつ症　7
抑制ホルモン　100
予備吸気量　12
予備呼気量　12

[ら]
ライフスタイル　141
ランナー　134
ランナーズ・ハイ　7
ランニングの経済性　75
卵胞刺激ホルモン　105

リガンド　98
リポ蛋白リパーゼ　86

レジスタンストレーニング　68, 78, 89, 124
レニン-アンジオテンシン系　103, 107, 147
レベルオフ　74
レンショウ細胞　59

ロイシン　123
老化　131
　──現象　132
　──度　132, 136, 145
　生理的──　131
　病理的──　131

欧文索引

ACTH　103, 159
actin　44
adenosine triphosphate（ATP）　43
ADH　159
adrenaline　102
adrenergic nerve　30
aldosterone　103
androgen　103
ANP　164
antidiuretic hormone（ADH）　101
antilipolitic effect　93
aortic arch　40
aortic valve　25
Apo B 分泌　93
ATP-CP 系　155
autocrine　97
autonomic nervous system　53

Baldwin の式　13
BMI　76
bradycardia　31
brain-derived neurotrophic factor（BDNF）　7

calcitonin　102
carbamino Hb　15
cardio-accelerator center　30
cardio-inhibitory center　30
cardiodynamic theory　16
cardiorespiratory fitness　21
cardiovascular drift　74
carotid sinus　40
catecholamine　99
central nervous system　53
central pattern generator（CPG）　60
cholinergic nerve　30
CO_2 excess　23
CO_2 流入量　16
concentric contraction　46
corticotropinreleasing hormone（CRH）　103
cortisol　103
creatine phosphate（CP）　51

cytokine　97

eccentric contraction　46
efferent neuron　54
electrocardiogram（ECG）　27
end-diastolic volume　29
endocrine gland　97
endotherin　39
endotherium-derived contractingfactor　39
endotherium-derived relaxingfacor（EDRF）　39
energy resources　5
estrogen　104
excess $\dot{V}_E$　23
excitation-contraction coupling　45
exerciseinduced asthma（EIA）　71, 72
expiratory reserve volume（ERV）　12
extrapyramidal system　60

facilitated diffusion　85
fibroblast growth factor（FGF）　108
Fick's principle　34
follicle-stimulating hormone（FSH）　105
forced vital capacity（FVC）　13, 69
free fatty acid（FFA）　86, 107
FT 線維　48, 50, 67, 87, 91
functional residual capacity（FRC）　13

glucagon　104
glucocorticoids　102
gluconeogenesis　84
glucose　99
glucose transporter 4（GLUT4）　85, 88, 90, 107
glycogen　104
glycogenolysis　84
gonadocorticoids　102
gonadotropin　105
gonadotropinreleasing hormone（GnRH）　105

growth factor　104
growth hormone（GH）　101

H^+　20
Hb　11
HCO_3^-　15
HDL-c　83
Henderson-Hasselbalch の式　21
his bundle　26
homeostasis　98
hormone　97
HR　31, 33
HSL　86
hyperinsulinemic euglycemic clamp　85
Hypokinetic Diseases　2
hypothalamus　56

impulse conductingsystem　26
inferior cervical ganglion　29
inhibiting hormone　100
inspiratory reserve volume（IRV）　12
insulin　99
insulin-like-growth factor（IGF）　6, 108
isocapnic buffering　21
isokinetic contraction　46
isometric contraction　28, 46
isotonic contraction　46
isovolumetric contraction　28

lactate threshold（LT）　16, 20, 87
left ventricular end diastolic diameter（LVEDD）　32
left ventricular end diastolic volume（LVEDV）　31
ligand　98
Live High, Train Low　156
LPL　86
──活性　92
luteinizing hormone（LH）　105
lypolysis　83, 84

metabolic fitness　83
mineralocorticoids　102
mitral valve　25
motivation　5

motor unit　47

negative chronotropic action　32
negative inotropic action　32
neural pathway　54
neurosecretion　101
neurotransmitter　53
NO　39
noradrenaline　102
nuclear magnetic resonance（NMR）　157

onset of blood lacatate accumulation（OBLA）　88, 159

parasympathetic nerve system　29
period of rapid ejection　28
peripheral nervous system　53
PHV 年齢　65, 68
positive chronotropic action　32
positive inotropic action　32
postganglionic nerve　29
precapillary sphincter　38
preganglionic nerve　29
pressure rate product（PRP）　157, 158
primary motor area　55
progesterone　104
proprioceptor　54
pulmonary valve　25
purkinje fiber　26
pyramidal system　60
P 波　27, 29

QOL　51, 65, 125, 139, 143, 149, 150

receptor　98
reciprocal inhibition　60
releasing hormone　100
renin　103
residual volume（RV）　13
resistance vessel　38
respiratory compensation point（RCP）　20
respiratory quotient（RQ）　16
right and left bundle branch　26

RPE　146
RQ の不一致性　17
running economy　75

sarcoplasmic reticulum　43
second messenger　98
semilunar valve　25
sensory neuron　54
skeletal muscle　43
sliding filament theory　45
slow component　18
SpO_2　159, 160
Starling's law of the heart　31
stroke volume（SV）　31
ST 線維　48, 50, 67, 88, 91
ST 部位　27
superior cervical ganglion　29
SV　33
sympathetic trunk　29
synaptic cleft　54

T4　102, 161
tachycardia　31
testosterone　104
TG　86, 91
thalamus　56
thyroid hormones　102
tidal volume（TV）　12
time constant　18
total lung capacity（TLC）　13
transverse tubule　43
TRH　99
tricuspid valve　25
triglyceride　107
tropic hormone　101
tropomyosin　44
troponin　44
TSH　99

vasopressin　101
$\dot{V}_E$　16
venous pooling　31
vital capacity（VC）　13, 69
VLDL-TG　92, 93
$\dot{V}O_2$max　21
$\dot{V}O_2$ 動態　17

water immersion　164

編著者　浅野　勝己（あさの　かつみ）
1936年生まれ．岡山県出身．
1963年　東京大学教育学部体育学健康教育学科卒
1965年　東京大学大学院修士課程体育学専攻修了
　同年　東邦大学医学部生理学教室助手
1972年　医学博士（東邦大学）
1973年　東邦大学医学部講師
1974年　東京教育大学体育学部スポーツ研究施設助教授
1975年　筑波大学体育科学系助教授
1980～1981年
　　　スウェーデン王立カロリンスカ医科大学
　　　第3生理学教室（オストランド教授）客員研究員
1988年　筑波大学体育科学系教授
1994～1996年
　　　筑波大学大学院博士課程研究科長
1999年　筑波大学名誉教授
　　　日本運動生理学会副会長
　　　埼玉東洋医療専門学校校長
　　　日本伝統医療科学大学院大学教授を務める．
　現在　NPO法人　富士山測候所を活用する会理事
　　　一般社団法人 日本登山医学会理事
主要著・訳書：
　オストランド運動生理学（訳，大修館書店，1976）
　健康スポーツ科学（共編著，文光堂，2004）
　高所トレーニングの科学（共編著，杏林書院，2004）

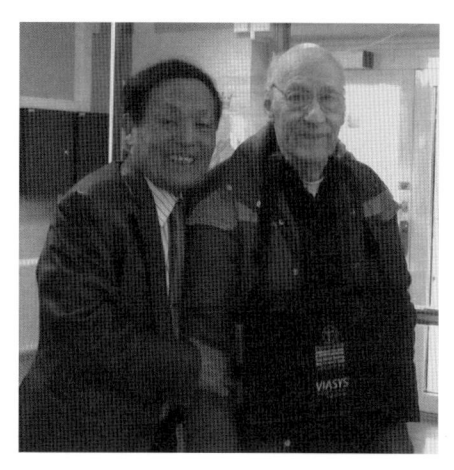

オストランド教授のセミナーの討論会場での編著者との近影
於：スウェーデン王立体育大学−GIH−
　　セミナールーム（2013年1月21日）

2002年 5月 1日　　第1版第1刷発行
2010年 3月10日　　　　　　第5刷発行
2013年 6月10日　　第2版第1刷発行

運動生理学概論 第2版
定価（本体2,500円＋税）　　　　　　　　　　　　　　　　検印省略

　　　　　　　　　　　編著者　浅野　勝己
　　　　　　　　　　　発行者　太田　　博
　　　　　　　　　　　発行所　　株式会社　杏林書院
　　　　　　　　　　　〒113-0034　東京都文京区湯島4-2-1
　　　　　　　　　　　Tel　03-3811-4887（代）
　　　　　　　　　　　Fax　03-3811-9148
© K. Asano　　　　　　http://www.kyorin-shoin.co.jp

ISBN 978-4-7644-1143-2　C3047　　　　　三報社印刷／川島製本所
Printed in Japan
乱丁・落丁の場合はお取り替えいたします．

・本書の複製権・翻訳権・上映権・譲渡権・公衆送信権（送信可能化権を含む）は株式会社杏林書院が保有します．
・JCOPY ＜（社）出版者著作権管理機構 委託出版物＞
　本書の無断複写は著作権法上での例外を除き禁じられています．複写される場合は，そのつど事前に，（社）出版者著作権管理機構（電話 03-3513-6969，FAX 03-3513-6979，e-mail：info@jcopy.or.jp）の許諾を得てください．